护理业务查房

主编　傅晓君　　王春英
　　　袁玲玲　　黄淑群

ZHEJIANG UNIVERSITY PRESS
浙江大学出版社
·杭州·

图书在版编目(CIP)数据

护理业务查房 / 傅晓君等主编. — 杭州：浙江大学出版社,2023.5

ISBN 978-7-308-23781-9

Ⅰ.①护… Ⅱ.①傅… Ⅲ.①护理学 Ⅳ.①R47

中国国家版本馆 CIP 数据核字(2023)第 082944 号

护理业务查房

傅晓君　　王春英　　袁玲玲　　黄淑群　　主编

责任编辑	潘晶晶
责任校对	殷晓彤
封面设计	黄晓意
出版发行	浙江大学出版社
	（杭州市天目山路 148 号　邮政编码 310007）
	（网址：http://www.zjupress.com)
排　　版	杭州晨特广告有限公司
印　　刷	浙江新华数码印务有限公司
开　　本	880mm×1230mm　1/32
印　　张	11.25
字　　数	296 千
版 印 次	2023 年 5 月第 1 版　2023 年 5 月第 1 次印刷
书　　号	ISBN 978-7-308-23781-9
定　　价	68.00 元

《护理业务查房》
编委会

前　言

随着护理学科的发展，护理查房在提高护理业务水平方面的作用越来越重要。护理查房可分为业务查房、教学查房和常规评价性查房。业务查房是护理管理中评价护理程序实施效果及工作质量的重要方法。通过对具体病例的现场讨论和分析，理论与实践相结合，可以有效提高护理人员分析问题和解决问题的能力，有助于锻炼护理人员批判性思维，使其全面、系统、及时地掌握患者身体条件及心理状态的变化，从而为患者提供整体性的优质护理。此外，业务查房也为护理人员搭建了学习专科知识、运用专科技能、展示自我的交流平台。业务查房不仅要求参与的护理人员具有较高的业务水平、较强的组织能力及语言表达能力，还要求护理人员不断学习理论知识，了解学科新动态和新观点。

本书搜集了近几年宁波市第二医院重症医学科、普外科、胸外科、呼吸内科等临床重点科室典型的、复杂的、疑难的病例作为查房案例；采取以问题为基础的学习方法进行查房，在查房压力、查房前准备、互联网资料查询、查房前与患者沟通、关注患者体语、参与科研及前瞻性选题方面均显著优于传统模式；每个案例以病史汇报、重点问题深入讨论、相关知识学习为基线进行介绍，邀请护理部主任、科护士长及专科护士等共同参与指导与讨论。本书实用性强,可以作为护理业务查房的参考用书,也可以作为新护士的学习用书。

本书的编写人员为宁波市第二医院各临床科室的骨干护士和护士长等。本书的编写充分借鉴了国内外最新研究进展,并将编写人员多年积累的实践经验倾注其中。我们倡导护理业务查房的目的在于鼓励护士发表不同的意见及建议,在收集患者资料及查询答案的过程中学会甄别、纠正不合理的推论,从而得出最终的答案,对今后的护理工作起到警示及预防作用。

鉴于编者观点、视角等的局限,书中肯定存在不足之处,恳请各位读者提出宝贵意见,以促改进。

编者

2022 年 5 月 20 日

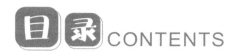

ICU 业务查房

内科业务查房

普外科业务查房

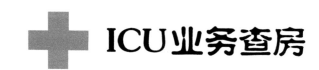

ICU 业务查房

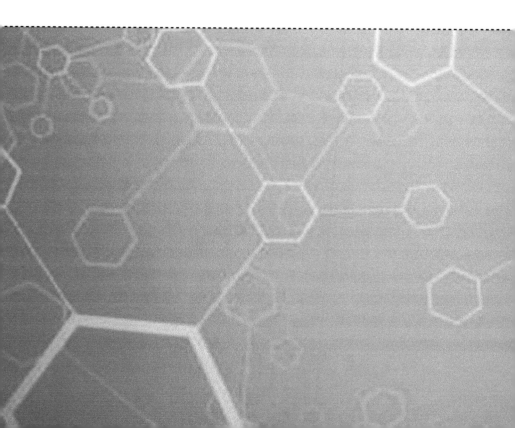

案例一 — 昏迷原因分析

一、患者资料

姓名	性别	年龄	入院时间	护理级别	诊断
陈某某	男	69 岁	2021-06-07 19:00	特级护理	昏迷待查

二、病情简介

患者因"意识不清 6h"送来我院急诊,拟"昏迷待查"收入我科。查体:体温(T)38.2℃,血压(BP)82/40mmHg,脉搏(P)115 次/min,血氧饱和度(SpO_2)94%,心率(R)38 次/min,呼吸无明显异味。深昏迷,格拉斯哥昏迷量表(GCS)评分 4 分,瞳孔左右 4mm 等大、对光反应迟钝。

既往史:2021-05-17 CT 血管成像(CTA)示,右侧颈内动脉闭塞,考虑急性脑梗死。予溶栓治疗后,患者症状改善,于 2021-05-25 出院。有高血压、心房颤动(简称房颤)病史,无糖尿病病史,无流行病学史,无手术史,无精神病史。

入院后药物治疗及主要病情记录:

日期	时间	主要病情记录	用药名称
2021-06-07	19:00	入 ICU 后立即予心电监护监测生命体征,BP 114/50mmHg[平均动脉压(MAP)71mmHg];联系麻醉科经口气管插管,予呼吸机辅助呼吸	去甲肾上腺素 10ml/h 微泵静推(iv-vp)(4mg/50ml);静脉注射纳洛酮 4mg
	19:30	血浆有效渗透压 393.6mmol/L;天冬氨酸转移酶 114U/L;肌酐 218μmol/L;葡萄糖 44.54mmol/L;K$^+$ 4.81mmol/L;Na$^+$ 169.7mmol/L;超敏 C 反应蛋白 175.71mg/L	0.9% NaCl 溶液[生理盐水(NS)]500ml 快速补液;NS 50ml+胰岛素 50U(iv-vp,6ml/h);去甲肾上腺素 4mg/50ml(iv-vp,10ml/h);青霉素皮试
	19:52	心电图示:房颤,P 110~126 次/min。B 超示:未发现血栓。胃管留置	胺碘酮 300mg+NS 50ml(iv-vp,5ml/h);胃管鼻饲温凉开水 200ml
	20:15	右腋静脉置管监测中心静脉压(CVP);3mmHg	继续补液

日期	时间	主要病情记录	用药名称
	20:36	左桡动脉留置监测有创血流动力学（ABP）:118/54mmHg	调整去甲肾上腺素用量,维持9ml/h
2021-06-07	20:48	P:100 次/min。血气:pH 7.09,二氧化碳分压（PCO_2）29mmHg,氧分压（PO_2）271mmHg,谷氨酸（Glu）27.8mmol/L,乳酸（Lac）>15.0mmol/L	胺碘酮继续维持;5% $NaHCO_3$ 溶液 125ml［静脉滴注（ivgtt）,立即（st）］;NS 500ml 继续补液;胰岛素 6ml/h 继续维持;哌拉西林舒巴坦 4.5g［ivgtt,每8h一次（q8h）］;呼吸机氧浓度从60%调至45%
	21:10	CT 示:右侧额颞顶枕叶大面积梗死伴出血,双下肺少许炎症	联系脑外科会诊

三、问题与讨论

<u>主查者</u>:结合以上病历,讨论该患者昏迷的原因是什么。

💧 疑问一　喝农药或服过量安眠药导致的昏迷?

护士周护士:会不会是喝农药或服过量安眠药引起的?

主查者:那么因喝农药或服过量安眠药昏迷的患者来院时有哪些特征呢?

护士叶护士:喝农药的患者嘴巴里有很明显的农药味;服过量安眠药的患者通常查出患有癌症或与家人吵架,或患抑郁症。

主查者:这位患者来院就诊时呼吸无明显异味,既往脑梗死溶栓后好转出院。患者情绪稳定,无抑郁症,家庭关系良好,家属诉家中无安眠药及农药,所以可以排除。

疑问二　感染性休克引起的昏迷?

护师田护士:会不会是感染性休克引起的? 患者白细胞计数 15.1×10^9/L,超敏 C 反应蛋白 175.71mg/L,感染比较严重,血压明显下降,休克指数 1.4,提示有休克,并且予以去甲肾上腺素维持。

主查者:休克引起昏迷的机制是什么?

护师王护士:休克主要使有效的循环血量降低,导致微循环障碍,同时引起器官障碍,缺血缺氧。严重者会出现意识障碍,甚至昏迷[1]。

主查者:该患者未出现缺氧的症状。入 ICU 后,在去甲肾上腺素维持下 BP 114/50mmHg,MAP 71mmHg,达到机体各脏器正常的灌注压。但是该患者当时仍处于深昏迷的状态,GCS 评分 4 分。在给予积极抗感染、补液、血管活性药物升压治疗后,第 2 天白细胞计数、超敏 C 反应蛋白均有明显下降,但是患者并未苏醒,所以可以排除休克原因。

疑问三　房颤引起的昏迷?

护师陈护士:患者心电图显示房颤,会不会是房颤引起的昏迷?

主查者:房颤造成的昏迷通常包括以下几种情况。①严重的缓慢型房颤;②房颤导致左心室收缩期前负荷明显下降;③出现血栓,导致血管堵塞,从而导致晕厥昏迷[2]。患者 P 110~126 次/min,非缓慢型房颤,去甲肾上腺素维持下 ABP 118/54mmHg,左心室收缩期前负荷正常,B 超未检出血栓,所以可以排除房颤引起的昏迷。

疑问四　糖尿病酮症酸中毒引起的昏迷？

护师王护士：会不会是糖尿病酮症酸中毒引起的昏迷？患者葡萄糖 52.47mmol/L，pH 7.09，有没有可能是糖尿病酮症酸中毒引发的昏迷？

主查者：患者尿酮体(一)，所以这个原因我们可以排除。

疑问五　高血糖高渗性昏迷？

主管护师胡护士：会不会发生了高血糖高渗性昏迷？

主查者：发生高血糖高渗性昏迷的诱因是什么？引发昏迷的机制是什么？

主管护师赵护士：高血糖高渗性昏迷最常见的易感因素是感染（30%～50%），其次是高龄和脑梗死[3]。患者 69 岁，属于老年；患者于 2021-05-17 发生过一次急性脑梗死，诱因符合。患者血浆有效渗透压 382.4mmol/L，葡萄糖 52.47mmol/L，Na^+ 169.7mmol/L，高血糖、高血钠水平导致血浆渗透压增高，从而使细胞内液向细胞外转移，造成细胞内脱水，影响了细胞的代谢与功能。对此，脑细胞最为敏感，可出现精神神经异常，严重脱水引起的脑循环障碍可加重脑功能障碍，进而导致昏迷。

主查者：该患者白细胞计数 $15.1×10^9/L$，超敏 C 反应蛋白 175.71mg/L，感染的确很严重，又有脑梗死等应激刺激。患者无糖尿病病史，所以不经常监测血糖，患高血糖而不自知，以致发生高血糖高渗性昏迷。大家同意吗？

护士代表：同意。

疑问六　其他原因？

主查者：大家还有想到其他原因吗？

护师高护士:患者 2021-05-17 发生急性脑梗死,予溶栓治疗后好转出院,有没有可能再次发生脑梗死而出现昏迷呢?

副主任护师虞护士:溶栓后是有可能发生再阻塞的情况。再阻塞可分为早期与晚期。早期再阻是指溶栓治疗初始 24h 内血管造影发现再灌注的动脉闭塞;晚期再阻通常是指出院前、发病后 2～3 周血管造影确定的血管闭塞[4]。

主查者:患者入院后 CT 示,右侧额颞顶枕叶大面积梗死伴出血。大面积脑梗死起病急,症状重,治疗难度大,其中以脑梗死合并脑出血最为严重。出血性脑梗死指在脑梗死区内继发性出血,是一种特殊类型的脑梗死。所以该患者除了高血糖高渗性状态外,最主要的昏迷原因是右侧额颞顶枕叶大面积梗死伴出血。大家同意吗?

护士代表:同意。

护士长:大面积脑梗死后出血转化与溶栓治疗密切相关,可认为是溶栓的重要并发症。溶栓后缺血-再灌注损伤的发生增加了体内活性氧,激活基质金属蛋白酶-9(MMP-9)并使得血管基底膜降解,诱发大面积脑梗死后出血转化。而高血糖细胞发生无氧酵解,体内乳酸堆积,促使 MMP-9 生成,进而增加血管基底膜降解,引发出血转化[5]。

四、总 结

主查者:

起初,大家讨论的昏迷原因有中毒、感染性休克、房颤、糖尿病酮症酸中毒、高血糖高渗性状态及再发脑梗死。经过分析讨论,初步判断该患者是右侧额颞顶枕叶大面积梗死伴出血合并高血糖高渗性导致的昏迷。该患者病情复杂,脑梗死溶栓后出现了晚期再阻的情况——出血性脑梗死。预后差。

高血糖高渗性昏迷是一种严重的糖尿病急性并发症。严重高血糖导致血浆渗透压升高,细胞内外脱水,进而导致患者血压下降、休克甚至死亡。高血糖高渗性昏迷是糖尿病最严重的并发症,发病急而凶猛,抢救不及时会导致患者死亡。当接收该类患者时,应迅速实施补液、降糖、抗感染、纠酸、纠正电解质等抢救措施,以期提高患者的救治率。

科护士长:

大家回答得都很好。昏迷是一种比较常见的急重症。内科急诊的昏迷患者最主要的病因是糖尿病并发急性中毒,其次是脑卒中。与外科昏迷不同,内科昏迷病因比较复杂,判断起来比较困难,涉及许多内科专业知识。对于昏迷的内科诊断,首先需要询问昏迷患者的病史,即有无高血压、糖尿病、脑卒中、心脏病等容易导致昏迷的疾病。其次,要注意检查昏迷患者的体征,具体包括患者的体温、呼吸频率、呼吸道分泌物、血压、皮肤情况、双眼瞳孔大小及对光反应、脑膜刺激反应等。此外,使用CT、超声和心电图等检查,可提高诊断的准确率。对于出现呼吸、心跳停止的患者,应该迅速采取心肺复苏等抢救措施。

该患者溶栓后再发脑梗死,还发生高血糖高渗性昏迷,这是疾病进展至不同阶段的表现,严重危及患者生命。入院后尽快找出患者昏迷的原因并作出诊断,对提高抢救治疗的成功率有着重要的作用,能够极大地降低昏迷患者的病死率。

护理部主任:

整个查房过程氛围很好,每个人都积极参与探讨,踊跃发言,互相交流学习。那么,就以上讨论经过,提2个疑问,请各位再继续查证。

(1)患者溶栓后再发脑梗死,查体缺少神经内科专科检查,可能延迟对患者作出诊断。瞳孔的观察对神经内科患者的诊断相当重要,病情记录单没有体现连续性的观察。

(2)患者2021-06-07 20:48血气分析报告显示:pH 7.09,PCO$_2$

29mmHg,PO$_2$ 271mmHg。予 125ml 5% NaHCO$_3$溶液静脉滴注（ivgtt），调节呼吸机氧浓度。但并未调节压力，未纠正过度通气问题，可能是担心纠正以后血液更酸。但我们需要知道PCO$_2$每上升10mmHg,对患者的pH值影响大约是多少？2021-06-08 5:59 血气分析报告显示:pH 7.43,PCO$_2$未记录。是否已经纠正过度通气？这需要在病情记录单中体现。

　　本次业务查房的重点是患者昏迷的原因分析。对于该类患者，护理重点需要根据原因调整，制订相应的护理计划，连续、动态地严密观察病情变化，记录患者的各项监测数据，积极实施护理干预，更有效地提高治愈率。

参考文献

　　[1]中国医疗保健国际交流促进会急诊医学分会,中华医学会急诊医学分会,中国医师协会急诊医师分会,中国人民解放军急救医学专业委员会.中国脓毒症早期预防与阻断急诊专家共识[J].中国急救医学,2020,29(7):577-588.

　　[2]中国康复医学会心血管病预防与康复专业委员会.心房颤动患者心脏康复中国专家共识[J].中华内科杂志,2021,60(2):106-116.

　　[3]石敏,姬秋和.早期识别及时处理——《国家基层糖尿病防治管理指南(2018)》糖尿病急性并发症的识别和处理章节解读[J].中华内科杂志,2019,58(12):921-923.

　　[4]中华医学会神经病学分会,中华医学会神经病学分会脑血管病学组.中国急性缺血性脑卒中诊治指南 2018[J].中华神经科杂志,2018,51(9):666-682.

　　[5]陈彦军.大面积脑梗死患者出血转化的相关危险因素分析[J].实用医技杂志,2021,28(1):75-77.

（陈洁琼）

案例二 — 深静脉血栓原因分析

查房科室:重症医学科
查房目的:讨论患者发生深静脉血栓(DVT)的原因
查房形式:三级查房

一、患者资料

姓名	性别	年龄	入院时间	护理级别	诊断
陈某某	男	80 岁	2021-01-04 14:00	特级护理	1. 快速型房颤; 2. 胰腺炎; 3. 急性肾衰竭

二、病情简介

患者神志清,因左、中腹部腹痛腹胀伴呕吐 2 天,于门诊就诊。血淀粉酶 1748U/L,谷草转氨酶 239U/L。腹部＋盆腔 CT 平扫示胰腺炎征象。心电图示快速型房颤,心室率 150 次/min。拟"胰腺炎,快速型房颤"收住入院。腹平坦,未见胃肠型及蠕动波,腹壁未见静脉曲张,腹软,左中腹部压痛,无反跳痛,双下肢无水肿。

既往史:房颤病史 5 年,高血压、高血脂病史 5 年。

入院后药物治疗及主要病情记录:

日期	时间	主要检查	病情记录	用药情况
2021-01-04	20:09	超敏 C 反应蛋白 37.69mg/L	患者体温 36.7℃,心率 111 次/min,呼吸 22 次/min,血压 126/69mmHg。予吸氧、心电监护、B 超引导下右颈内静脉置管	予亚胺培南西司他丁钠 0.5g + NS 100ml(q8h,ivgtt)抗感染治疗,生长抑素 3mg + NS 50ml(4ml/h 微泵维持)抑酶,泮托拉唑钠 40mg + NS 100ml 抑酸,那屈肝素钙注射液 0.4ml[皮下注射(ih),每天一次(qd)]抗凝,复方甘草酸苷 60ml(qd,注射)护肝
2021-01-05	08:35	超敏 C 反应蛋白 384.53mg/L。脂肪酶 274U/L。淀粉酶 395U/L。凝血酶原时间(PT)16.8s,纤维蛋白原 949mg/dl,国际标准化比值(INR)1.44,D-二聚体 3209.0ng/ml,肌酐 157.3μmol/L,尿素 18.85mmol/L	肾内科会诊,患者肌酐及尿素氮水平均有明显升高,会诊建议床旁连续性肾脏替代治疗(CRRT)	

日期	时间	主要检查	病情记录	用药情况
2021-01-05	14:28	凝血酶原时间13.3s,活化部分凝血活酶时间(APTT)35.7s	予B超引导下左股单针双腔导管穿刺。治疗模式选择:CVVHDF(连续静脉-静脉血液透析滤过);置换液剂量2L/h,透析液剂量2L/h,置换液在透析液之前进入透析管路	予肝素抗凝,首剂10mg,5～7mg/h微泵维持
2021-01-06	08:00	超敏C反应蛋白386.63mg/L,淀粉酶170U/L,白蛋白27.2g/L,凝血酶原时间12.3s,活化部分凝血活酶时间49.9s。床边B超:双下肢静脉血流充盈,未见血栓;双下肢动脉血流充盈,未见血栓	体温36.7℃,心率121次/min,呼吸22次/min,血压136/70mmHg,24h尿量200ml,CRRT持续中。在康复师指导下进行下肢运动,使用气压泵	输注人血白蛋白20g
	18:00	凝血酶原时间12.7s,纤维蛋白原956mg/dl,凝血酶时间23.6s,D-二聚体1648.0ng/ml,白蛋白28.6g/L	CRRT持续中	

续表

日期	时间	主要检查	病情记录	用药情况
2021-01-11	08:00	凝血酶原时间12.7s,活化部分凝血活酶时间35.5s,D-二聚体2678.0ng/ml	患者24h尿量100ml,CRRT持续中	
2021-01-12	08:00	凝血酶原时间11.7s,活化部分凝血活酶时间35.6s,D-二聚体2688.0ng/ml	CRRT持续中	
2021-01-13	08:00		停CRRT,左股单针双腔管已留置7天,予拔除,按压止血30min后用纱布绷带加压包扎	
	15:00		B超引导下再次行左股单腔双针导管穿刺治疗后持续CRRT	
2021-01-15	10:00	床边B超示:左侧股静脉置管周围见稍高回声团包裹,其周边可见血流充盈	患者左侧下肢无肢端肿胀,无疼痛,无皮温变化等不良表现	那屈肝素钙注射液0.4ml[皮下注射,12h一次(q12h)]抗凝治疗,注意监测出血风险

三、问题与讨论

主查者:结合以上病历,我们今天重点讨论一下该患者左侧股静脉置管周围发生血栓的原因。

● 疑问一　房颤引起?

护师史护士:我觉得原因主要考虑房颤。患者有 5 年房颤病史,房颤易引发血栓,血栓脱落游走至下肢而引起静脉血栓。

主查者:你这种说法多见于脑栓塞和肺栓塞。房颤患者血栓主要来自左心房附壁血栓,也可能是动脉粥样硬化斑块脱落所致,一般引发的是周围动脉栓塞。但是该患者是下肢静脉栓塞,所以不考虑这个原因。

● 疑问二　高血压和高血脂引起?

主管护师陈护士:是不是因为患者患有高血压和高血脂?高血压和高血脂患者易发生动脉粥样硬化而引发血栓。

主管护师段护士:这位患者有 5 年高血压病史,一直在服药控制,住院期间血压控制尚可。2021-01-06 B 超检查,下肢静脉和下肢动脉也未见血栓。高血压和高血脂不会突然引起深静脉血栓,故也不考虑这个原因。

● 疑问三　长期卧床引起?

主管护师邱护士:是不是长期卧床引起的?深静脉血栓形成的三大因素:静脉血流滞缓、静脉壁损伤和血液高凝状态。患者的深静脉血栓会不会是住院以来一直卧床,因为疼痛不愿翻身和做床上运动,长期处于弯腰、屈膝侧卧位(以减轻疼痛)而使血流滞缓引起的?

主管护师段护士:这位患者确实翻身依从性差,但是有康复师每天指导其肢体运动,每天至少18h持续使用双下肢气压泵,且持续使用那屈肝素钙抗凝,以避免深静脉血栓发生,故这个原因可能性也不大。

◆ 疑问四 胰腺炎引发?

主管护师金护士:是不是和胰腺炎有关?胰腺炎会引起全身严重炎症反应,使炎性介质水平显著增高。炎性介质通过激活凝血,促进纤维蛋白沉积,介导血管内皮细胞炎症反应,以及下调生理性抗凝血机制,抑制纤溶反应,活化血小板,从而参与深静脉血栓的发生。

主查者:并非所有的胰腺炎都会引发深静脉血栓。哪些因素会引起胰腺炎患者的深静脉血栓?

主管护师杨护士:无胰腺坏死的重症急性胰腺炎患者DVT的发生率仅为3%,在胰腺坏死的重症急性胰腺炎患者中,发生率高达57%[1]。胰腺炎患者发病后数小时胰腺周围、腹腔、腹膜后就会有大量炎性渗出物。禁食、禁饮、持续胃肠减压等都会导致血容量不足。急性坏死性胰腺炎患者会出现显著的血液流变学异常,表现在红细胞比容上升,全血黏度特别是低切变率的黏性上升,并随病情变化而进行性加重。胰腺炎患者胰腺细胞受损,导致胰岛素分泌量减少,同时应激导致胰高血糖素分泌增加,糖代谢紊乱,高血糖的发生率明显提高。高血糖状态可使红细胞聚集性加强,血小板的黏附能力增强,从而使血液处于高凝状态。该患者也是胰腺炎发作后血糖增高;且患者腹腔压力增高,腹内压的增高使得静脉受压,从而使下肢静脉扩张,血流速度减慢,血液回流瘀滞。这些因素都会导致重症急性胰腺炎患者易并发深静脉血栓。

主查者:胰腺炎的并发症之一就是深静脉血栓。该患者有炎症反应、糖代谢紊乱、脂代谢紊乱、血容量不足、腹内高压,引起血液高凝状态而导致深静脉血栓。这个原因先暂时保留,大家同意吗?

护士代表:同意。

○ 疑问五　CRRT 操作并发症?

护师高护士:患者肌酐、尿素氮水平升高,肾内科会诊后行床旁 CRRT,深静脉血栓会不会和床旁 CRRT 操作有关?

主查者:CRRT 操作并发症中的确有深静脉血栓这一项,那么CRRT 为何会引起深静脉血栓呢? 此患者 CRRT 操作中有没有引起深静脉血栓的因素?

副主任护师虞护士:采用无肝素 CRRT;或在 CRRT 过程中使用了肝素抗凝,但由于抗凝不够充分,CRRT 循环管路甚至单针双腔管发生凝管;或者 CRRT 过程中由于患者体位、导管不通畅等引起频繁的 CRRT 仪器报警,使 CRRT 频繁暂停,引起管路凝血;或者因空气报警、各项压力过高报警等引起 CRRT 管路凝血,导致单针双腔管堵塞,进一步纤维化引起血栓。

主查者:患者 CRRT 时用了常规肝素抗凝,根据患者的体重确定首剂和维持剂量。有谁补充一下该患者 CRRT 单针双腔管通畅度和操作时报警的情况吗?

护师高护士:患者的单针双腔管动脉端 6S 试验能通过,虽然第二次置管后动脉压至 -170mmHg,但未出现动脉压过低频繁报警。引血时采用 200ml/min 的血流量,操作过程顺利。当静脉压或跨膜压至 180mmHg 时,予及时下机更换管路重新上机。

护师林护士:透析结束后用无菌生理盐水以"脉冲式"冲洗血液透析导管的动、静脉端,将导管中残余血液冲净。根据管腔容量注入 5000U/ml 尿激酶封管液,快速夹闭导管,避免血液逆流,防止血栓形成。

● 疑问六 其他原因?

主查者:这样说来,该患者 CRRT 过程比较顺利,CRRT 操作也不是引发患者深静脉血栓的主要因素。大家还有想到其他原因吗?

主管护师何护士:血液透析操作中使用的留置透析导管直径较大,对患者的血管及血流动力学指标影响较大;股静脉留置导管影响患侧下肢静脉血液回流,且下肢活动受限;加之透析过程中血流速度过快或过慢对血管内皮造成损伤,激活凝血过程,更易引发深静脉血栓的发生[2]。该患者左股静脉 2 次穿刺置管,静脉导管反复穿刺必然导致患者血管壁损伤而引起血栓。并且左髂总静脉因右髂总静脉跨越而可能受压,从而影响左髂总静脉血液回流。相较之下,左股静脉置管引发深静脉血栓的概率可能是最高的。

护士长陈护士:因为患者肥胖、血管钙化、置管难等,医生拔除了左股静脉置管。按压止血后,B 超示患者血管充盈有弹性。医生又予左股静脉置管,CRRT 8h 后结束,常规使用尿激酶 5000U/ml(管腔的 120%)封管。第 2 天患者左股静脉留置导管不畅,床边 B 超检查,左股静脉置管周围见稍高回声团包裹,其周边可见血流充盈(图1-1,B 超白色标记处)。此血栓附着单针双腔管。虽指南没有明确表明拔管后不能再次进行同一部位穿刺,但是多次穿刺的确会引起血管壁

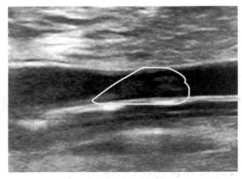

图 1-1　左股静脉置管处 B 超影像

损伤。持续 CRRT 对血管造成损伤,再加上胰腺炎患者血液处于高凝状态等,从而导致静脉血栓形成。

四、总　结

<u>主查者</u>：

起初,大家讨论患者深静脉血栓的自身原因有高血压、高血脂、胰腺炎;外在原因包括 CRRT 过程中各种报警使血泵多次停顿而引起的管路凝血、CRRT 过程中抗凝不充分等。经过分析讨论,初步判断该患者为左股静脉置管引起的深静脉血栓。有文献资料显示[3-5]：

(1)中心静脉导管是血液透析使用的血管通路之一。对于成年人,中心静脉置管建议首选锁骨下静脉,其次选择颈内静脉,不建议选择股静脉。连续性肾脏替代治疗时建议首选颈内静脉。中心静脉导管功能不良最常见的原因为血栓形成。导管内血栓一般位于导管腔内和导管尖端,临床表现为血液透析时向外引血困难、向内回血受阻,彩超检查可见导管内强回声团块样物质形成,造影表现为导管腔内充盈缺损。

(2)针对股静脉留置透析导管治疗患者 DVT 发生的危险因素,提出以下相应的护理对策。①应用超声引导下辅助穿刺置管,降低穿刺时对静脉的损伤,提高穿刺成功率,避免反复穿刺造成静脉管壁损伤。②血液透析前密切监测患者生命体征变化,查看留置导管位置有无出血,明确肝素剂量,检查置管是否通畅。血液透析中,关注患者生命体征变化,如呼吸、心率及血压等;查看皮肤与黏膜处有无出血,一旦发现出血倾向,立即给予对症处理,以免形成血栓。警惕脉压降低。脉压降低后可导致血流减慢,血液凝固状态升高。血液透析之后,使用生理盐水彻底清洗导管内血液,采用尿激酶 5000U/ml(管腔的 120%)封管。透析前,若导管内有明显的血栓,可注入 10 万 U 尿激酶稀释液至静脉导管腔内,封管。③健康宣教,向患者介绍维持性血液透析的相关知识,告知导管处皮肤保持干燥清洁的常规护理方法和配合 CRRT 的注意事项。④血栓形成护理,治疗过程中一旦发现血栓,需及时对症处理。对患者进行全面检查,检查内容包括臂围、血流量、导管四周皮肤颜色等,并与健侧比较。发现任何异常,均需立即处理。

通过本次查房,大家对透析置管产生的并发症——深静脉血栓有了相应的认识。接下来,在透析置管和防护过程中我们都要认真、严格执行操作规范,以预防深静脉血栓的形成。

科护士长:

(1)在患者深静脉血栓前一天 CRRT 下机时,对导管通畅性评估没有具体说明;第二次左股静脉置管后动脉压－170mmHg,有无偶见 6S 回抽血停顿现象,是否仔细评估。既然 CRRT 操作时动脉压呈较高低负压,那么当天就应直接行 B 超等各项检查以查明原因,若发现血栓,则可以及时处理。

(2)导管感染和导管血栓互为因果,皆是留置中心静脉导管最常见的并发症。与透析导管相关的引起深静脉血栓的因素包括:导管的材质;医生穿刺情况(不顺利);多次穿刺;导管静脉端贴附于血管壁使血流不畅而引发凝血;管路打折或者扭曲导致血流不通畅,医务人员未观察到或者处理不及时;透析过程中抗凝药物剂量选择不当;透析过程中出现的透析器或管路内血栓在血泵的正压下脱落出静脉壶滤网,进入患者导管的静脉端,从而栓塞导管;日常导管维护不当[6]。

(3)需要根据血栓的情况处理静脉置管引起的包裹性血栓。如果细小血栓引起管路不畅,但 B 超下未见血栓,可以用 10 万 U尿激酶稀释液负压溶栓;如果导管不畅,B 超下可见血栓且栓子不易脱落,需要拔除导管后重新另选部位置管。此例患者血栓较大,拔除导管时易脱落,需要采用低分子肝素抗凝、尿激酶溶栓等方法,必要时应手术治疗,防止血栓脱落游走而引发各种并发症。

护理部主任:

整个查房过程氛围很好,每个人都积极参与探讨,踊跃发言,互相交流学习。那么,就以上讨论经过,提几个疑问,请各位再继续查证。

(1)对于高血压、高血脂患者,是不是只要满足这两个条件就会引起深静脉血栓?其他还有什么条件?

(2)对于胰腺炎患者(具有高凝现象),肝素的抗凝和封管的剂量是不是和普通患者一样?

(3)对于静脉置管,是否需要根据《静脉输液治疗标准指南》首选部位来置管,避开不建议部位?这位患者除了血管钙化和肥胖,有没有选择左股静脉置管的其他原因?

本次业务查房的重点是深静脉血栓。鉴于深静脉血栓形成的原因较多,年老、骨折创伤、脑卒中、术后都有可能引发深静脉血栓,确定诊断有时比较困难,且前期比较隐匿不易发现。临床中,我们需根据静脉血栓栓塞症(VTE)评分,划分中高危等级,采取相应手段来预防深静脉血栓,也需要我们护理时严谨、细心观察患者,多分析原因,做好深静脉血栓的各项防护护理。

◊ 参考文献

[1]许晨,王扬洁.急性重症胰腺炎并发下肢DVT危险因素及护理干预[J].齐鲁护理杂志,2015,21(1):58-61.

[2]刘莲琴,缑楠,党羽.股静脉留置透析导管患者深静脉血栓形成的危险因素及对策[J].血栓与止血学,2020,26(5):843-845.

[3]王志东,李宁.预防性护理对维持性血液透析患者中心静脉导管血栓形成的效果研究[J].中外医疗,2019,38(7):142-144.

[4]富静,施莉莉,江金燕,等.中心静脉置管相关血栓形成危险因素分析及护理对策[J].中华全科医学,2016,14(8):133-134.

[5]黄正辉,陈小兵,刘高伦.血液透析中心静脉导管血栓防治研究进展[J].临床医学研究与实践,2019,4(18):197-198.

[6]杨邦兰.血液透析患者凝血原因分析及护理对策[J].实用临床护理学电子杂志,2019,4(49):167.

（陈文华）

案例三 俯卧位通气原因分析及护理

查房科室:重症医学科
查房目的:讨论患者俯卧位通气的原因及护理
查房形式:三级查房

一、患者资料

姓名	性别	年龄	入院时间	护理级别	诊断
余某某	女	60 岁	2021-01-25 16:00	特级护理	1.肺出血; 2.重症肺炎; 3.呼吸衰竭; 4.二尖瓣中度反流

二、病情简介

患者因咯血 7 天余入院。患者 7 天前自服阑仕口服液 2 瓶后出现咯血,色鲜红,量少,至当地医院治疗。胸部 CT 示:①右肺炎症,建议治疗后复查;②心脏稍大,主动脉及冠脉管壁多发钙化。

诊断为"支气管扩张伴咯血、呼吸衰竭、窒息、社区获得性肺炎",给予抗感染、止血、祛痰等对症支持治疗。治疗后患者咯血症状未见明显改善。3天前患者无明显诱因再次出现咯血,量约200ml,鲜红色,具体不详。予止血和抗感染治疗。后患者感胸闷气促明显,面罩吸氧20min后,血氧饱和度维持在80%左右,立即予以气管插管。插管后床旁行支气管镜检查,吸出较多鲜血,并发现左肺尖后段活动性出血,给予止血、输血等对症支持治疗,效果欠佳。胸部平扫＋增强＋肺动脉CT血管造影(CTA)检查提示:①肺动脉CTA未见明显异常;②右侧气胸;③两肺弥漫渗出性改变,多发炎症可能;④右肺中叶不张,两肺下叶膨胀不全;⑤心脏稍大,两侧少量胸腔积液。患者咯血,血氧饱和度未见明显改善。为进一步治疗,1月25日至我院急诊就诊。入院后头胸腹CT平扫示:①两侧基底节、半卵圆区、额顶叶白质多发缺血梗死灶,老年脑改变伴侧脑室旁白质变性;②两肺多发斑片影,首先考虑感染,两侧胸腔少量积液,两肺下叶膨胀不全。急诊经胸心脏彩色多普勒超声检查示:二尖瓣中—大量反流,二尖瓣前瓣脱垂伴腱索断裂,主动脉瓣少量反流,轻度肺动脉高压。急诊血常规示:白细胞计数13.2×10^9/L,中性粒细胞比例0.976,红细胞计数3.78×10^{12}/L,血红蛋白109g/L。急诊生化示:超敏C反应蛋白75.56mg/L。初步诊断为"肺出血,重症肺炎,呼吸衰竭,二尖瓣中度反流,消化道出血,胸腔积液,气胸",予止血、镇静、降压、护胃、扩张支气管、补液等对症治疗。请数字减影血管造影(DSA)、ICU、心外科急会诊,暂考虑支气管扩张出血可能,急诊行DSA介入治疗,进一步明确有无出血及出血部位。

　　既往史:患者原有高血压、慢性肾炎、2型糖尿病病史。

　　入院后药物治疗及主要病情记录:

日期	时间	主要病情记录	用药名称	呼吸机模式、参数	血气分析
2021-01-25	23:45	患者在气管插管全身麻醉下行"支气管动脉造影＋胸主动脉造影＋支气管动脉栓塞术",术后转入ICU,体温38.7℃,血压170/79mmHg,血氧饱和度71%	予咪达唑仑50mg＋芬太尼0.5mg(iv-vp),Richmond躁动-镇静评分(RASS)4分	模式AC P/C,参数设置:吸气压力(Pi)12cmH$_2$O,吸气时间(Ti)1s,吸入气氧浓度(FiO$_2$)100%,呼气末正压通气(PEEP)10cmH$_2$O,呼吸频率(f)18次/min	PH 7.17,PaCO$_2$ 78mmHg,PO$_2$ 40mmHg,氧合指数40mmHg
2021-01-26	05:45			调FiO$_2$至80%,PEEP 12cmH$_2$O	PH 7.46,PaCO$_2$ 37mmHg,PO$_2$ 173mmHg,氧合指数173mmHg
	11:00				PH 7.39,PaCO$_2$ 44mmHg,PO$_2$ 85mmHg,氧合指数106mmHg
	14:50	医嘱予俯卧位通气			

续表

日期	时间	主要病情记录	用药名称	呼吸机模式、参数	血气分析
	15:33	心率 72 次/min,有创血压(ABP)132/71mmHg,SPO₂ 100%	咪达唑仑 50mg +芬太尼 0.5mg(iv-vp),RASS 4分	Pi 13cmH₂O,FiO₂ 60%,PEEP 12cmH₂O	PH 7.44,PaCO₂ 40mmHg,PO₂ 229mmHg,氧合指数 286mmHg
	18:35	心率 68 次/min,ABP 136/75mmHg,SPO₂ 100%	RASS 4分	调 FiO₂ 至 50%	PH 7.50,PaCO₂ 38mmHg,PO₂ 199mmHg,氧合指数 331mmHg
2021-01-26	22:00	心率 71 次/min,ABP 94/52mmHg,SPO₂ 100%。医嘱停俯卧位通气,改为仰卧位			
	23:10				PH 7.47,PaCO₂ 40mmHg,PO₂ 83mmHg,氧合指数 166mmHg

三、问题与讨论

主查者:结合以上病历,今天主要讨论的内容是俯卧位通气的原因及护理措施。

疑问一 什么是氧合指数? 如何分级?

主管护师虞护士:氧合指数是指氧分压/氧浓度(PaO_2/FiO_2)的比值,其正常值为 $400\sim500mmHg$。

护师李护士:氧合指数可以判断急性呼吸窘迫综合征(acute respiratory distress syndrome,ARDS)的严重程度。当 $PaO_2/FiO_2<300mmHg$ 时,提示患者存在呼吸功能障碍。轻度 ARDS,$PaO_2/FiO_2>200\sim300mmHg$;中度 ARDS,$PaO_2/FiO_2>100\sim200mmHg$;重度 ARDS,$PaO_2/FiO_2\leqslant100mmHg$[1]。通过氧合指数可以初步判断 ARDS 的严重程度,对后续的治疗起到指导作用。

疑问二 患者低氧血症的原因是什么?

主管护师方护士:从病史可以看出,患者低氧血症的主要原因应该是咯血后血液流入气道导致肺通气和肺换气功能障碍。

护师陈护士:我同意方老师的说法。该患者出现咯血,随着出血量的增多,血液集聚在气道内,导致患者的肺通气功能出现异常。血液进入肺泡,会使肺泡的气体交换功能受到损害,最终导致组织的缺氧。

主查者:结合病史可以知晓,该患者出现低氧血症的主要原因是肺通气和肺换气功能受到影响。

疑问三 什么是俯卧位通气? 什么是 ARDS?

护士邵护士:俯卧位通气(prone position ventilation,PPV)指

在施行机械通气时,把患者置于俯卧式体位,使下垂不张区域肺扩张,改善通气灌注比。俯卧位通气是治疗低氧血症的方法之一,对该患者同样实施了该方法。

护士张护士:这位患者虽然氧合指数很低,但是医生没有给出ARDS的诊断,一定要行俯卧位通气吗?

护师蔡护士:ARDS是一种急性、弥漫性、炎症性肺损伤,易导致肺血管通透性和肺自重增加而肺含气组织减少,临床表现为呼吸窘迫和难以纠正的低氧血症。ARDS是一种临床常见的危重症,病死率高,重度ARDS病死率高达$40\%\sim50\%$[1]。

主查者:根据CT结果、临床表现及血气分析结果,该患者符合"ARDS"诊断。且该患者入科时的氧合指数只有40mmHg,已经达到重度ARDS的标准。

护师潘护士:所以我认为当务之急是纠正缺氧、改善低氧血症症状,这是决定ARDS治疗成败的关键因素。机械通气是治疗ARDS患者的重要手段,合理的通气策略可以明显降低其病死率[1]。而俯卧位通气是中重度ARDS患者的重要治疗手段之一,所以我认为该患者非常有必要实施俯卧位通气。

● 疑问四　ARDS患者都需要行俯卧位通气?

护士毛护士:并非所有ARDS患者都需要行俯卧位通气。俯卧位通气能够改善不同程度ARDS患者的氧合水平,但是与轻中度ARDS患者相比,俯卧位通气更能够降低重度ARDS患者的病死率[2]。所以,在实施俯卧位通气时,要选择合适的病例。这位患者就是比较适合的。

主查者:是的,ARDS患者的机械通气指南明确提出了这个观点。

疑问五　俯卧位通气如何改善肺通气和换气功能?

主管护师虞护士: ARDS 患者取俯卧位后,可改善肺背底部的通气量,减轻心脏对肺的压迫,有利于分泌物的引流,有助于降低呼吸机相关性肺炎的发病率,并通过改变肺重力依赖区和非重力依赖区的气流分布,使气流在肺内的分布更均匀[3],简单地讲就是:可以引流出气道和肺泡内的血液,改善通气/血流比值,最终使氧合得到改善。

护师高护士: 俯卧位通气还能够改变膈肌的运动形式,降低患者肺部渗液引流的难度,有效避免患者病情的进一步加重[4]。

主查者: 以上两位老师已经把俯卧位通气改善氧合的原理说得非常明白了。从患者病史记录可看到,通过俯卧位通气,该患者的氧合指数得到明显改善。在俯卧位通气期间,患者的氧合指数维持在 286~331mmHg,说明效果是非常明显的。

疑问六　如何进行俯卧位通气操作和护理?

护师蔡护士: 准备好支撑用的软垫或枕头,充分吸净患者的口鼻腔和气管内分泌物。通气前停止鼻饲约 30min,夹闭胃管,防止误吸[5-6]。检查并固定中心静脉置管或外周静脉置管,固定好气管插管。

护师胡护士: 评估患者的镇静指数,可适当使用肌肉松弛药及镇静剂(本案例中使用了咪达唑仑+芬太尼镇静),使其生命体征稳定 10min。分离心电图导线和电极。确定翻身的方向。夹闭引流管,将所有的管道置于床的对侧。由 5~6 人实施体位的转变。改变体位前患者处于平卧状态。1 人站在患者床头负责发出口令,床的左右两侧各站 2~3 人,将患者移到床的一侧(与翻转方向相反的一侧)。患者两手伸直,紧贴身侧。先将患者转为侧卧位(90°),

进而使其俯卧于床上。床两侧人员在转位时给予患者身体每一部分足够的支撑,以防患者受伤,同时注意防止患者身体上的其他导管或仪器脱落[5]。

护士陈护士: 在患者胸部、髂部垫枕头或软垫,以保证胸腹部有一定的活动度;腿部放置软垫,以保证膝部不受压。俯卧后患者头略偏向一侧[7],面部用软垫支撑以保持适当位置,防止眼睛受压。将患者的双臂抬起,肘部弯曲放在头部两侧,下肢放置于舒适体位。也可以采用头正中位,用特制的气垫圈支撑额部及颌部,以免颜面部受压。对于气管切开患者,采用头正中位。

护士祁护士: 将心电图电极及导线安置于背部[6],放置的位置与仰卧位时相同。转换体位前后给予吸纯氧 2~5min;翻转过程中密切注意患者的情况。用厚垫支撑患者的头部、胸部、髂部及小腿部分,定时检查患者的腹部是否触及床褥及垫,以确保腹部上下能移动,达到最佳的通气效果。避免膝关节受压。支撑垫放置不当可致腹内压增加、下腔静脉受压,而引起低血压。

○ 疑问七 在俯卧位通气过程中,需注意什么?

主管护师陈护士: ①生命体征监测:密切观察患者的心率、心律、血压、呼吸、血氧饱和度等。定时进行动脉血气分析监测,根据血气分析结果对呼吸机参数进行调节。观察患者意识及瞳孔对光的反射,如果清醒患者在治疗过程中出现躁动不安、挣扎等,应及时报告医生,必要时追加镇静剂[8]。②人工气道的护理:每班观察气管导管插入深度并测量气囊压力,妥善固定气管导管或气管切开套管,防止扭曲、过度牵拉或松脱。每次吸痰前,给予纯氧吸入2min,防止血氧饱和度下降。每日更换湿化水并随时添加,保持呼吸机的管道处于低位,以免影响潮气量及积水倒流。③体位护理:俯卧位时面部、眼部、乳部、髋部及会阴部等部位受压,易发生压力性损伤。应每隔2～4h更换患者头部、肢体的位置。为减轻颜面部水肿,可将患者头部垫高15°～20°[7],应防止头颈过度牵拉;注意转动头部,避免长期压迫眶上神经。患者双手放置于舒适位置,保持肩关节的功能位,以防臂丛神经损伤。帮助患者活动踝关节、腕关节,以防肌肉萎缩;并予穿弹力袜,以防深静脉栓塞的发生[5]。

护士应护士:密切观察患者情况,尽早防范并发症的发生,如低血压、扭伤、眼球或角膜损伤、眼眶周围或结膜水肿、压力性损伤,以及导管脱落等。

护士徐护士:实施俯卧位通气前充分吸除气管内分泌物。由于体位引流作用,俯卧位通气时呼吸道分泌物会增加,给吸痰操作带来困难[7]。该患者有气管内出血现象,我觉得气道护理尤为重要,特别在俯卧位时,要加强气道管理,严密观察并及时吸引,注意引流液的量、性状,保持气道通畅。如果出血量较多且呈鲜红色,要及时向医生汇报。

● 疑问八　俯卧位通气多长时间会对治疗起到较好效果?

主管护师虞护士:最新的大型随机对照试验结果认为,俯卧位通气能够降低ARDS患者病死率,俯卧位通气时间为每天12～16h,远远超过之前研究的俯卧位通气时间(每天5～8h)[1]。该患者这次实施的俯卧位通气时间约7h,从单次的效果来看,非常不错,但我们还要重点关注患者最终的治疗效果。

四、总　结

主查者:

从本次的查房中可以看出,大家对俯卧位通气的护理还是非常熟悉的,对于护理中特别需要注意的地方也能做到心中有数,这样可以做好预见性的护理和判断,有利于减少护理并发症的发生。

部分同仁可能对俯卧位通气改善 ARDS 患者低氧血症的原理不是很明白,如果在这方面加强学习,相信在护理中就能更加自信了。

科护士长:

大家的回答都非常踊跃,说明大家在平常工作中非常关注,也做了充分的准备。俯卧位通气是一种改变正常体位的通气方式,所以会给患者带来多方面的改变,对我们护理也提出了新的挑战。对于俯卧位通气的患者,我们的观察重点也发生了变化。对于清醒患者,尤其要注重心理护理,取得患者的配合。当然,俯卧位通气患者一定会感到一些不适,为了提高患者的耐受性,可常规使用镇静剂。但对于神志不清或者镇静的患者,更应该关注患者的病情变化,如果发现病情恶化,应及时向医生汇报,并恢复体位。该患者目前只实施了一次俯卧位通气,而且实施的时间也相对较短,对患者的预后不能起到决定性作用。在接下来的治疗中应该继续实施俯卧位通气,希望能给患者带来好的结果。通过今天的学习,相信在接下来的护理工作中,大家会更加有目的地去护理,从而也能更好地防范不良事件的发生。

护理部主任:

俯卧位通气最早由布莱安洛(Bryanllo)于 1974 年提出。该体位作为一种简便、易行的肺保护性通气策略在临床实践中被推荐应用。多项研究及系统综述结果均表明,俯卧位通气能起到改善氧合指数、降低呼吸机相关肺损伤发生率及病死率的作用。但同时俯卧位通气也存在一定的风险,如压力性损伤、非计划性拔管等发生率的增高。所以,在俯卧位通气获益的同时,如何减少甚至避免不良事件发生就显得尤为重要,这是我们工作中值得研究和探讨的问题,也对我们的护理工作提出了挑战。在俯卧位通气的观察和护理中,大家说得非常详细了,希望大家都能把这些措施真正落实到位,使患者的病情在我们的精心护理下逐渐好转,这是我们最终想看到的结果。另外,需要提醒大家的是,任何疾病的护理都不是千篇一律的,我们护理的患者不同、疾病不同,即使同一位患者在其疾病的不同阶段,表现也是不同的,所以我们要用发展的眼光去观察,针对不同的状况采取不同的护理措施。就如今天所讨论的俯卧位通气,我们安置患者的体位都是相同的吗?我想应该不是的,针对不同的目的,摆放的要求肯定也是不同的。如何在取得疗效的同时提高患者的舒适度,这也值得我们关注,希望大家能继续深入探索!

● 参考文献

[1]米洁,黄桃,高西.俯卧位通气在急性呼吸窘迫综合征中的应用及护理干预研究[J].重庆医学,2017,46(14):1904-1906.

[2]唐昊,梁泽平,蒋东坡,等.俯卧位通气在重症急性呼吸窘迫综合征临床救治中的价值[J].中华肺部疾病杂志(电子版),2016,9(4):377-380.

[3]韩旭东,黄晓英,葛志华,等.俯卧位通气治疗中重度 ARDS 的价值研究[J].中国急救医学,2014,34(4):310-313.

[4]姜志红.呼吸衰竭患者在 ICU 应用俯卧位通气的护理效果[J].中西医结合心血管病电子杂志,2020,8(22):98.

[5]郑玉玲,黄庆萍,杨凤玲,等.呼吸衰竭患者实施俯卧位通气的护理研究[J].护士进修杂志,2011,26(13):1200-1201.

[6]王婉婷,丛树楠.呼吸衰竭患者在 ICU 应用俯卧位通气的护理效果[J].世界最新医学信息文摘,2015,15(79):233-233,236.

[7]王美兰,王小燕,徐静,等.中重度急性呼吸窘迫综合征病人实施俯卧位通气的疗效观察与风险管理[J].护理研究,2015(28):3566-3567,3568.

[8]翁慧雯.无创机械通气治疗呼吸衰竭患者常见并发症的护理 [J].现代医院,2010,10(6):101-102.

（杨剑春）

案例四 心脏压塞原因分析

查房科室:重症医学科
查房目的:讨论患者心脏压塞(又称心包填塞)的原因
查房形式:三级查房

一、患者资料

姓名	性别	年龄	入院时间	护理级别	诊断
朱某某	男	49岁	2021-06-13 11:00	特级护理	主动脉夹层

二、病情简介

患者于 6h 前无明显诱因下出现背部疼痛,难以忍受,伴恶心、呕吐,无头晕、头疼,无大小便失禁,肛门有排气,无反酸、嗳气,无畏寒、发热,于急诊就诊。2021-6-13 10:00 胸主动脉 CTA 示:①胸、腹主动脉夹层动脉瘤,DeBakey I 型(Debakey 分型是以主动脉夹层第一破口的位置及病变累及的范围来分类的。第一破口在升主动脉并累及主动脉全程的定义为 Debakey Ⅰ型;第一破口在升主动脉,夹层局限于升主动脉的定义为 Debakey Ⅱ型;第一破口在左锁骨下动脉远端的,则为 Debakey Ⅲ型。Debakey Ⅲ型夹层累及膈肌以上的定义为Ⅲa型,累及膈肌以下的定义为Ⅲb型)。②右侧肾动脉起始于假腔右侧壁;右侧髂内/外动脉及左侧髂外动脉延续自假腔。遂以"A型主动脉夹层"收住入院。2021-06-14 18:30 在体外循环下行升主动脉替换+主动脉弓置换+主动脉窦瘤破裂修补+胸腺切除术。术后转入 ICU,带入纵隔引流管及心包引流管各一根。

既往史:患者原有高血压3年。

日期	时间	主要病情记录
2021-06-14	20:00	因为动脉血管夹层累及肾动脉,入球小动脉的容量减少导致患者少尿,所以入 ICU 后进行枸橼酸抗凝血液透析治疗,治疗模式 CVVHDF Ci-Ca(连续静脉-静脉血液滤过透析)
2021-06-21	14:00	纵隔引流管无液体引流出,予以拔除,心包引流管在位
2021-06-28	13:00	床旁B超示:舒张期移行扫查,心包腔未见明显液性暗区。平卧位扫查,左右侧腋中后线未见明显无回声区
	15:20	患者病情稳定,在血液透析室(简称血透室)结束血液透析后转至普通病房继续治疗
2021-06-29	17:55	患者因呼吸困难,面罩吸氧 10L/min,血氧饱和度 93%,收住 ICU 治疗。入科时,患者神志清,精神软,呼吸急促,无发绀,无桶状胸、三凹征等,带入心包引流管一根,但无液体引流出

日期	时间	主要病情记录
2021-06-29	18:10	急查血气分析:pH 7.50,PCO_2 23mmHg,PO_2 93mmHg,Na^+ 131mmol/L,K^+ 3.3mmol/L,BE −4.2mmol/L,Ca^{2+} 0.92mmol/L,Glu 10.4mmol/L,Lac 1.0mmol/L,总血红蛋白(THbc)90g/L
2021-06-30	10:00	CT示:①升主动脉人工血管置换术后改变,心包腔积液、积血;两侧胸腔积液,两肺下叶膨胀不全,VP-RADS 1类(肺体检 VP-RADS,即基于胸部 CT 的病毒性肺炎影像报告分类系统,可用于病毒性肺炎的排查,一般将其分为 5 类,1 类代表肺部 CT 检查未发现炎性病变)。②胸-腹主动脉管径略增宽,相仿;左侧腰大肌内血肿、积液可能
	14:00	床旁 B 超示:心包腔内探及暗区,右室前壁之前可见范围约 68mm×36mm 混合回声区,压向右室腔,致右室及流出道受压变形,该混合回声区界尚清,形态尚规则,未见明显血流信号。右侧腋中线周围可见最大前后径约 60mm 无回声区,内见散在光点及漂浮肺组织。左侧腋中线周围可见最大前后径约 42mm 无回声区,内见散在光点
	14:30	与家属沟通后,择期(2021-07-01)拟行心脏压塞减压术
	18:00	患者诉左侧腰部疼痛,不能忍受。向医生汇报后,医嘱予曲马多,继续观察

续表

日期	时间	主要病情记录
2021-07-01	2:00	患者烦躁,诉入睡困难。向医生汇报后,医嘱予右美托咪定
	10:22	血气分析示:pH 7.46,PCO_2 13mmHg,PO_2 139mmHg,Na^+ 138mmol/L,K^+ 4.8mmol/L,Ca^{2+} 0.99mmol/L,Glu 7.1mmol/L,THbc 61g/L。患者张口呼吸。联系麻醉科予紧急气管插管
	10:23	患者心率95次/min,血压测不出,立即胸外心脏按压,肾上腺素1mg静推
	10:35	经口气管插管,呼吸机辅助呼吸,在丙泊酚镇静下,床旁开胸,行心脏压塞减压+凝血块清除术,术中经过顺利
2021-07-03	11:00	床旁B超示:右侧胸腔腋后线肋膈角可见10mm液性暗区,左侧胸腔未见明显液性暗区。舒张期移行扫查,心包腔未见明显液性暗区

三、问题与讨论

主查者:结合以上病历,我们今天讨论一下该患者可能出现什么突发状况。主动脉夹层术后纵隔引流管护理该如何开展?

● 疑问一 发生了什么突发状况?

主查者:2021-07-01 10:20左右患者张口呼吸,心率95次/min,血压测不出,可能出现了什么突发状况?

护师李护士:考虑到患者是主动脉夹层术后,且2021-6-30已明确心包积液,我认为最有可能出现了心脏压塞。

主查者:该患者确实出现了心脏压塞。这种情况低年资护士遇到的不多,对心脏压塞不是很了解,李护士你能帮忙解释一下吗?

护师李护士:心脏压塞是指由渗出、外伤、心脏或血管破裂等导致的脓液、血液、血凝块或气体等在心包腔内积聚,引起心包腔内压力增高,从而严重威胁生命的临床综合征[1]。

◦ 疑问二　心脏压塞的主要原因?

护师王护士:刘阳等研究发现,30 例心脏压塞病例中因主动脉破裂而发生心脏压塞的患者有 14 例,因心肌梗死、外伤等心脏破裂而导致心脏压塞的有 12 例[1]。我们可以从患者出血来源考虑,患者升主动脉替换＋主动脉弓置换＋主动脉窦瘤破裂修补＋胸腺切除术后,存在持续、缓慢渗血,最终导致心脏压塞。

◦ 疑问三　手术损伤引起?

主管护师杨护士:患者 2021-06-14 行开胸升主动脉替换＋主动脉弓置换＋主动脉窦瘤破裂修补＋胸腺切除术,术中确实有可能损伤心脏血管,但是患者术后留置心包引流管,而且 2021-06-28 心包 B 超示心包无积血、积液。手术造成心脏压塞的案例更多的是心脏介入手术[2],介入材料过硬、操作动作过于粗暴均会损伤血管,常见有冠状动脉破裂,与该患者的手术方式不同。如果由手术损伤引起心脏压塞,不应该这么晚才发生,我觉得还有其他因素。

◦ 疑问四　主动脉夹层破裂引起?

主管护师陈护士:主动脉夹层的严重并发症之一是主动脉夹层破裂出血,会造成心脏压塞、心搏骤停。但是现在主动脉夹层手术已经完成,且已术后 2 周,通过心外科医师急诊开胸治疗,发现出血位置位于右心室流出口处,由此排除主动脉破裂出血。

◇ 疑问五　术后引流不畅引起?

护师高护士:会不会是术后引流不畅导致的?患者拔除纵隔引流管,只留下心包引流管,但是心包引流管管径较细,引流管效果相对较差。

主管护师方护士:患者 2021-06-21 拔除纵隔引流管,之后心包引流管基本无液体引流出。2021-06-28 心包 B 超示无积血、积液。应该排除引流不畅问题。

◇ 疑问六　抗凝药物使用导致的出血引起?

主查者:该患者存在下肢静脉血栓,应用低分子肝素抗凝。2021-06-24—2021-06-27 使用低分子肝素钠 5000U(ih,q12h)。会不会是因为抗凝药物的使用引起出血。我列举了患者心脏压塞前后 3 天的凝血酶原时间、凝血酶时间及活化部分凝血活酶时间,给大家做个参考。

项目	时间							正常值
	2021-06-26	2021-06-27	2021-06-28	2021-06-29 08:40	2021-06-29 19:00	2021-06-30	2021-07-01	
凝血酶原时间/s	12.7	12.8	12.6	13.2	13.1	13.7	14.7	11～15
凝血酶时间/s	29.7	35.9	43.7	25.3	27.6	23.2	25.2	16～18
活化部分凝血活酶时间/s	36.8	42.5	47.1	43.0	40.0	34.8	31.2	23～37

主管护师邢护士: 我们可以看到 2021-06-28—2021-06-29,患者的凝血酶时间及活化部分凝血活酶时间明显延长。2021-06-28 患者行血液透析,治疗时间约 4.5h,共使用肝素 50mg。2021-06-29 白天出现呼吸频率增快,血氧饱和度下降,17:55 转入 ICU。结合患者的临床表现,排除其他因素;再结合 CT 提示(左侧腰大肌内血肿、积液),推测抗凝药物的使用造成脏器出血的可能性较大。

主管护师方护士: 之前我认为引流不畅不是心脏压塞的主要原因,但是患者心脏手术后,抗凝药物的使用使出血风险增大,为了心包内的血液及时被引流出,确保引流管通畅非常重要。

疑问七　纵隔引流管该怎么护理?

主管护师杨护士: 首先要保证引流管通畅,引流不畅的常见原因有胸壁切口偏小、引流管放置不当、引流管扭曲、引流管近端侧孔暴露在外、血块堵塞、包扎切口时引流管受压等[3]。我们的护理对策如下。

(1)明确置管深度:用无菌记号笔沿置管口在引流管上做好标志,以便观察引流管是否滑出。

(2)妥善固定:使用绵柔胶布以"工"字形进行二次固定,适时检查胶布是否固定妥当,防止管道牵拉、扭曲、打折。

(3)体位引流:抬高床头 30°~45°,每隔 2h 翻身,鼓励患者咳嗽咳痰,使用胸带包扎,减少患者因咳嗽引起的疼痛感。

(4)定时挤压:术后 4h 内每隔 15~30min 挤压 1 次,可以用两个卵圆钳自下而上反复交替快速夹闭引流管,由近心端往远心端挤压,注意避免非计划性损伤。

(5)引流液观察:每班统计引流管的引流液,如出现出血量增加或减少,应立即向医生汇报,查明原因,对症处理。

(6)拔管护理:在术后 48～72h,引流量明显减少(每天在 30ml以下),且颜色变淡,引流液逐渐转为淡红色或黄色液体,即可拔除引流管。但也可延长拔管时间,具体根据患者情况而定。

四、总 结

主查者:

大家的讨论非常好。该患者因血凝块压迫右心室而发生心脏压塞是明确的,但是出现血凝块的原因比较多。术后渗血很常见,须预防术后渗血过多而造成心脏压塞。主动脉夹层术后心包腔呈现不闭合状态,与纵隔腔连通,因此术后引流管的护理非常重要。

首先,我们在患者入住 ICU 时应做好与手术室护士的交接班,交接班内容包括患者各项信息、麻醉及手术方式、手术时间及经过、外循环术中出血及输血输液情况、患者意识及生命体征变化、各动静脉的置管刻度及通畅情况、心包纵隔引流管固定及通畅情况、引流液性状及量、药物使用剂量及方法等,做好对体外循环后患者的初步评估工作[4]。

其次,安置好患者后要妥善固定全身各处管路,用绵柔胶布加固导管,并做好引流管置管深度标记,方便观察导管有无拖出。翻身时需预留足够长度的导管,防止引流管脱开。对于全麻未醒或躁动患者,适当使用双手约束带,避免非计划性拔管。

然后,正确挤压心包纵隔引流管非常重要,尤其在术后 1～2 天内,我们选用无齿卵圆钳交替从近心端往远心端挤压,借管腔产生的负压吸出心包纵隔腔内的积血。反复进行挤压,每隔 15～30min挤压一次,术后第 2 天可以延长至每隔 6～8h 一次。另外,要保证负压有效吸引,吸引压力维持在 100mmHg 左右。如遇引流液突然减少,一定要警惕导管有无堵塞,并采取相应措施。

最后,我们要关注术后出血量,一般情况下术后前 5h 每小时引流液不超过 100ml,24h 引流量为 400～500ml。若每小时大于 250ml,持续 3h 以上,且色鲜红,血压有逐渐下降趋势,则要警惕胸腔活动性出血,需立即联系外科医生。

此外,术后抗凝药物的使用、双下肢深静脉血栓低分子肝素钠治疗,以及血液透析治疗中肝素的使用,均会导致凝血时间延长,增加出血风险。该患者于 2021-06-21 拔除纵隔引流管,保留心包引流管,但是由于心包引流管相对较细,引流不畅引起心脏压塞。拔管指南指出,术后 48～72h 引流液小于 30ml,可以拔除引流管。但是,在患者使用抗凝药物的情况下,我们除了每日监测凝血功能指标外,还需适当延迟纵隔引流管的拔管时间。

科护士长:

通过针对该患者心脏压塞原因的讨论,基本可以明确该患者心脏压塞是因为术后出血、引流不畅。简单总结出血的原因:①主动脉夹层术后渗血。②因患者术中人工血管置换,为避免术后血栓形成而使用抗凝药物。③为治疗下肢深静脉血栓,使用低分子肝素钠抗凝。④血液透析治疗时使用肝素。虽然这些抗凝药物不是同时使用而是分时段使用,但都使患者处于一个相对抗凝的状态。⑤因为心包引流管相对较细、容易堵塞,大量血液无法及时被引流出。

护理部主任:

整个查房过程氛围很好,每个人都积极参与探讨,踊跃发言,互相交流学习。那么,就以上讨论经过,提几个疑问,请各位继续查证。

(1)2021-06-30 B 超示心包积液,为什么没有急诊手术治疗,而选择择期手术,未予清楚交代。

(2)反复过床搬运患者会不会增加出血风险,哪种过床方式更适合主动脉夹层术后患者。

一次成功的心脏手术除了手术医生的精准操作外,术后护理也尤为重要。我们要关注心脏手术后的并发症,严密观察患者的生命体征,精准用药,评估出血风险,严格落实引流管护理,才能降低患者心搏骤停的风险,提高患者治愈率。

● 参考文献

[1]刘阳,汪元河,于燕妮,等.30例心包填塞死亡案例法医学分析[J].贵州医科大学学报,2017,42(7):847-850.

[2]朱欢欢,胡蕾,徐南娇,等.心脏介入术后心包填塞患者急救的护理安全管理[J].解放军护理杂志,2017,34(22):67-70.

[3]冯华.浅谈心包纵隔引流管的观察及护理[J].智慧健康,2020,6(4):61-62.

[4]祝明华,江寅芳,胡坚.主动脉夹层并心包填塞术前诊疗策略分析[J].中华急诊医学杂志,2020,29(5):732-735.

(虞柳丹)

案例五 — 神志及肌力改变原因分析

查房科室:重症医学科

查房目的:讨论患者发生神志及肌力改变的原因

查房形式:三级查房

一、患者资料

姓名	性别	年龄	入院时间	护理级别	诊断
王某某	男	73岁	2021-07-28 18:57	特级护理	1.二尖瓣关闭不全; 2.三尖瓣关闭不全; 3.肺动脉高压

二、病情简介

患者1年前无明显诱因下出现胸闷,遂至当地医院就诊。心脏超声示:左室舒张功能减低,右房及左心增大,左室后壁增厚,室壁运动欠协调,心包少量积液,肺动脉轻度高压,二尖瓣大量反流,主动脉瓣少量反流,三尖瓣中量反流,肺动脉瓣微量反流。予强心、降心率等对症支持治疗(具体情况患者无法提供)。患者诉服用药物后胸闷症状缓解。患者半月前再次出现胸闷,症状性质同前,遂至我院就诊。建议住院行手术治疗,拟"二尖瓣关闭不全"收住入院。2021-07-30,患者在局麻下行冠脉造影术后安返病房。术后诊断:①冠状动脉粥样硬化;②血管迷走神经性晕厥;③高血压;④高尿酸血症。

既往史:既往体健,否认高血压、心脏病、糖尿病、脑卒中、肺及支气管病、肝病、肾病,以及其他心脑血管、内分泌系统等重要脏器疾病史。

入院后主要病情记录及辅助检查结果:

日期	时间	生命体征及病情变化	神志及肌力变化	辅助检查结果
2021-08-01			神志清,情绪稳定,配合治疗	颅脑CT示:脑白质变性;老年脑改变;建议必要时MRI检查
2021-08-05	在全麻体外循环下行开放心脏二尖瓣生物瓣膜置换＋三尖瓣成形＋左心耳结扎＋临时起搏导线置入术,术后诊断为二尖瓣关闭不全,于17:05转入ICU			

日期	时间	生命体征及病情变化	神志及肌力变化	辅助检查结果
2021-08-07	10:00	神志清,情绪稳定,起搏器安置良好,模式为VVI,起搏心率为80次/min,输出电压为5mV,生命体征平稳,予转回心外科		床边超声示:右侧颈动脉局部内中膜增厚,双侧颈动脉斑块形成,右侧颈静脉置管术后
2021-08-08	18:00	心率52次/min,血压117/55mmHg	嗜睡,呼之能应,无法对答,双瞳孔等大、对光反射存在,伸舌不能,右侧肢体肌力2级,左侧肢体肌力4⁻级,肌张力无明显亢进减退,右侧巴宾斯基征阳性,左侧巴宾斯基征阴性	颅脑CT示:脑白质变性;老年脑改变;建议必要时MRI检查。CTA示:脑动脉硬化改变,建议必要时复查或DSA检查(未见明显大血管栓塞)
	19:00	心率52次/min,血压115/56mmHg	嗜睡,呼之能应,无法对答,双瞳孔等大对光反射存在,伸舌不能,右侧肢体肌力2级,左侧肢体肌力4⁻级,肌张力无明显亢进减退,右侧巴宾斯基征阳性,左侧巴宾斯基征阴性	
	19:25	转入ICU,心率80次/min(起搏心率),血压125/52mmHg	烦躁,四肢不可指令配合,无法评估肌力,但可见四肢自主运动,双侧瞳孔2.5cm,对光反射灵敏	

续表

日期	时间	生命体征及病情变化	神志及肌力变化	辅助检查结果
2021-08-09	09:00	心率(起搏心率)80 次/min,血压128/66mmHg	神志清,问答切题,可按指令工作,四肢肌力均为5⁻级,右侧病理征未引出,双侧瞳孔 2cm,对光反射灵敏	颅脑 CT 示:脑白质变性;老年脑改变;建议必要时MRI 检查(无明显梗死灶)
2021-08-10				床边超声示:双侧下肢动脉所见段局部内中膜增厚伴斑块形成,右侧小腿肌间静脉血栓形成考虑

三、问题与讨论

<u>主查者</u>:结合以上病历,讨论该患者发生神志及肌力改变的可能原因。

🔵 疑问一 脑出血引起?

护士张护士:会不会是脑出血引起的?患者出现神经系统症状:偏瘫,失语,右侧巴宾斯基征阳性。而且患者确实有脑出血的风险:患者心脏瓣膜置换术后应该在用抗凝药物吧?会不会抗凝药物使用过量?

<u>主查者</u>:术后患者确实使用过抗凝药物,皮下注射低分子肝素

钠及口服华法林,但从患者凝血功能等检验指标看,患者还未达到抗凝目标,所以又加了半片华法林。大家认为是这个原因吗?

护师黄护士:既然没有达到抗凝目标,患者血压也不高,那么脑出血的高危因素就不存在。脑出血是指非创伤性脑内血管破裂,导致血液在脑实质内聚集的一类临床综合征,属于脑卒中的一种类型,占脑卒中约 13%。脑出血最常见病因是高血压合并细小动脉硬化。临床症状多种多样,典型症状表现为头痛、呕吐和不同程度的意识障碍,如昏睡、昏迷、局灶性神经功能缺损等。但患者没有出现头痛、呕吐这些相应的临床表现。

护师徐护士:我也觉得不会是脑出血。患者出现神志及肌力变化时做了颅脑 CT 检查。颅脑 CT 示:脑白质变性;老年脑改变;建议必要时 MRI 检查。而脑出血的 CT 表现主要为椭圆形或不规则形高密度影,凭其可确定出血部位、出血量大小,以及出血是否破入脑室等。所以这个辅助检查完全可排除脑出血的可能。

疑问二　镇静药物引起?

护士邵护士:会不会是镇静药物代谢慢导致的?患者后续有没有用过镇静药物?很多患者使用过镇静药物后,神志出现改变,甚至 24h 嗜睡。

护师陈护士:患者转科前神志清,精神也不错,如果是由于镇静药物代谢慢,不会过了一天才出现。一般镇静药物代谢慢的话,患者只会出现嗜睡症状[1-2]。

主查者:2021-08-06 拔除经口气管插管前患者就已经停用了镇静药物。而之前使用的镇静药物丙泊酚代谢快,半衰期为 30～60min,能迅速从机体消除。随后用布托啡诺镇痛,将 20mg 溶解至50ml,以 2ml/h iv-vp 维持,2021-08-07 10:00 转科前已停用,后面没有使用过镇静药物。由此可见,该患者出现神志改变不是镇静药物残留导致的,可以排除该原因。

疑问三　谵妄引起?

护士施护士:会不会是谵妄呢?很多心脏手术后的患者会出现谵妄,谵妄也是一种意识障碍。

主管护师邢护士:不会是谵妄。谵妄属于意识内容的改变,其病理基础是整个大脑皮质功能的障碍。既往也有文献将谵妄归类或等同于意识模糊,其实谵妄是较意识模糊更为严重的意识障碍类型。谵妄状态的特征:①意识水平降低,有定向障碍;②常有精神运动性兴奋;③有幻觉或错觉,尤以幻视较多见。谵妄的临床特征中以注意缺陷、意识水平低下、知觉紊乱及睡眠-觉醒周期的紊乱为主[3]。谵妄患者会出现胡言乱语,回答不切题,神志改变,但不会出现肌力的改变。

疑问四　脑梗死引起?

护师乐护士:我觉得该患者的症状很符合脑梗死的症状,会不会由于患者的抗凝效果不够,导致血栓脱落,形成了脑梗死?脑梗死是指脑局部供血障碍导致的脑组织缺血、缺氧引起的脑组织坏死、软化,从而产生相应脑功能缺损症状的综合征,又称缺血性脑卒中。患者可有典型的瘫、偏身感觉障碍和同向偏盲表现。从该患者神志和肌力改变来看,非常有可能是脑梗死。

护师方护士:我也觉得患者很可能脑梗死。该患者一出现临床症状就做了颅脑CT。通过CT可排除脑出血。虽然CT也没显示脑梗死的病灶,但我查找了相关的一些文献,这些文献指出脑梗死患者的颅脑CT 24h内可以不显影,在发病24h之后会逐渐显示低密度脑梗死病灶,病灶可以呈片状或楔形。颅脑CT可以查出脑梗死,可以直观地显示脑梗死的范围、部位、血管分布、有无出血、病灶新旧等。所以尽管该患者发病后的颅脑 CT 没显示病灶,也不能排除脑梗死。

主管护师李护士:如果是由于脑梗死,就很难解释后来患者为什么神志及肌力在这么短时间内就恢复了。而且,患者做过脑动脉 CTA 检查,结果显示:未见大血管闭塞。所以我对脑梗死还是持怀疑态度的。

主查者:这也正是我的怀疑点。2021-08-8 患者的症状确实很像脑梗死,但从脑梗死的病程及转归来看,随着时间推移脑梗死的临床症状会更明显,就算不加重,也不会短时间内就恢复,所有的症状就消失。

疑问五　短暂性脑缺血发作引起?

主管护师王护士:分析到这,我觉得这个症状很像短暂性脑缺血发作(TIA)。

主查者:为什么觉得是短暂性脑缺血发作?可能很多同仁对短暂性脑缺血发作不是很熟悉,小王老师你能不能解释一下什么是短暂性脑缺血发作?

主管护师王护士:短暂性脑缺血发作俗称"小卒中",是指由于脑或视网膜局灶性缺血所致的不伴急性梗死的短暂性神经功能缺损发作。临床症状一般多在 1～2h 内恢复,不遗留神经功能缺损症状和体征,且影像学上没有急性脑梗死的证据。短暂性脑缺血发作可出现一侧肢体麻木、无力及失语,多有反复发作的病史,严重时可并发脑梗死、脑栓塞,应尽早治疗。患者的症状很符合短暂性脑缺血。

主查者:王老师说得很好,短暂性脑缺血发作确实很好地解释了 2021-08-08 18:00 患者为何会出现神志及肌力变化,而 2021-08-09 09:00 神志及肌力就恢复了,不留后遗症。大家同意是短暂性脑缺血发作引起患者神志及肌力的改变吗？

护士代表：同意。

◇ 疑问六　微栓子造成的短暂性脑缺血发作？

主查者：我们进一步分析一下是什么原因引起该患者短暂性脑缺血发作，进而引起神志及肌力的改变？

护师乐护士：这样的话，我刚才的推断还是说得通的，应该是血栓或是其他栓子堵住了脑血管，但应该不是大栓子，而是小栓子。

主查者：短暂性脑缺血发作的主要病因之一就是微栓塞。脑梗死和短暂性脑缺血发作的相同点都是脑血管有栓子堵塞，但短暂性脑缺血发作的血管阻塞时间很短，而且通常不会造成永久性损伤，这和缺血性脑卒中不同[4]。那该患者的栓子从何而来？

护师张护士：一般微栓子造成的短暂性脑缺血发作是指来源于颈部和颅内大动脉，尤其是动脉分叉处的动脉粥样硬化斑块破裂后栓子脱落或心源性（常见于心房颤动患者）的微栓子脱落，随血液流入脑中，阻塞远端血管引起的临床症状。当微栓子崩解或向血管远端移动后，局部血流恢复，症状便消失[5]。该患者床边超声示：右侧颈动脉局部内中膜增厚，双侧颈动脉斑块形成。患者的微栓子应该就是双侧颈动脉斑块破裂后所形成的。

◇ 疑问七　脑供血不足造成的短暂性脑缺血发作？

主管护师小陈：病史中患者出现症状时心率只有每分钟50多次，会不会是临时起搏器未起搏，心排血量少，导致脑供血不足？

主管护师邢护士：心率慢，会引起血流动力学改变。血流动力学改变确实是短暂性脑缺血发作的原因。在各种原因引起的颈部或颅内动脉狭窄的基础上，当出现低血压或血压波动时，狭窄部位远端血管的血流减少,可引发短暂性脑缺血症状;当血压回升后局部脑血流恢复正常,短暂性脑缺血发作的症状消失[6]。这种类型的短暂性脑缺血发作占很大部分。

● 疑问八　其他原因造成的短暂性脑缺血发作?

护师田护士:血液成分改变也会引起短暂性脑缺血发作,如真性红细胞增多症。血液中有形成分在脑部微血管中淤积,阻塞微血管,也可导致短暂性脑缺血发作。其他血液系统疾病如贫血、白血病、血小板增多症、异常蛋白血症、血纤维蛋白原含量增高和各种原因所致的血液高凝状态等,都可能引起短暂性脑缺血发作[7]。该患者血液成分正常,短暂性脑缺血发作应该不是这个原因引起的。

护师周护士:颅内动脉炎和脑动脉盗血综合征也会引起短暂性脑缺血发作。当无名动脉和锁骨下动脉狭窄或闭塞时,上肢活动可能引起椎动脉-锁骨下动脉盗血现象,导致椎-基底动脉系统短暂性脑缺血发作。脑血管痉挛或受压也可引起短暂性脑缺血发作[8]。但患者的病史中都没有相应的辅助、检验依据。

四、总　结

主查者:

起初,大家讨论患者发生神志及肌力改变的原因有脑出血、镇静药物使用、谵妄、脑梗死、短暂性脑缺血发作。经过分析讨论,初步判断该患者的反应是短暂性脑缺血发作。进一步分析得出患者短暂性脑缺血发作的可能原因:①患者颈动脉双侧颈动脉斑块破裂后所形成的微栓子堵塞脑中远端血管;②临时起搏器未起搏,使心率降低,从而影响血流动力学,导致脑中远端血管的血流减少。

通过本次查房,大家对短暂性脑缺血发作有了相应的认识,与脑梗死的表现可以鉴别开来。在以后的护理工作中,对于患者出现神志及肌力变化,希望大家可以及时发现,向医生汇报,做出相应的处理。

科护士长:

短暂性脑缺血发作被认为是脑血管病的危险信号,它是脑卒中的先兆、前驱或危险因素,及时干预可避免发生脑卒中,为此许多学者对该综合征进行探讨及研究,从而保障患者安全[9]。

短暂性脑缺血发作患者的护理对策如下[10]。

(1)安全指导:指导患者合理休息与运动,并采取适当的防护措施。仰头或头部转动时应缓慢,动作轻柔,转动幅度不要太大。

(2)运动指导:规律的体育锻炼可以改善心脏功能、增加脑血流量、改善微循环,也可以降低已升高的血压,控制血糖水平和降低体重。

(3)用药护理:使用抗凝药物(如低分子肝素)患者可出现皮肤出血点及瘀斑,个别患者可诱发消化道出血,应严密观察有无出血倾向。

(4)病情观察:频繁发作的患者应注意观察和记录每次发作的持续时间、间隔时间和伴随症状,观察患者肢体无力或麻木是否减轻或加重,有无头痛、头晕或其他脑功能受损的表现,警惕完全性缺血性脑卒中的发生。

护理部主任:

整个查房过程氛围很好,就以上讨论经过,提几个疑问,请各位再继续查证。

(1)脑梗死与短暂性脑缺血发作前期表现类似,那么前期如何鉴别?

(2)上面说到发生短暂性脑缺血的相关因素,但引起这次患者短暂性脑缺血的因素是什么?是否可以进一步确定?有助于后面护理过程中避免这个因素。

（3）患者心率低，是因为临时起搏器的不工作，那是不是临时起搏器的设置有问题？还是临时起搏器的导丝放置位置有偏差？

护理工作的严谨、细心，体现在对患者病情的连续性、动态观察，尤其是异常症状的评估与记录，应重视异常生命体征数据，多关注患者主诉，对引起患者短暂性脑缺血发作的因素加以预防，避免再次短暂性脑缺血发作。

◇ 参考文献

[1]孙凯.镇静催眠药的不良反应[J].中华临床医学研究杂志，2007,13(2):16-18.

[2]张青,董穗欣,刘宏忠.镇静剂在ICU的应用[J].现代中西医结合杂志.2002,11(7):675-677.

[3]张竞超,张丁恺,郭龙辉,等.心脏外科手术后谵妄的危险因素分析[J].中华胸心血管外科杂志,2019,35(1):29-32.

[4]许涛,郭静,由秀,等.磁共振成像和CT对短暂性脑缺血发作患者的急性脑梗死诊断价值研究[J].中国医学装备,2021,18(1):54-58.

[5]张宇,刘静,钟声,等.短暂性脑缺血发作影响因素及其预后预测效能[J].山东医药,2021,61(12):64-67.

[6]杨宏煜.短暂性脑缺血发作患者脑血流参数的变化及检测价值探究[J].中国疗养医学,2021,30(9):998-1000.

[7]苏占清.短暂性脑缺血发作与缺血性卒中:定义、共性和启示[J].国际脑血管病杂志,2021,29(1):69-74.

[8]张怀祥,倪健强,高晗清,等.轻型脑梗死及短暂性脑缺血发作患者急性期认知功能的变化及影响因素分析[J].中国现代医学杂志,2021,31(9):30-35.

[9]杨滢霞,叶励超,林若庭,等.短暂性脑缺血发作和轻度缺血性脑卒中后早期认知障碍特点[J].检验医学与临床,2021,18(2):161-164.

[10]纪林林.不同护理模式在短暂性脑缺血反复发作患者中的护理作用比照分析[J].中外医疗,2021,40(14):156-158,162.

（赵海燕）

案例六 — 中心静脉压异常原因分析

查房科室:重症医学科
查房目的:讨论患者中心静脉压(CVP)异常的原因
查房形式:三级查房

一、患者资料

姓名	性别	年龄	入院时间	护理级别	诊断
娄某某	男	62 岁	2021-01-22 14:00	特级护理	多发伤

二、病情简介

患者从 3m 高的船上坠落至石滩,倒地后神志不清,不能配合指令,被紧急送往当地医院。胸部、颅脑、胸腰段、上腹部、下腹部 CT 示:①脾脏破裂,左肾挫伤,伴左肾包膜下血肿;②左侧多发肋骨骨折,伴左肺下叶挫伤,少量气胸,皮下气肿;③左桡骨远端粉碎

性骨折。急诊行剖腹探查＋脾脏破裂切除＋左肾破裂切除＋左侧
肾上腺破裂修补＋左肝裂伤创面止血＋下颌部、唇部、右手掌部皮
肤裂伤修补＋左桡骨远端骨折石膏托外固定术。术后转入 ICU 病
房。拟"①失血性休克；②创伤性脾破裂；③创伤性肝破裂；④创伤
性肾破裂；⑤肋骨骨折；⑥肺挫伤；⑦气胸；⑧桡骨骨折"收住入科。

入科后主要病情记录：

日期	时间	主要病情记录	CVP 值 (mmHg)
2021-01-22	15:00	生命体征：心率 85 次/min，血压 102/56mmHg，呼吸 20 次/min。去甲肾上腺素 8mg＋5％葡萄糖溶液（GS）46ml，5～10ml/h 微泵维持。血常规示：血红蛋白（Hb）98g/L。医嘱予双腔深静脉置管，监测 CVP 值，予机械通气	5
	17:00—21:00	生命体征：心率 69～100 次/min，血压(89～121)/(56～79)mmHg，呼吸 20～31 次/min。去甲肾上腺素 4mg＋5％GS 48ml，3～8ml/h 微泵维持。血常规示：Hb 101g/L，此阶段共入量 1200ml，出量 650ml	4～7
2021-01-23	07:00	血常规示：Hb 106g/L。生命体征：心率 90 次/min，血压 91/64mmHg，呼吸 17 次/min。去甲肾上腺素 4mg＋5％GS 48ml，5ml/h 微泵维持。呼吸机辅助呼吸。入科后共入量 2890ml，出量 2150ml	8
	09:00	生命体征：心率 95 次/min，血压 93/64mmHg，呼吸 17 次/min。去甲肾上腺素 4mg＋5％GS 48ml，3ml/h 微泵维持；医嘱予林格液 500ml，200ml/min 补液；同时每日常规液体匀速输入	13

续表

日期	时间	主要病情记录	CVP 值（mmHg）
2021-01-23	11:00	常规液体深静脉内缓慢输入	7
2021-01-24	07:00	血常规示：Hb 122g/L。生命体征：心率 78 次/min，血压 121/64mmHg，呼吸 22 次/min。去甲肾上腺素已暂停维持。呼吸机辅助呼吸。昨日 24h 共入量 3400ml，出量 2880ml	9
2021-01-25	09:00	生命体征：心率 82 次/min，血压 101/64mmHg，呼吸 16 次/min。常规液体深静脉内输入	12
2021-01-26	01:00 — 23:00	生命体征平稳。血常规示：Hb 126g/L	5～8

三、问题与讨论

主查者：CVP 是上、下腔静脉进入右心房处的压力。大部分危重患者入科后，医生通常都会要求监测中心静脉压，而且也会时时查看患者一天的 CVP 变化。可想而知，CVP 监测对患者是非常重要的。结合以上病历，我们讨论该患者有几日早上 CVP 变化大的可能原因。

● 疑问一　翻身体位引起？

护师李护士：考虑翻身前后的 CVP 改变。患者需要每 2 小时翻身一次。翻身前后床头会放下和抬高。我觉得应该是床头放下和抬高导致的 CVP 改变。

主查者:这种说法有一定道理。患者翻身时需要放平床单位,相关文献报道,在平卧位时 CVP 测量均值大部分高于 30°、45°、60° 半卧位时 CVP 测量均值[1]。因为平卧位时,心功能水平低,心脏泵血功能弱,右心房回心血量相对较多,使得胸腔压力增高,CVP 值较高;随着体位角度的升高,下腔静脉受重力影响,导致回心血量减少,膈肌下降,胸腔压力下降,心脏射血能力增强,因而右心室前负荷下降,CVP 值下降。然而对于这位患者,我们都是在床放平后监测的 CVP,所以这个因素应该可以排除。

主管护师金护士:是不是患者翻身前后左侧卧位和右侧卧位引起的 CVP 变化。患者侧卧位时,CVP 值零点位置不好确定,导致 CVP 数值明显异常。

主管护师高护士:虽然,右心房血容量改变可能与重力有关。在患者头高 30°左侧卧位时,测得的 CVP 值较平卧位时低;头高 30°右侧卧位时,测得的 CVP 值较平卧位时高。但是,对于这位患者,平时规定时间段里记录的 CVP 值均是平卧位时的记录,故也不考虑这个原因。

● 疑问二 双腔深静脉中周围腔和中心腔接错引起?

主管护师赵护士:是不是患者双腔深静脉中周围腔和中心腔接错引起的?

主查者:为什么双腔深静脉中周围腔和中心腔接错会引起 CVP 变化呢?

护师王护士:依据血液在体内流动方向及心脏泵血原理,测量管腔的开口距离心脏越近,压力越低。不同管腔的测量差异主要是由于管腔在导管上开口位置不同,个别管腔存在多个开口。目前主张,导管尖端位于上腔静脉心房入口上 2cm(最为理想),通过开口在导管尖端的中央腔测量的压力更为准确[2-3]。

　　主查者:根据刚才所说,即使周围腔和中心腔接错导致CVP数据偏低或者偏高,也是比较规律的,跟患者的病史不符,所以我们暂时不考虑这个因素,还有其他原因吗?

◊ 疑问三　呼吸机引起?

　　护士胡护士:这位患者目前呼吸机辅助呼吸,是不是与呼吸机有关?呼吸机参数中作用于肺的压力传递到静脉?

　　主查者:呼吸机参数中呼气末正压通气(PEEP)对CVP测量值是有影响的,且两者呈一定的相关性。随PEEP增长,CVP值也会增长。这个观点可以暂时保留。

　　护师陈护士:我也觉得会有一定的影响。PEEP升高时,CVP会出现相应的升高。PEEP对CVP的影响机制主要在于:PEEP将压力作用于肺,肺再将正压传导至胸腔,从而引起胸腔内压力升高,升高的胸腔内压会传递到胸腔内的中心静脉,引起CVP的升高[4]。

　　主管护士张护士:虽然两者有关系,但是这位患者进来后就用呼吸机辅助呼吸,一直没脱开过呼吸机,影响应该是恒定的,不会变化,所以我觉得应该是其他原因。

　　主查者:那基本可以排除PEEP对该患者的CVP影响。其他人还有补充吗?

◊ 疑问四　输液引起?

　　护士李护士:查看病史和患者CVP数值,这个患者CVP值异常的时候主要是集中在早上输液阶段,会不会是输液导致的CVP值异常?

　　主查者:通过患者药物医嘱系统查看,该患者早上输入的液体较多,常规消炎、化痰、脱水药通过中心静脉输入,输液量在1000ml以上。在早上监测CVP时也没有暂停输液,等测量完毕再继续进行输液治疗。通过文献查阅可知,随着同侧输液速度的加快,CVP值有增大的趋势,输液速度越快,CVP值越大[5]。因此,不排除这种可能。大家有想到其他原因吗?

主管护师李护士:患者的血压也不稳定,也使用过一段时间的血管活性药,所以不能排除药物对他的影响。

四、总　结

主查者:

起初,大家讨论患者CVP异常是床头高低、翻身后左/右侧卧位、呼吸机参数、双腔深静脉接错等的影响。经过分析讨论,初步判断该患者由于输液影响而CVP值异常。有个别管床护士在给患者输液时同时监测CVP值,导致数值出现波动。

通过今天的查房,我们清楚了中心静脉压的影响因素。我这里再总结一下,主要有以下几点。

(1)体位:对于机械通气或者非机械通气患者,比较平卧位与30°、45°和60°半卧位时的CVP,差异均有统计学意义。且其他随机对照试验研究发现,随着卧位角度的增加,患者的CVP测量值逐渐减小。

(2)管径:根据血流方向和导管开口位置,通常来说CVP值中央腔<周围腔。

(3)呼吸机参数中PEEP:现有多项研究均表明PEEP对CVP测量值是有影响的,且两者成正相关,随着PEEP的增长,CVP值也会增长。但在PEEP值较小时(如小于$5cmH_2O$),对CVP影响较小,可视临床需要决定是否断开PEEP。

(4)其他因素:如同一腔深静脉导管持续快速输液、血管活性药物等都会对 CVP 有所影响。

科护士长：

我补充一下,在监护室治疗的患者病情危重,需要使用众多药物,因此需要用三通连接管输液。中心静脉内血液产生的压强通过测压管内的液体传递到压力传感器并转换为电信号,再通过电缆传递到监护仪的相应模块,在监护仪屏幕上显示出相应的数值,中央腔与三通接头垂直连接影响中心静脉内的液体压强传递,从而影响 CVP 的数值[6]。因此,连接三通时也有技巧,大家需要注意三通接头与中心静脉导管的连接方法:①中心静脉导管中央腔通过第 1 个三通接头与压力传感器测压管呈直线连接;②其余的三通接头与第 1 个三通接头呈垂直连接,第 2 个三通接头连接无针输液接头以备药物推注,输液管连接最后一个三通接头;③除血管活性药物外的所有药物和输液均从中心静脉导管中央腔输入;④中心静脉导管周围腔连接血管活性药物和维持液[7]。

护理部主任：

整个查房过程氛围很好,每个人都积极参与探讨,踊跃发言,互相交流学习。通过今天的业务学习发现,大家对 CVP 还是比较了解的。对重症患者 CVP 监测中需要注意的点都掌握得比较好。那么,就以上讨论经过,提几个注意点,请各位再继续查证。

(1)在护理记录过程中,大家对有些值的异常,没有很好地记录描写。同时我们要知道,在 CVP 监测中,我们需要记录的是患者动态的改变,单一一个数值的异常表现说明不了什么问题。

(2)在监测 CVP 时,首先要确保中心静脉管道通畅,确认是否需要先进行方波试验。

(3)在监测时要多观察患者,对患者剧烈咳嗽、躁动时测出来的 CVP 数值要怀疑其准确性。

参考文献

[1]苗晓,马靓,徐萍,等.不同卧位对机械通气患者中心静脉压监测影响的系统评价[J].中华现代护理杂志,2019,25(21):2668-2673.

[2]关欣,王蕾,罗家音,等.双腔中心静脉导管不同管腔测量中心静脉压的比较研究[J].中华护理杂志,2015,50(9):1064-1066.

[3]柳小霞,顾晓菊,孙小燕.双腔静脉导管不同管腔测量ICU患者中心静脉压的对比研究[J].齐鲁护理杂志,2017,23(18):116-118.

[4]周姓良,陈燕河,肖素飞,等.规范双腔中心静脉导管与三通接头连接方式对中心静脉压测量的影响[J].中华护理杂志,2016,51(10):1247-1249.

[5]梁城龙,孙骎,潘纯,等.呼气末正压对不同呼吸系统顺应性患者中心静脉压的影响[J].中华重症医学电子杂志,2018,4(3):245-250.

[6]冯秀敏,胡英莉.不同输液速度对中心静脉压测量值的影响[J].护理学杂志,2012,27(8):4-5.

[7]赵明曦,郭海凌,何怀武,等.ICU医护人员中心静脉压测量流程及临床应用现状调查[J].护理学杂志,2020,35(21):66-69.

（虞立）

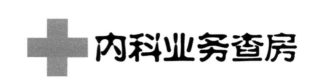

内科业务查房

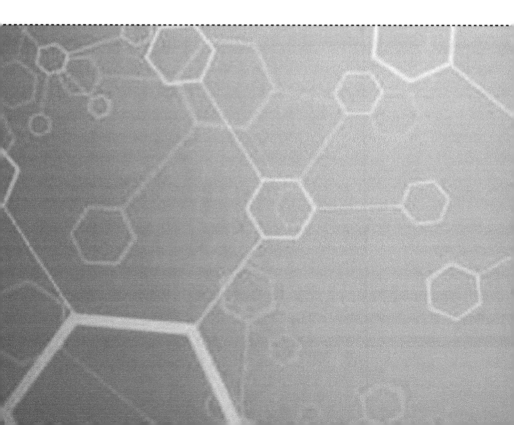

案例七 ┤顽固性呃逆原因分析

> 查房科室:放化疗科
> 查房目的:讨论恶性肿瘤患者发生顽固性呃逆的原因
> 查房形式:三级查房

一、患者资料

姓名	性别	年龄	入院时间	护理级别	诊断
汪某某	男	62 岁	2021-06-24	二级护理	肺恶性肿瘤;骨继发恶性肿瘤

二、病情简介

患者确诊肺恶性肿瘤 15 多个月,右髋部持续性锐痛,疼痛数字评分法(NRS)评分 1～2 分,现服用盐酸羟考酮缓释片 200mg 镇痛治疗[口服(po),q12h],患者感乏力,因再次化疗收住入院。

既往史:患者于 2020-04-16 起行信迪利单抗注射液免疫治疗＋

培美曲塞＋卡铂化疗。2020-11-12 改多西他赛方案化疗。2020-11-23 起行胸部病灶放疗,2021-01-04 结束放疗;2021-05-01 起予安罗替尼 10mg 靶向治疗(po,qd)。治疗期间,予唑来膦酸、伊班膦酸钠等抗骨破坏治疗。既往有高血压史、烟酒史。

入院后药物治疗及主要病情记录:

日期	时间	主要病情记录	用药情况
2021-06-24	14:10	规律服用止痛药物,现右髋部持续性锐痛,NRS 评分 1～2 分	盐酸羟考酮缓释片 200mg(po,q12h)
2021-06-25	00:44	呃逆频繁	氯丙嗪 25mg[肌内注射(im),st]
	01:44	呃逆未缓解	
	10:17	右髋部持续性锐痛,NRS 评分 5 分	吗啡片 100mg(po,st)
	11:00	医嘱明日行多西他赛化疗,预服用激素(22:00 服用泼尼松 60mg,04:00 服用泼尼松 60mg)	
	11:17	右髋部持续性锐痛,NRS 评分 1 分	
	12:25	呃逆频繁	氯丙嗪 25mg(im,st)
	13:50	呃逆未缓解	氯丙嗪 25mg(im,st)
2021-06-26	08:00		地塞米松、托烷司琼,静脉滴注
	08:57	开始多西他赛化疗	化疗前半小时异丙嗪 25mg(im,st)

续表

日期	时间	主要病情记录	用药情况
2021-06-26	11:01	多西他赛化疗结束	
	20:36	呃逆频繁	氯丙嗪 25mg(im,st)
	21:36	呃逆未缓解	
2021-06-27	09:00	仍呃逆,医嘱予出院	

三、问题与讨论

主查者:通过上述病历我们发现该患者呃逆发作频繁,且药物治疗效果不佳。请大家讨论一下该患者呃逆的原因是什么。

疑问一 肿瘤引起的呃逆?

主管护师徐护士:会不会是肿瘤直接侵犯膈肌,使膈肌兴奋而致呃逆?

主查者:患者 2021-06-25 查胸部 CT,未见膈肌转移,可排除肿瘤侵犯膈肌导致呃逆。

疑问二 托拉塞米引起的呃逆?

主管护师徐护士:患者因双下肢水肿,现口服托拉塞米利尿消肿,会不会是托拉塞米引起的呃逆?

主查者:托拉塞米为高效髓袢利尿药,作用于髓袢升支粗段,抑制髓质部及皮质部对 Cl^- 的重吸收而引起利尿。托拉塞米常见的不良反应包括头痛、眩晕、疲乏、食欲减退等。查阅药物说明书,未发现存在呃逆不良反应;查阅文献,也未发现托拉塞米引起呃逆现象,故不考虑托拉塞米导致的呃逆。

⬤ 疑问三　托烷司琼引起的呃逆?

主管护师胡护士:患者在化疗期间使用托烷司琼止吐治疗,可能是托烷司琼的不良反应吗?

主查者:托烷司琼是一种外周神经元及中枢神经系统 5-羟色胺 3(5-HT3)受体的强效、高选择性竞争拮抗剂。本品主要通过选择性阻断外周神经元突触前 5-HT3 受体而抑制呃逆中枢反射弧的兴奋,其抑制呃逆作用较甲氧氯普胺强,可很快解除膈肌痉挛,缓解呃逆。托烷司琼能抑制呃逆,该患者在注射托烷司琼前已经出现呃逆症状,故不考虑托烷司琼引起的呃逆[1]。

⬤ 疑问四　口服阿片类止痛药引起的呃逆?

主管护师孙护士:患者肺恶性肿瘤骨转移,右髋部持续性锐痛,NRS 评分 1~2 分。现盐酸羟考酮缓释片 200mg(po,q12h)。患者呃逆与口服阿片类止痛药相关吗?

主查者:盐酸羟考酮缓释片常见的不良反应包括便秘、恶心呕吐、尿潴留、头晕嗜睡等,较少见呃逆,说明书报道呃逆的发生概率在 ≥1/1000 至 <1/100。有文献报道,盐酸羟考酮缓释片呃逆不良反应为 3.45%[2]。盐酸羟考酮引起的呃逆少见,但也不排除,大家同意吗?

护士代表:同意。

⬤ 疑问五　化疗药物引起的呃逆?

主管护师俞护士:患者出现呃逆跟化疗药物有关吗?

主查者:该患者的化疗药物是什么?什么时候用的?入院后有无使用?

主管护师俞护士：该患者的化疗方案是多西他赛，本次入院后2021-06-26 开始执行。

主查者：多西他赛的不良反应是什么？

护士陈护士：临床使用多西他赛常见的不良反应包括白细胞减少、中性粒细胞减少、血小板减少、胃肠道反应、肝肾功能异常及骨髓抑制[3]。中性粒细胞减少是最常见的不良反应而且通常较严重（低于 500 个/mm³），可逆转且不蓄积。部分病例可发生严重过敏反应，其特征为低血压与支气管痉挛，需要中断化疗。停止滴注并立即治疗后患者可恢复正常，不会引起肌肉痉挛。

主查者：多西他赛使用日期为 2021-06-26，本次患者 2021-06-24 入院，出现呃逆时间为 2021-06-25 00：44，多西他赛这个原因可以排除，大家同意吗？

护士代表：同意。

◐ 疑问六　激素治疗引起的呃逆？

主管护师徐护士：所有患者在接受多西他赛治疗前均必须口服糖皮质激素和静滴激素治疗，预防过敏反应和体液潴留，以减轻化疗反应。激素治疗会引起患者呃逆吗？

主查者：患者本次住院多西他赛化疗前，医嘱予泼尼松口服及地塞米松静脉给药以减轻化疗的不良反应。虽然地塞米松药品说明书上并没有明确说明其不良反应包括呃逆，但在临床工作中常常观察到口服地塞米松片后患者出现顽固性呃逆的情况，美国《内科医师案头参考书》中已明确表明呃逆是使用地塞米松时的不良反应之一[4]。目前地塞米松导致的呃逆，特别是顽固性呃逆的发病机制尚不清楚，有文献报道可能与以下几方面因素有关：①地塞米松可使胃酸、胃蛋白酶的分泌增加，抑制胃黏液的分泌，降低胃肠黏膜抵抗力。地塞米松之所以引起呃逆，可能与其促进胃酸、胃蛋白酶分泌,刺激胃肠道迷走神经,使膈神经兴奋,导致膈肌痉挛有关[5]。②地塞米松有抑制儿茶酚胺甲基转移酶的作用,可能通过调节细胞表面的肾上腺素受体数量及受体介导的细胞内信息传递过程,兴奋膈肌血管的 α 受体进而引起膈肌收缩,引发呃逆[6]。③地塞米松过多时可引起水、电解质紊乱,减少小肠和肾小管对钙的吸收而引起低钙血症,使神经肌肉兴奋性增高,导致膈肌痉挛[7]。有关文献报道:在呃逆反射弧的传出支中存在众多甾体激素类受体(包括延髓网状结构、呼吸中枢、下丘脑),反射弧中受体的兴奋导致呃逆。合成的糖皮质激素因受到血脑屏障中 P-糖蛋白的阻碍而很难进入大脑,只有大剂量的地塞米松才能激活海马组织和下丘脑中的受体。地塞米松引起的呃逆症状一般出现在给药后 36h 内,持续时间短者几分钟,长者甚至可持续 3 年而不愈;地塞米松引起呃逆的患者性别也有差异,男性比例高于女性;静脉给药后患者发生呃逆的比例较高,并且给药剂量为说明书推荐剂量上限时,呃逆的发生率较高,该不良反应可能与给药途径和给药剂量存在相关性[8-10]。

主管护师徐护士:本次患者 2021-06-24 住院,2021-06-25 00:44 发生频繁呃逆。根据医嘱分别于 2021-06-25 22:00 口服泼尼松 60mg 及 2021-06-26 04:00 口服泼尼松 60mg,并予 2021-06-26 化疗前静脉滴注地塞米松以减轻多西他赛化疗反应。由此可知,患者发生呃逆时尚未使用糖皮质激素,如何解释该患者出现呃逆现象?

主查者:根据病史可知患者自 2020-11-12 开始行多西他赛化疗(与本次化疗方案相同),按医嘱每次化疗前均需服用激素进行预处理。再次询问患者呃逆发生时间,得知该患者在上一次化疗出院后已经出现呃逆,服用甲氧氯普胺片后有所控制,因此糖皮质激素引起的膈肌痉挛不能排除。我们先保留该原因,大家同意吗?

护士代表:同意。

疑问七　精神性因素引起的呃逆？

主管护师田护士：患者情绪不稳定，表现为烦躁、焦虑。呃逆可被过度兴奋或焦虑而诱发。该患者处于肿瘤晚期，愈后不理想，情绪不佳。患者呃逆是否由精神性因素引起？

主查者：据文献报道，中医学认为情志不遂，恼怒伤肝，肝郁气滞，横逆犯胃，胃失和降，胃气上逆动膈，发为呃逆；或肝木克脾，或忧思伤脾，导致脾的运化失司，气机不利，痰浊内生，或素有痰饮内停，胃失和降，胃气夹痰上逆动膈，出于喉间，发为呃逆。西医认为精神性因素常见于癔病患者，多由精神刺激或不良暗示引起呃逆[11]。肿瘤患者易出现烦躁、焦虑、紧张的情绪。通过观察、与患者交流发现，该患者在上一次化疗出院后已经出现呃逆，频繁的呃逆使患者出现焦虑情绪，不良的情绪亦可对此次化疗期间出现的顽固性呃逆不能有效缓解产生影响。因此，情绪因素导致患者出现顽固性呃逆，并可能存在相互加重的影响。

四、总　结

主查者：

呃逆是一个由膈肌不自主的阵发性痉挛收缩引起，并伴有其他呼吸肌的收缩及声门突然关闭的综合过程。药物引起的呃逆通常为外周性呃逆，在男性中更为常见。发作超过48h未停止或加重的呃逆，称作顽固性呃逆。呃逆不仅影响患者休息、饮食、睡眠，而且加重患者痛苦和精神负担，降低患者的生活质量。因此，我们应通过分析呃逆发生的原因，给予必要的干预措施，提高患者的生活质量和治疗依从性。

通过讨论，我们排除了患者疾病因素导致的呃逆，主要针对患者治疗药物和精神因素进行分析。患者使用的药物种类比较多，经过一一分析,初步判断该患者是由盐酸羟考酮缓释片引起的药物性呃逆,糖皮质激素(泼尼松、地塞米松)产生协同作用,引起膈肌痉挛加重,导致呃逆反复不止。该患者存在的焦虑、紧张情绪也会加重顽固性呃逆的持续存在。

科护士长:

(1)通过病史我们了解这是一个晚期肿瘤患者,大剂量盐酸羟考酮镇痛治疗,该患者从 2020 年 11 月起改用多西他赛方案,并使用糖皮质激素进行预处理,但是病史资料里没有提及入院前患者是否存在呃逆症状(后面在讨论中有补充),以及入院后呃逆出现的次数及频率无详细描述。可见,在护理病史的询问及护理记录方面,还存在缺陷,在日后的护理工作中需要强调病史询问的重要性。

(2)肿瘤患者因疾病因素易产生恐惧、厌世、抑郁等心理,而呃逆的出现会加重患者的负面情绪,因此护士应与患者建立和谐的护患关系,理解并尊重患者。消除其焦虑、不安的情绪,有利于病情的观察与护理。

(3)呃逆频繁会使患者感到痛苦,持续精神紧张,导致厌食;还会导致食物反流,增加肺部感染概率。进食时要协助患者坐起或将床头抬高 30°,进食后保持此体位至少 30min,进食勿过多、过快,必要时给予促进胃动力及抑酸的药物,防止胃潴留及食管反流。

(4)呃逆有时亦是病情加重的信号,观察患者有无胸腔积液、腹水及电解质紊乱,这些病情变化也容易导致发生呃逆。

(5)患者有高血压病史,观察有无胸闷及心前区不适感,以防发生心脏急诊;观察有无乏力等症,判断呃逆是否为低钠引起。

◆ 参考文献

[1]段虎平.托烷司琼治疗顽固性呃逆[J].甘肃医药,2012,31

(6):456-458.

[2]李成彪,王玉珮,齐雪花,等.盐酸羟考酮缓释片治疗中重度癌痛的临床研究[J].湖南师范大学学报(医学版),2015,12(4):38-40.

[3]吕蕾,吕建.顺铂联合多西他赛治疗非小细胞肺癌的临床疗效[J].临床合理用药杂志,2022,15(4):107-110.

[4]陈辉,滕丽伟,冯觉平,等.曲马多联合异丙嗪对治疗肺癌化疗前地塞米松预处理所致的顽固性呃逆疗效观察[J].世界最新医学信息文摘,2020,20(32):226-228.

[5]Nishikawa T, Araki Y, Hayashi T. Intractable hiccups (singultus) abolished by risperidone, but not by haloperidol[J]. Ann Gen Psychiatry, 2015, 14(1):13.

[6]Nausheen F, Mohsin H, Lakhan SE. Neurotransmitters in hiccups[J]. Springer plus, 2016, 5(1):1357.

[7]许经纬,代维,葛峻岭,等.呃逆的发病机制及诊治策略研究进展[J].中国医刊,2017,52(6):17-20.

[8]王玉玉,郭代红,刘皈阳,等.地塞米松致呃逆不良反应分析[J].中国药物应用与监测,2011,8(2):105-108.

[9]于燕华,潘英丽,孙丕绛.地塞米松导致呃逆二例[J].中国医药,2012,7(10):1332.

[10]负晓青,卜艳丽,李成建.地塞米松所致呃逆文献概述[J].中国药物滥用防治杂志,2015,21(6):355,338.

[11]刘越美,丁淑强.顽固性呃逆的病因及中医治疗进展[J].中华针灸电子杂志,2022,11(1):22-24.

（陈中笑　唐莺莺）

案例八 — PICC 血凝性堵管原因分析

> 查房科室：放化疗科
> 查房目的：讨论患者经外周静脉穿刺的中心静脉导管（PICC）
> 　　　　　血凝性堵管的原因
> 查房形式：三级查房

一、患者资料

姓名	性别	年龄	入院时间	护理级别	诊断
邢某某	男	71岁	2021-07-30	二级护理	食管癌

二、病情简介

患者发现右颈部肿块4个多月，有进食哽咽感。2021-05-17正电子发射计算机断层显像（PET-CT）示：①食管上段、中上段多处管壁局部增厚，氟代脱氧葡萄糖（FDG）代谢增高，考虑食管癌，建议结合病理检查。2021-05-20胃镜活检示：（胃窦活检）黏膜慢性炎,腺上皮轻度肠化,幽门螺杆菌(Hp)(一)。(距门齿 25cm 活检)鳞状细胞癌,于 2021-06-04、2021-06-29 已行两次化疗,现患者嘴角歪斜,进食有哽咽感,进食及喝水后有呛咳,时有咳嗽、咳痰,痰少不易咳出,无胸痛咯血,无畏寒发热,无明显胸骨后疼痛等不适,为求进一步治疗,门诊拟"恶性肿瘤放射治疗、食管恶性肿瘤、恶性肿瘤维持性化学治疗、淋巴结继发恶性肿瘤、面神经炎"收住入院。

既往史:无。

入院后药物治疗及主要病情记录:

日期	时间	主要病情记录	用药情况
2021-07-30	14:20	入院带入右侧 PICC 一根,留置长度 36.5cm,穿刺点敷料清洁干燥,无明显渗血渗液,周围皮肤无红肿,留置肢体无疼痛、肿胀不适。D-二聚体 486ng/ml	
2021-07-31	14:00	开始放疗	
	18:00	体温 38.5℃	
	22:00	体温 37.4℃	物理降温后退热,未使用抗生素
2021-08-05	09:40	近日反复发热	哌拉西林钠消炎
2021-08-06	10:00	急诊血常规示:白细胞计数 $3.3×10^9$/L。急诊生化全套示:钾 3.15mmol/L	钠钾镁钙葡萄糖溶液 500ml、0.9% 生理盐水 500ml＋10%氯化钾注射液 15ml、5%葡萄糖溶液 500ml＋脂溶性维生素注射液 10ml,加用左氧氟沙星 100ml(0.2g)消炎

续表

日期	时间	主要病情记录	用药情况
2021-08-06	16:00	抽回血不顺畅,冲管时有阻力	输液结束后予肝素稀释液封管
2021-08-08	08:30	输液时抽不到回血,冲管时发现堵管	予尿激酶稀释液负压抽吸法通管
2021-08-12	08:50	患者放疗中,饮水呛咳,进食梗阻感明显,纳差,每餐进食几口粥。PICC 回抽有回血,冲管通畅。医嘱予留置胃管一根,置管长度 55cm;予改鼻饲流质饮食,肠内营养支持。复查 D-二聚体 806ng/ml	

三、问题与讨论

主查者:PICC 堵管表现为给药时有阻力、滴注困难、静脉推注(iv)时阻力增大或无法推注,以及回抽时无回血等。PICC 阻塞也会导致置管部位出现潮红、肿胀、渗液等。临床上,可根据输液速度判断是否发生堵管。正常情况,抽取有回血,液体滴速＞80 滴/min;部分堵塞,抽取有回血,液体滴速 20～50 滴/min;完全堵塞,抽取无回血和(或)液体滴速≤19 滴/min。临床上以 PICC 部分堵塞多见。我们先来讨论 PICC 血凝性堵管原因有哪些。

● 疑问一 疾病因素导致的堵管?

主管护师田护士:由于肿瘤患者血液系统的高凝状态及血栓形成的高风险性,留置 PICC 期间常发生导管堵塞。其主要原因是:恶性肿瘤细胞中含有癌性促凝素,由于血液成分的改变,血液黏稠度高;PICC的留置时间较长,长期漂浮在血管中,影响血液循环;血液冲击导管的头部,形成涡流而出现导管顶端微血栓;此外,高凝血症主要因恶性肿瘤细胞分泌黏蛋白、组织因子,破坏血管内皮细胞,诱导X因子激活剂形成,促进凝血活性,导致纤维蛋白原升高。

肿瘤患者合并高血压、糖尿病、慢性阻塞性肺疾病(COPD)等两种以上慢性病并发症为PICC堵管的独立危险因素。一般情况下伴有上述疾病的肿瘤化疗患者较无慢性病患者的基础情况稍差、功能状态欠佳、自主活动时间少,导致血液流动缓慢,血液淤滞导致PICC堵管概率增加。

另外,对于晚期肿瘤、脑卒中、ICU携管患者等,均有文献报道堵管事件的发生,可能与患者病情受限,常需卧床休息,导致患者自主活动时间大幅减少,血流速度变缓,容易血液淤滞有关[1]。

主查者:该患者为食管肿瘤患者,没有合并高血压、糖尿病等慢性疾病,因肿瘤疾病因素日饮水量和进食量少,血液高凝。2021-08-12复查D-二聚体:806ng/ml。患者精神软,消瘦,活动量少,没有按要求每日规范做PICC置管侧手臂的功能锻炼。

疑问二 导管因素导致的堵管?

主管护师胡护士:PICC尖端异位是肿瘤患者PICC堵管的最主要危险因素。异位PICC会引起血流动力学迟缓,使高渗液体或化疗药物等与血管内膜接触的时间延长,损伤血管内壁,血小板黏附聚集,易致血凝块产生。引起导管异位的缘由与患者本身血管解剖学位置产生变动有关,也可能是导管本身固定不牢固且患者肢体动作幅度过大导致的脱管或进管[2]。

主查者:该患者导管未出现外滑,尖端位置没有移位,排除导管尖端位置因素。

疑问三　药物因素导致的堵管？

护士陈护士：肠外营养输注，甘露醇、pH过高或过低等药物使用，易致血浆渗透压改变，使得血流动力学发生变化，致使血栓形成，血栓堵塞导管尖端而引发血凝性堵管。另外，临床抗肿瘤化疗药物的使用是发生血凝性堵管的又一重要因素。抗肿瘤药物多为化学制剂或生物碱制剂，会影响DNA和蛋白质的合成，使得抗凝血酶原生成减少，血液高凝后加速血栓的形成，从而造成PICC血凝性堵管[2]。

主查者：该患者每日输液为氨溴索、哌拉西林钠他唑巴坦、左氧氟沙星、氨基酸、钠钾镁钙葡萄糖等药物，没有输注化疗药物、甘露醇及静脉高营养袋等高渗性、高刺激性、pH过高或过低的药物，可排除药物因素。

疑问四　胸腔压力增高导致的堵管？

主管护师娄护士：咳嗽频繁，化疗后顽固性恶心呕吐或便秘用力排便导致的胸腔压力增高，为PICC堵管的易发因素，也易造成导管异位[3]。

主查者：患者进食梗阻，有进食呛咳及恶心呕吐情况，有咳嗽咳痰，存在胸腔压力增高的风险因素。

疑问五　护理因素导致的堵管？

主管护师曹护士：堵管与患者输液速度减慢或不滴，而护士巡视时未能及时发现，未能严格按要求及时冲管、封管或冲封管手法不正确有关[3]。

主查者：责任护士为高年资护士，冲、封管手法正确标准，但是可能存在患者上厕所时输液减慢，静脉药物未及时接上，未及时冲、封管而使液体停留在管腔的现象。

● 疑问六　其他因素导致的堵管？

主查者:除了以上原因,其他人还有补充吗？

主管护师曹护士:我们科室之前使用的是正压输液接头。此次 PICC 堵管会不会与最近改用分隔膜输液接头有关？

主查者:我们科室目前使用的是分隔膜无针密闭式输液接头,其优点在于表面光滑,有利于清洁消毒,防止细菌滋生,减少感染发生。但它不能产生正压效果。不产生正压效果的输液接头去掉注射器后,液体容易倒流向导管接头处,造成血液反流导管内,不但不能预防堵管还会引发导管堵塞。

正压输液接头是机械阀接头的一种,内部结构复杂,内有机械装置可以控制液体流向,保证输注和回抽双向通行。使用前要排气。在注射器与接头断开的瞬间,会产生最大 0.05ml 正性压力,使接头内液体推向导管尖端,阻止血液回流到导管中,从而使血液不能反流入导管形成血栓。这在一定程度上降低了护士操作的难度,能有效降低堵管的发生率。相关研究报道,相较于分隔膜接头,正压输液接头能明显降低中心静脉导管的堵管率[4]。

主管护师陈护士:2021-08-06 患者抽回血不顺畅,冲管时有阻力,那时可能已经部分堵管。输液结束后予肝素稀释液封管,错失了导管复通的时机。肝素虽然有抑制 PICC 内血栓继续形成、阻止血栓深入发展、阻断堵塞物表面血小板凝集及纤维蛋白的形成等作用,但对于形成的血栓无直接溶解作用。因此,在出现部分堵管现象时(如抽回血不畅,冲管有阻力,滴速减慢等),可配合尿激酶稀释液复通管道。尿激酶直接作用于内源性纤维蛋白溶解系统,能催化裂解纤溶酶原或纤溶酶。纤溶酶不仅能降解纤维蛋白凝块,亦能降解血液循环中的纤维蛋白原、凝血因子 V 和凝血因子 Ⅷ 等,从而发挥溶栓作用。因此,可首选尿激酶溶栓,提高导管复通机会[5]。

疑问七 避免堵管的护理措施有哪些?

主查者:为了避免再堵管,从该案例中汲取经验,我们可以做出的改善措施有哪些?

护士陈护士:患者置入胃管后可增加患者日饮水量,保持大于2000ml的液体摄入,改善患者的血液高凝状态。加强患者置管侧手臂功能锻炼宣教,并监管患者的实际功能锻炼情况。

主管护师胡护士:把握冲、封管时机,及时冲、封管,冲、封管方法正确。

(1)叮嘱患者在呛咳、剧烈咳嗽后、用力排便后告知护士,及时预防性冲管。

(2)特别是在输注静脉高营养、化疗药物、甘露醇等液体时,如果因静配输液未及时送到病房,或患者如厕时间长而输液中段,输液减慢等,需及时冲、封管,避免药液在管内停留时间太久后沉积而导致堵管。

(3)滴注两种不相容药物间隙和持续输液中需进行冲管。

(4)我们平常使用的封管液为单纯生理盐水。相关文献认为,运用SASH方式(S为等渗盐水,A为药物注射,S为等渗盐水,H为质量浓度为10~100U/ml的稀释肝素溶液,按照生理盐水、输注药物、生理盐水、肝素溶液的顺序进行封管)封管,较单纯生理盐水封管而言能起到一定的溶栓作用,对静脉血栓性堵管的预防效果更好[2]。但封管液的选择也要结合患者的凝血功能和病情做综合考虑。

主管护师曹护士:改用正压输液接头。

护士陈护士:在患者可能出现部分堵管时应首选尿激酶稀释液,增加导管复通机会。

四、总　结

主查者：

综上所述，该患者存在的风险因素有：①液体摄入量不足，活动量少；②存在胸腔压力增高的风险因素；③输液减慢或中断时冲、封管不及时；④输液接头由正压接头替换为分隔膜接头；⑤可能出现部分堵管时，选用了肝素稀释液封管。

科护士长：

整个查房过程中大家讨论很积极，分别从疾病、药物、导管、护理、设备等方面进行了分析。PICC在肿瘤患者中应用越来越广泛，如何预防PICC血凝性堵管，减少导管并发症是我们护理上非常重要的一个环节。通过尿激酶溶栓，该患者的导管复通成功。通过这个案例，我们也认识到了护理上的不足，这点非常好。也有几个问题希望引起大家思考：

（1）患者进食梗阻明显，饮水呛咳，进食量减少导致血容量不足，尿量、补液量及静脉营养情况数据不全。

（2）患者输液时发现滴速减慢，没有具体的评估。

（3）责任护士对该患者的关注不够，患者PICC置管后未按要求每日规范做置管侧手臂的功能锻炼。

通过此次查房，也希望大家能认识到PICC并发症的预防比发生后的处理更有意义。给大家提一个建议，把PICC堵管的预防和处理流程做一个规范，作为科室培训的一个内容，避免此类情况再次发生。

◊ 参考文献

[1]任秀芹，吴贤翠，徐莉，等.肿瘤患者治疗期PICC堵管相关因素分析与护理对策[J].护理学报，2016，23（3）：43-47.

［2］浦亚楼,孟爱凤,刘春丽,等.PICC血凝性堵管风险预警评估及相关预防措施的研究进展［J］.护士进修杂志,2019,34(20):1857-1860.

［3］明兴华.肿瘤患者治疗期PICC堵管的因素及护理策略研究［J］.中医临床研究,2018,10(29):118-120.

［4］邓伟英,陈环球,廖红霞.可来福输液接头预防耐高压双腔外周中心静脉导管堵管的效果观察［J］.现代临床护理,2017,16(6):18-21.

［5］吴婉梅,黎逢弟,何红燕,等.尿激酶预防PICC堵管的效果观察［J］.护理学报,2015,22(9):62-64.

（孙伊丽　唐莺莺）

案例九 — 导尿管误插入阴道的原因分析

查房科室:老年医学科
查房目的:讨论导尿管误插入阴道的原因
查房形式:三级查房

一、患者资料

姓名	性别	年龄	入院时间	护理级别	诊断
杨某某	女	88岁	2020-05-13 11:00	二级护理	1.高血压3级 2.2型糖尿病 3.器质性精神障碍 4.尿路感染 5.老年性阴道炎

二、病情简介

患者因进行性记忆力减退6年多,加重4年多,拟"器质性精神障碍"收住入院。目前患者可简单沟通,有脑器质性精神障碍,对答部分切题,记忆力、计算力、定向力明显下降。患者小便失禁,予长期留置导尿管,尿色稍浑浊。入院时检查尿常规系列结果示,细菌计数 $12.0/\mu l$,潜血(+),尿亚硝酸盐阳性,白细胞(3^+)。

2020-05-18 9:00 因患者留置导尿管的时间长,医嘱予更换导尿管。护士放空引流袋尿液,抽尽导尿管气囊内无菌液体,拔除导尿管,无尿液漏出,按压膀胱无膨隆。9:30 护士按护理操作标准进行留置导尿管,消毒尿道口,将尿管插入尿道口 6cm 后见到透明引流管内引流出 5cm 浑浊性黄色"尿液",由于半小时前患者排空膀胱,护士继续插入导尿管 2cm,向气囊内注入无菌液体,轻拉导尿管有阻力感。操作过程中患者配合不佳。10:30 责任护士协助患者更换体位时发现床单上有尿液,透明引流管内仍只有 5cm 浑浊性黄色"尿液",经检查后发现导尿管插入患者阴道内,立即拔管,重新留置导尿管。

三、问题与讨论

主查者:结合以上病历,讨论护士为该患者留置导尿管时误将导尿管插入阴道的原因是什么。

○ 疑问一 老年女性患者尿道口特殊的解剖结构有关?

主管护师叶护士:首先考虑老年女性患者尿道口特殊的解剖结构。正常女性尿道口的正常解剖位置在阴蒂的下方,阴道口的上方。当分开大小阴唇,充分暴露外阴时,可见其正中位置有一灰白色的小口,呈矢状位,即尿道口。阴道是由黏膜和肌肉构成的管道,有很多横纹皱襞,覆盖弹力纤维。阴道口有环状横纹肌。进入老年期后,由于雌激素水平的下降,导致肌肉、结缔组织趋向萎缩,尿道口回缩,阴道萎缩,黏膜苍白光滑,阴道口逐渐变小,萎缩的阴道牵拉了回缩的尿道口,使之陷入阴道前壁之中,成为隐匿性尿道口(图 9-1、图 9-2)。该特殊的生理结构给患者导尿带来了很大的难度。

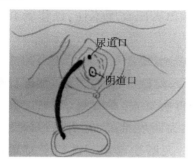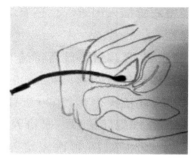

图 9-1　正常女性导尿

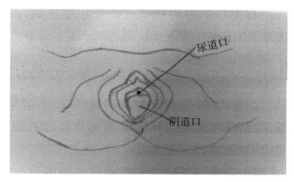

图 9-2　老年女性隐匿性尿道口示意

主查者:老年女性特殊的解剖结构确实是一个影响因素。但我科那么多老年女性患者留置导尿管,同样的生理解剖结构,为什么就该患者进行操作时误将导尿管插入了阴道内呢?或者说该患者前几个月更换导尿管时为什么导尿管没有被误插入阴道而此次却误插入阴道?还会有别的原因吗?

◯ 疑问二　长期反复尿路感染有关?

护师陈护士:会不会与患者长期反复尿路感染有关?反复的

尿路感染会使尿道黏膜水肿,炎性细胞浸润,黏膜对外界刺激的敏感增强,轻微刺激可引起患者疼痛,反射性引起尿道口括约肌痉挛,使得尿管插入困难[1]。还有老年患者配合度不佳,操作者会心急忙慌。

主查者:该患者入院后持续 0.9％生理盐水 500ml(qd)冲洗膀胱,尿色浑浊伴絮状物。2020-05-13 入院检查,尿常规示:细菌计数 12.0/μl,白细胞(3^+)。2020-05-15 再次复查,尿常规示:细菌计数 18.0/μl,白细胞($5\sim8$)。尿培养示:大肠埃希菌,有明显的尿路刺激症状。2020-05-18 再次尿培养示:大肠埃希菌。医嘱予接触隔离。说明该患者的泌尿系统持续性感染,可能是患者排斥留置导尿管的诱因。还有操作护士的情绪也会受一定影响,操作时缺乏耐心。针对该患者,还有其他方面的原因吗?

疑问三 阴道分泌物多,清洗消毒不合格有关?

主管护师叶护士:女性患者阴道分泌物比较多,老年性阴道炎加重分泌物分泌,清洗消毒不合格导致尿道口显露不清楚,误将导尿管插入阴道内,从而导致导尿失败。

主查者:在给患者更换导尿管前陪护已充分做好会阴部清洗。当暴露会阴部导尿时见到少量分泌物,已用消毒棉球充分消毒,应该不存在消毒不合格的现象。

疑问四 脑器质性精神障碍有关?

护士周护士:患者具有脑器质性精神障碍,对导尿这种侵入性操作不配合,正确摆放体位受到限制,不能更好地暴露会阴部,也是导尿失败的原因。

主查者:这可能是个诱因,虽然给患者导尿时已提前向患者做好解释,但患者不一定能理解这一操作。据相关文献论证,与脑器质性精神障碍患者沟通时应充分尊重患者的隐私,让患者感受到护理人员的真诚和用心,与患者建立信任和融洽的护患关系;若沟通不良,患者会出现行为抵抗[2]。由于导尿操作前与该患者沟通不良,未建立信任关系,导尿操作给患者带来侵犯感,肢体抵触,对正确规范导尿操作产生了影响,确实也存在这个原因。

疑问五　未能通过引流出尿液的量来判断导致?

主查者:另一个方面,在常规导尿操作中,我们会通过引流出的尿液量来判断导尿管是否留置在尿道内。那么对于该患者,当时操作护士为什么没有发现呢?

护士毛护士:没发现的原因是患者在导尿前排空了膀胱,不能通过引流出的尿液量来判断导尿管是否留置在尿道内,从而导致差错的发生。一般对于长期留置导尿管的患者,更换导尿管前1~2h常规夹闭尿管,再拔出导尿管。这样我们就可以通过尿液的量来判断。

主查者:老年女性患者尿道括约肌松弛,短暂的夹闭导尿管会使尿液从尿道口漏出。当时应家属要求在未夹闭尿管的情况下拔出尿管。文献显示,老年患者在持续引流未夹闭尿管的情况下拔除导尿管,膀胱残余尿量仍有10~15ml。该患者30min后再次置管,按照人体每分钟分泌1ml左右的尿量计算,应大于50ml尿液储蓄在膀胱内[3]。所以这并不是没发现导尿管误插入阴道的主要原因。

疑问六　老年性阴道炎的原因?

护士长:主查者是一位临床经验较丰富的责任护士,不是第一次对这位患者进行留置导尿管,对该患者或者老年女性患者的生理解剖结构及操作技术都很熟悉。那么为什么之前操作时她都没有将导尿管误插入阴道,这次却误插入阴道了呢,而且操作结束后自认为操作是成功的?是什么原因让她这么确定自己将导尿管插进了尿道里?

护师周护士:看到有黄色液体引流出来。

主查者:对,我当时就是看到有黄色液体引流出来才认为导尿管插入了尿道中。在临床上,一般导尿管误入阴道是比较容易发现的,因为不会引流出尿液。我们判断导尿的标准是有没有尿液流出来。虽然此次导尿管误入阴道,但有黄色液体流出,该黄色液体是什么呢?我们怎么判断这黄色液体是尿液还是其他液体呢?又如何证明导尿管是在尿道内而不是在阴道里?

主管护师叶护士:该黄色液体是阴道分泌物吧。在病史介绍中患者有老年性阴道炎。

主查者:是的,患者有老年性阴道炎。在此之前,我带着疑惑请教过妇科医生。医生的解答:老年女性患者雌激素水平降低,阴道、尿道黏膜上皮变薄,角化细胞减少而阴道自洁作用减低,长期留置导尿管导致细菌易在前庭和阴道内繁殖,引发老年性阴道炎[4]。老年性阴道炎诊断标准:患者白带增多,黄水状,严重的呈脓性或血性;若炎症日久不愈,可见阴道狭窄、粘连甚至闭锁,炎症分泌物引流不畅可形成阴道或宫腔积脓。浑浊性黄色液体应该是存储在阴道穹隆内的液体,可能是阴道炎之类的妇科疾病引起的积液。阴道后穹隆最深,距离阴道口7～10cm。但穹隆是较小的腔隙,储存量一般较少,能储存2～3ml液体。此次导尿时见到透明引流管内引流出5cm浑浊性黄色液体,后经试验验证为2～3ml。所以在膀胱排空的情况下,导尿管引流出的那点液体容易误导判断。

护士长：当时主查者你打完气囊后,有没有牵拉过呢? 有阻力吗? 这阻力感觉怎样? 跟之前正确留置导尿管有什么不一样?

主查者：有牵拉过,当时发现有阻力。事后仔细回想,其实导尿管若在膀胱,牵拉至遇到阻力应有一段距离,一开始应是漂浮感;如果气囊在阴道,一牵拉就会遇到阻力。

四、总　结

主查者：

通过这次查房,我们从各个方面来查找原因,大家发言都很积极。我们科室老年女性患者偏多,对导尿的要求及操作比较高。此次给导尿管误入阴道内的主要原因包括:①患者特殊的解剖结构加重操作难度。②引流出的黄色阴道分泌物误导正确的判断。③导尿完毕后未及时观察尿液颜色、量、性状。

这要求我们不断学习和提高留置导尿管的操作水平。我们需要做到以下两点:

(1)掌握老年女性患者导尿操作技术,根据老年患者的解剖特点进行置管。

(2)导尿管插入阴道内如何简单快速地识别:①导尿管插入尿道会有一过性疼痛,一般患者会不由自主地尖叫一声,而插入阴道不会有这种感觉。②尿管留置在尿道内会有一种一直想解小便的感觉。③打完气囊后习惯性地牵拉尿管,如尿管插入膀胱内,牵拉至遇到阻力有一段距离,一开始是漂浮感;如果气囊在阴道,一牵拉就会遇到阻力。④导尿完毕后要观察患者尿液的量、颜色和性状,从而尽早发现问题。

科护士长：

今天的查房大家都踊跃发言,头脑风暴,分析该事件原因。我们科室都是长期卧床的高龄老年,配合度不佳,这就要求我们护理人员除了有专业的操作技能外还要在操作之前进行耐心、详细的宣教,以取得患者和家属的理解及配合,千万不能过于急躁或不耐烦。同时,也提醒我们在操作完成后需要学会判断和观察,希望大家都能做个有心人。

护理部主任:

此次业务查房虽然切入点很小,但解决的问题很符合老年医学科的实际情况。老年生理解剖的特殊性决定了我们采用特殊的导尿方法。可以针对该类老年患者创新导尿方法,比如以下两种。①食指指引法:在解剖位置找不到尿道口时,大家可以尝试用左手食指在距阴道前壁阴道口边缘偏左或偏右 1～3cm 轻轻探诊,在触及阴道前壁距阴道口 2cm 之内的裂隙或椭圆形似尿道口状组织时,在食指引导下导入尿管,该方法准确性较高;②紧绷会阴皮肤,向上提拉法:从阴道前壁内口中寻找尿道口,持导尿管在阴道口上方,紧贴会阴部黏膜褶皱,向上倾斜 45°插入,能迅速导出尿液,此方法简单易行。在无法区分导尿管到底在阴道内还是膀胱内时,可以通过临床检验手段鉴别尿液和阴道分泌物,减少以上操作错误的发生。希望大家以后在临床工作中带着分析的思路来解决问题。

◑ 参考文献

[1]韦咏坊.留置导尿与尿路感染相关因素的研究进展[J].护士进修杂志,2010,25(3):206-208.

[2]吴玉娥,张建荣,黄晓婷,等.老年患者残余尿量的测定及护理干预[J].中国医学创新,2015,12(14):69-72.

[3]邓飞.老年性阴道炎的临床护理体会[J].临床医药文献杂志,2015,2(12):2365.

[4]陆文英,梁文豪,李小梅.基于互动达标理论的护理干预技

术对双相情感障碍患者心理状态和生活质量的影响[J].实用医技杂志,2020,27(7):956-957.

（周苏苏）

案例十 — 慢性阻塞性肺疾病患者持续低热原因分析

> 查房科室：老年医学科
> 查房目的：讨论慢性阻塞性肺疾病患者持续低热的原因
> 查房形式：三级查房

一、患者资料

姓名	性别	年龄	入院时间	护理级别	诊断
王某某	男	96岁	2021-03-15 10:23	一级护理	1.慢性阻塞性肺疾病,呼吸衰竭； 2.2型糖尿病； 3.高血压3级； 4.胆囊结石伴慢性胆囊炎； 5.不完全性肠梗阻

二、病情简介

患者因反复咳嗽咳痰 10 多年,加重 1 年多,门诊拟"慢性阻塞性肺疾病"收住入院。入院后患者精神一般,神志清,阵发性咳嗽咳痰,咳出少量白黏痰,腹部膨隆,腹软。

既往史:患者有带状疱疹病史,否认脑卒中、肝病、肾病等病史,无手术史。

入院后药物治疗及主要病情记录:

时间	病情变化	医嘱处理	辅助检查结果
2021-03-18 16:15	体温 37.9℃,皮温稍高,出汗不明显。诉腹胀不适,今日未排便,晚餐小半碗素面	予温水擦身,开窗通风	
2021-03-18 18:00	体温 38℃,出汗少许。诉腹胀明显。腹部叩诊鼓音,腹围 120cm	急诊血常规、生化,血淀粉酶、血培养;留取痰培养、咽拭子、尿培养	
2021-03-18 19:30	体温 38.4℃	青霉素皮试阴性后,予哌拉西林钠他唑巴坦钠 4.5g (q12h),多索茶碱及盐酸氨溴索平喘化痰,复方氯化钠注射液 500ml 补液治疗	血常规示:白细胞计数 7.5×10^9/L,中性粒细胞比例 0.723。超敏 C 反应蛋白 25.32mg/L。淀粉酶 54 U/L

续表

时间	病情变化	医嘱处理	辅助检查结果
2021-03-19	三餐均未进食,自诉腹胀明显,腹围125cm,下午予开塞露后解约100g左右的大便,肛门排气存在,肠鸣音亢进(10次/min),24h体温波动在37.5~37.9℃	继续予哌拉西林钠他唑巴坦钠抗感染,盐酸氨溴索、多索茶碱化痰解痉,除复方氯化钠注射液500ml外,增加葡萄糖氯化钠注射液500ml补液治疗	胸部+全腹部CT示:①两肺慢性支气管炎改变,VP-RADS 1类;②胰腺头颈部密度减低、慢性胆囊炎、胆囊结石,肝左叶萎缩、相应肝内胆管扩张,请结合磁共振胰胆管成像(MRCP)增强检查,肠系膜根部脂肪间隙模糊伴淋巴结,脂膜炎考虑。腹部平片提示:肠腔气体过多,有逐渐加重趋势
2021-03-20 9:00	仍诉腹胀不适,24h体温波动在36.4~37.8℃	予开塞露早晚各两只通便	痰培养及药敏,咽拭子培养及药敏,尿培养均无细菌生长,血培养示吉拉尔玫瑰单胞菌
2021-03-20 19:00	晚上排便后诉腹胀较前好转,腹围110cm		
2021-03-21	诉稍感腹胀,腹围98cm,精神面貌较前明显好转,24h体温波动在36.5~37.3℃		

三、问题与讨论

<u>主查者</u>:结合以上病历,讨论该患者持续低热的原因是什么?

● 疑问一　坠积性肺炎导致的持续低热?

<u>副主任护师王护士</u>:患者发热,且为老年患者,有咳嗽咳痰现象,首先可考虑肺部感染。老年卧床患者中常见的肺部感染一般以坠积性肺炎为主[1]。

<u>主查者</u>:怎么判断该患者发生坠积性肺炎?

<u>副主任护师王护士</u>:引发坠积性肺炎的因素有年龄、长期卧床、呼吸肌麻痹、呼吸道清除功能减弱或消失、侵入性操作和全身性因素[2]。患者高龄(96 岁),一体多病,有咳嗽咳痰现象,且大部分时间以卧床休息为主,长期无创呼吸机辅助呼吸,自身免疫力弱,可能发生坠积性肺炎,发生感染。

<u>主查者</u>:坠积性肺炎会有哪些表现?

<u>主管护师沈护士</u>:坠积性肺炎临床症状以发热、咳嗽和咳痰为主,尤以咳痰不利,痰液黏稠而致呛咳发生为主要特点。实验室检查一般为白细胞增多,中性粒细胞比例增高;痰菌检查和痰培养阳性;肺部 X 线检查双肺下部或单侧肺下部不规则小片状密度增高影,边缘模糊、密度不均匀[3]。

<u>主查者</u>:该患者的血指标怎样,胸部 CT 提示什么?

<u>主管护师罗护士</u>:该患者白细胞计数及中性粒细胞比例未升高。胸部 CT 示:两肺慢性支气管炎改变,未见新发病灶及新发感染现象,且痰培养及咽拭子未见菌群。患者咳嗽咳痰并无较前加重,也没有黄脓痰或黄白痰。所以因肺部感染引发的发热不成立。

<u>副主任护师周护士</u>:我不同意这个观点,我个人认为肺部感染还是存在的,毕竟超敏 C 反应蛋白还是增高了,并且患者肺部听诊

湿啰音存在。

主任护师王护士：那我们判断肺部感染的诊断标准是什么呢？

副主任护师周护士：根据 CT 和痰菌检查。如果是肺部感染，CT 显示肺纹理增多增粗，且有新发感染灶存在；痰菌检查有细菌。

主任护师王护士：根据患者情况，CT 结果显示未见新发炎症及感染病症，痰培养也未找到细菌，那肺部感染引起发热这一观点还成立吗？

护士代表：不成立。

主查者：患者血常规示白细胞及中性粒细胞无明显变化，超敏 C 反应蛋白指标稍有升高，肺部体征及症状不明显，且肺部 CT 提示慢性支气管炎，未见新发炎症及感染病灶。患者既往多次发生肺部感染，痰及咽拭子培养曾有细菌，但此次入院痰及咽拭子培养未见细菌，呼吸道感染症状及体征无加重。从以往症状及经验判断，患者本次发热，肺部感染不成立。

疑问二　脂膜炎导致的持续低热？

护士鲍护士：患者腹部 CT 示肠系膜脂肪间隙模糊，伴淋巴结增多，脂膜炎，会不会是这个原因引起的持续低热？

主查者：什么是脂膜炎？

护士鲍护士：肠系膜脂膜炎系非特异性炎症，是一种慢性疾病，产生于肠系膜脂肪组织，合并局部区域或有限制的脂肪变性、坏死与纤维化。患病初期表现为异物巨细胞与泡沫巨细胞浸润机体，疾病进展到晚期表现为纤维组织发生增生、纤维化与钙化，会导致静脉血管与淋巴管堵塞[4]。

主查者：那脂膜炎主要的临床表现有哪些？

主管护师张护士：临床表现为不同程度腹痛、腹部肿块、不明原因发热、便秘/腹泻、腹水等非特异表现[5-6]。这位患者不明原因的发热,大便需要辅助用药才能排便,也算便秘,但没有腹痛,腹部也没有肿块。个人认为不太可能是脂膜炎引起的持续低热。

主查者:那怎么证明呢?

主管护师杨护士:目前脂膜炎的发病机制不明确,主要认为与肠道炎症因子水平失衡有关[7]。肠道炎症因子水平失衡会引起发热吗?

大家沉默,没有答案。

主查者:无法证明这点,那我们先把这个问题放一放,继续讨论。

● 疑问三　胆囊炎导致的持续低热?

主管护师罗护士:患者有胆囊炎、胆总管结石、胆源性胰腺炎病史,曾多次因发生上述疾病行禁食、抗感染、抑制消化液分泌、静脉营养等治疗,需长期控制饮食。但患者控制饮食困难,依从性差,近1年来腹胀从未消退,且均于随意饮食后腹胀加重,并出现肛门排气减少、大便费力等症状。此次发病前患者进食未控制,且进食较前增多,排气次数较前减少,会不会是这个原因引起的持续低热?

主查者:那我们首先了解下胆总管结石伴慢性胆囊炎有哪些临床表现?

护师陈护士:胆总管结石伴慢性胆囊炎的主要表现为持续性右上腹钝痛或不适感;有恶心、嗳气、反酸、腹胀和胃部灼热等消化不良症状;右下肩胛区疼痛;进食高脂或油腻食物后症状加重;胆囊区有压痛及叩击痛。

主查者:患者目前无压痛、反跳疼,也无腹痛现象。从患者饮食情况看,患者未进食油腻食物,因此我不认为是胆囊炎引发的持续低热。

疑问四 不完全性肠梗阻导致的持续低热？

主管护师周护士：患者既往病史有不完全性肠梗阻，且在疾病进展过程中，腹胀程度也在加重，所以我认为有可能是不完全性肠梗阻引起的发热。

主查者：那患者目前存在不完全性肠梗阻吗？

主管护师沈护士：从症状上看，患者目前存在不完全性肠梗阻，排气减少，腹胀等。患者腹部膨隆，叩诊鼓音区扩大，腹部平片提示可见肠腔气体过多，且有逐渐加重趋势，说明肠子蠕动功能减弱，也说明了不完全性肠梗阻的事实。

护师陈护士：患者患糖尿病 20 多年。根据文献，由于糖尿病自主神经病变，胃肠道平滑肌的蠕动受到影响，导致麻痹性肠梗阻。这种肠梗阻不同于机械性肠梗阻，一般是不全梗阻。这一点也验证了患者一直存在不完全性肠梗阻。

主查者：不完全性肠梗阻的临床表现有哪些？

主管护师罗护士：不完全性肠梗阻主要表现有腹痛、腹胀、恶心呕吐、肛门排气减少等。此次患者发病胃纳逐渐减少，肛门排气存在，但次数较前减少，腹胀较前明显，从症状上符合不完全性肠梗阻的表现。

主查者：哪些是患者发生不完全性肠梗阻的原因呢？

护士鲍护士：患者年纪大，肠道功能下降，肠道蠕动功能减弱，加上患者长期便秘，导致粪石的嵌顿。个人认为该患者是不完全性肠梗阻引起的发热。

主查者：前面我们了解了不完全性肠梗阻的原因及不完全性肠梗阻的表现，回归主题，患者到底是不是不完全性肠梗阻引起的发热呢？

护师周护士：我认为是。通过文献检索发现，不完全性肠梗阻会引起腹腔内高压,腹腔内高压会引起肠系膜的血流减少,肠黏膜的通透性增加,导致内毒素进入血液,诱发炎症,导致患者发热[8-9]。

主查者:那我们把知识延伸下,请问正常的腹腔内压力是多少,腹腔内高压又是多少?

副主任护师王护士:人体正常腹内压为 $0\sim5mmHg$($1mmHg=0.133kPa$),腹腔内高压是指成人腹内压 $>12mmHg$。由于腹腔和外界是隔绝的,任何增加腹内压的疾病都可以导致腹腔内高压[9]。

主查者:那如何判断是肠梗阻引起的腹腔内高压呢?

护师周护士:目前对于腹内压的测量采用膀胱测压法,但该方法还未普及和实施,我们还无法进行测量。但从患者腹部症状、腹围、腹硬度,以及腹部 CT 结果可看出腹腔内压力在增加。

主查者:患者因为肠梗阻,腹内高压,导致肠黏膜的通透性增加,肠黏膜的屏障受损,内毒素进入血液而引起发热[10]。不完全性肠梗阻引发的发热是什么类型的? 体温一般波动在多少范围?

护师周护士:肠梗阻引起的发热一般都是高热,波动在 $38\sim39℃$,但不完全性肠梗阻一般发热症状较轻,波动在 $38℃$ 以内,且患者发热症状不是特别明显。对于超高龄患者,稍有体温波动就会引起不适。从前面的病情介绍中我们也可以看到患者的体温波动在 $37.5\sim38℃$。

● 疑问五　吉拉尔玫瑰单胞菌导致的持续低热?

主查者:大家有没有发现患者血培养有"吉拉尔玫瑰单胞菌",大家对这个菌了解吗?

主管护师王护士:我也注意到了这个菌,并查找了文献,但关于这个菌的知识介绍比较少。资料显示,这个菌常见于免疫低下人群(如恶性肿瘤、慢性白血病、肾衰等患者),会引起插管相关性感染[11]。

主查者：确实关于这个菌的知识比较少。那我们来分析患者发热是不是这个菌引起的。首先，该菌常见于哪些部位？

主管护师沈护士：我也查了资料，这个菌常见于血液、伤口、渗出液、溃疡、泌尿系统等部位。从前面的病史介绍来看，患者目前无伤口、渗出液，尿常规检查指标也是正常的，其来源只能考虑血液。刚才也提到，它容易引起插管相关性感染。该患者目前有且只有一根 PICC。当时有没有抽导管血进行培养呢？

主查者：因为患者一旦高热容易诱发心力衰竭，所以当晚医生就及时给予抗生素治疗，没及时抽导管血进行培养。如果下次再发热，我们可以第一时间建议医生给予抽导管血进行验证。但导管引起的感染一般都是急性发生的，且为高热[12]，所以对于患者目前的情况而言，暂不考虑。

四、总　结

主查者：

今天我们围绕该患者低热的原因，不断深入探讨，逐个排除原因，从肺部感染、脂膜炎、胆囊炎、不完全性肠梗阻（引出腹内高压），到血培养中的吉拉尔玫瑰单胞菌。最终发现，不完全性肠梗阻引发腹内高压，引起肠黏膜通透性增加，导致体内肠道毒素进入血液而诱发持续低热，这个可能性最大。

针对刚才还没解决的"脂膜炎——肠道炎症因子水平失衡会引起发热吗"这一问题，据我所知，脂膜炎早期会有关节疼痛、皮肤粘连、皮肤水肿等表现，患者目前无这类表现，因此我们可以排除。

从患者持续性低热原因查找的过程中，也发现护理中的不足。从病史介绍中可以发现，患者腹胀现象从发热前2天就开始逐渐加重，饮食量、大便次数逐步减少，这么多细节却未引起我们重视。如果我们提前发现，提前干预是不是能更好地解决问题。

护士长：

通过本次业务查房，大家总体上了解了该患者发生持续低热的原因。通过层层剖析，我们也看到了平时护理中的不足。作为责任护士，我们应该全面评估患者病情变化。患者平时存在排便困难，那我们可以采用脐疗等措施对症治疗；患者平时喜欢吃容易引起腹胀的甜食、面食类，我们要做好饮食指导及宣教。当患者自诉腹胀明显，腹肌触诊紧张，腹部叩诊鼓音时，才想到测量腹围等，这说明我们工作未观察到位。希望以后在工作中及时发现患者病情变化，及时倾听患者主诉。

护理部主任：

通过查房扩充知识面，以点带面，把知识串联起来，这样不仅让我们找出了相关疾病的原因，也帮我们复习了相关知识。对于本次查房提几个建议，希望在以后的查房中能做得更好：①主查者要把握业务查房的思路命脉，围绕着这根线拓展其他知识面；要懂得把问题抛出去，让其他人补充回答问题。一个人的能力是有限的，查房的目的就是让大家学习到知识，并把相关内容进行巩固。②此次查房分析认为，患者腹内压升高，诱发肠道炎症，从而引起发热，但这些都是我们主观上的判断，客观上对腹围、腹内压的测量等还有所欠缺，所以还不能下结论。③在以后的查房中，要从护理角度去查房，这样对我们护理人员而言会相对简单，也有利于指导护理实践。

参考文献

[1]谢朝云，李耀福，熊芸，等.老年坠积性肺炎多重耐药菌感染相关因素分析[J].中华老年多器官疾病杂志，2018，17(12):895-899.

[2]陈慧玲，张媛，徐敏，等.医养结合机构老年坠积性肺炎患

者多重耐药菌分布及感染的危险因素[J].中国老年学杂志,2020,40(16):3425-3427.

[3]郑东升,何丽欢.老年坠积性肺炎的特点和治疗[J].实用心脑肺血管病杂志,2009,17(11):993-994.

[4]陈建华,盛亮,李军苗.肠系膜脂膜炎 MSCT 影像特征分析[J].医学影像学杂志,2019,29(11):1935-1938.

[5]蒋青伟,王凤丹,王文泽,等.肠系膜脂膜炎 12 例临床特征分析[J].中华内科杂志,2017,56(2):112-115.

[6]黎俊,董丽凤.肠系膜脂膜炎 7 例临床分析[J].临床内科杂志,2019,36(7):479-481.

[7]梁萍.血管、腹膜及肠系膜源性急腹症的 MSCT 诊断[J].临床放射学杂志,2017,36(9):1296-1300.

[8]王旭,邓颖.腹腔内高压的相关研究进展[J].医学综述,2019,25(8):1625-1629.

[9]刘爽爽.腹腔内高压对肠黏膜屏障的影响[J].中国微创外科杂志,2020,20(2):168-171.

[10]施建设,郑佳隆,陈佳海,等.腹腔高压持续时间对危重症患者预后的影响[J].中华急诊医学杂志,2022,31(4):544-550.

[11]王沛,徐金莲,陈学兵,等.阳性血培养中的布鲁菌的快速分子鉴定[J].中国热带医学,2018,18(3):217-219.

[12]胡碎钗,李贤连,王丹进,等.导管相关的血液感染及病原学分析[J].医院管理论坛,2020,37(3):43-46.

（叶森森）

案例十一 持续低钾血症原因分析

查房科室:内分泌科
查房目的:讨论患者持续低钾血症的原因
查房形式:三级查房

一、患者资料

姓名	性别	年龄	入院时间	护理级别	诊断
胡某某	女	58岁	2021-10-06 14:22	二级护理	低钾血症

二、病情简介

患者因反复肢体乏力1个月,加重2天,急诊拟"低钾血症"收住入院。1个月前无明显诱因下出现四肢乏力,提重物困难,活动肢体后可好转,翻身、走路、爬楼梯均不受限,伴全腹胀痛,食欲减退,大便干燥,无恶心呕吐及四肢麻木抽搐等不适。2天前患者感上述不适症状较前加重,为进一步诊治,于我院急诊就诊。查电解质:钾 1.99mmol/L,钠 148.1mmol/L。考虑低钾血症,对症补钾治疗后复查(钾 2.28mmol/L),请内分泌科会诊后入住该科。

患者既往有慢性活动型乙型病毒性肝炎 8 年,慢性胃炎 10 多年,规律服用恩替卡韦分散片 0.5mg(qd),复方甘草酸苷 75mg[每天三次(tid)],护肝养阴片 1.2g(tid)。2019 年自觉症状好转后自行停药,定期复查肝功能。无过敏史,无流行病学史。入科后测体温 37.3℃,脉搏 62 次/min,呼吸 18 次/min,血压 136/76mmHg,四肢肌力 5 级。身高 1.60m,体重 60kg,体质指数(BMI)23.44kg/m²。医嘱予二级护理,低盐低脂饮食,对症补钾、还原谷胱甘肽护肝治疗。患者在治疗期间一日三餐由医院食堂供给,每餐均能吃完,两餐之间加餐水果类食物,并以卧床休息为主,乏力存在,生命体征平稳,无腹胀腹痛不适,查体四肢肌力 5 级,大小便正常。2021-10-06 至 2021-10-12 收缩压(SBP)波动在 136～155mmHg,舒张压 64～91mmHg。2021-10-11 开始记录 24h 尿量,尿量分别为 2600ml(2021-10-11)、1300ml(2021-10-12)、1900ml(2021-10-13)。

该患者入科后血钾变化及补钾剂量:

日期	血钾 (mmol/L)	补钾	补钾后复查钾 (mmol/L)
2021-10-06	2.70	口服补钾 3g+ 静脉补钾 1g	—
2021-10-07	危急值 2.23	口服补钾 5g+ 静脉补钾 3g	2.90
2021-10-08	危急值 2.40	口服补钾 5g+ 静脉补钾 3g	3.10
2021-10-09	危急值 2.25	口服补钾 6g+ 静脉补钾 3g	3.40

续表

日期	血钾 （mmol/L）	补钾（g）	补钾后复查钾 （mmol/L）
2021- 10-10	—	口服补钾 3g＋ 静脉补钾 1.5g	—
2021- 10-11	—	口服补钾 3g＋ 静脉补钾 1.5g	—
2021- 10-12	3.01	口服补钾 3g＋ 静脉补钾 1.5g	3.01

该患者入科后辅助检查结果：

日期	项目	结果
2021- 10-06	垂体增强 MRI	垂体右侧小囊性灶
	胸部 CT	1.两肺多发磨玻璃密度小结节； 2.左肺下叶肺气囊肿
	腹部及泌尿 B 超	慢性肝病,肝囊肿,胆囊息肉,右肾囊肿
	肾上腺增强 CT	左侧肾上腺主干及内外侧支饱满,建议结合临床
	心电图	窦性心动过缓(50 次/min)
2021- 10-08	血浆醛固酮/肾素比值（卧位）	11.6↑,肾素均正常
	血气分析	pH 7.48↑,碳酸氢根 32.4mmol/L↑,实际碱剩余 8.4mmol/L↑
2021- 10-09	(24h)尿标本	血钾 2.25mmol/l,尿钾 78.06mmol/L

续表

日期	项目	结果
2021-10-13	血气分析(氯化钙试验后)	pH 7.42,碳酸氢根 23.3mmol/L,实际碱剩余－0.4mmol/L

三、问题与讨论

○ 疑问一 补钾量是否足够?

主查者:低血钾症是临床上比较常见的电解质紊乱性疾病,诊断标准是血钾<3.5mmol/L,低血钾症的危害大,若不及时治疗低血钾症,患者可能会出现不可逆的功能损伤。针对该患者,我们讨论下补钾量是否足够?

主管护师陈护士:这位患者的补钾量是不够的。临床上补钾计算公式为(期望值－实际值)×体重(kg)×0.3/1.34,得到的数值是所需10%氯化钾注射液的毫升数。根据临床经验总结,轻度缺钾(3.0~3.5mmol/L)时,全天补钾量为 6~8g;中度缺钾(2.5~3.0mmol/L)时,全天补钾量为 8~12g;重度缺钾(<2.5mmol/L)时,全天补钾量为 12~18g。结合实际补钾量,这位患者的补钾量是不够的,患者复查血钾的结果也说明补钾量不够,且 2021-10-06 至 2021-10-08 补钾后仍出现血钾危急值。

主管护师崔护士:临床上我们要综合考虑该患者的补钾量,首先要确定该患者的目标血钾。对于长期低血钾的患者,我们可以放低要求,不要求补到正常值。在低钾血症的临床处理[1]文献中提到,传统认为补钾不应过快,低钾血症纠正时间需要一周以上,不能期望 1~2 天完全纠正,每日限制补钾 6~8g,纠正低钾血症则需 72~96h。一般将补钾速度控制在 30~40mg/(kg·h)或 1~4g/h,

可以在 12h 内先补一半,复查血清钾后再酌情补另一半(待血清钾恢复到 3mmol/L 左右即可将所需的另一半钾以极化液的形式补上),在血清钾恢复到 3.5mmol/L 时停用极化液补钾,但仍需维持单纯补钾一段时间,所以我们要综合考虑患者的补钾需要量。从该患者的临床血钾监测值来说,补钾量是合理的,补钾措施是有效的。

主查者:因为牵涉到临床补钾实践,今天我们请到了周医生来给介绍平时补钾的关注点。

主治周医生:在临床上,我们补钾可以参照教科书的公式,但不会绝对按照这个公式补钾。一般会根据患者的实际情况,个体化治疗。对于血钾特别低,到危急值程度的患者,我们的补钾目标值接近 3.0mmol/L,不要求一定要补到标准值。因为补钾太多,会掩盖患者醛固酮-肾素的临床检测值,造成假阳性,使医生对患者的疾病判断有误差。我们可以查询补钾原则的相关文献,如《低钾血症的救治观察及护理》这篇文献指出,针对低钾血症补钾,应该根据血钾低到什么程度给予相应的补钾[2]。如果血钾低于 3.0mmol/L 或者更低,患者容易出现心律失常或者其他一些比较危险的情况。对于这种低钾血症患者就需要快速地给予补充钾,可以给予静脉输液补钾,但是补钾速度也不能太快。低钾血症患者救治最关键的是及时、足量有效补钾,使血钾尽可能在短时间内恢复至 3.0mmol/L。同时要注意监测患者血钾、心电图及心电监护,密切观察病情变化,酌情调节补钾剂量。

主查者:确定补钾的量后,补钾的措施也非常的重要,我们需要注意什么?

护士翁护士:补钾的原则包括以下几点。①见尿补钾;②静滴浓度<0.3%;③含钾液体不能静脉推注;④每日需钾量静滴速度不宜过快,一般>6～8h;⑤能口服者尽量口服;⑥低钾不宜给糖,因为糖酵解时消耗钾,100g 糖消耗 2.8g 钾。

主管护师戴护士:在临床上,所有的医疗措施都要保障患者的安全。针对该患者,我们首选口服补钾,包括食物补钾和口服药的补充。患者能够正常进食,建议患者多进食富含钾的食物,如各种豆类、橘柑类、香蕉等食物。口服补钾片剂需要饭后吃,水剂需要稀释后饭后口服,以减少胃肠道的反应。静脉补钾要考虑补钾的浓度和速度。该患者通过外周静脉补钾,补钾的浓度为0.3%,补钾的速度为正常补液速度,均符合临床补钾要求。还需要观察患者的临床症状。

◐ 疑问二　摄入不足导致的低钾血症?

主查者:对于低钾血症患者,补钾的同时需要积极寻找原因,避免患者再次出现低钾血症,危害患者的生命健康。针对该患者可能的低钾血症原因,我们可以从以下三方面进行逐一排除:①摄入不足;②排出过多;③细胞外钾转移至细胞内。

护师毛护士:患者住院期间饮食正常,所以不考虑因摄入不足导致的低钾血症。

钾的代谢特点是不吃也排。正常情况下,人体每日需要 4~5g 的钾,主要从食物中摄入。一般钾广泛存在于日常食物中,我们正常的饮食都能满足钾的摄入要求。患者如果长期存在摄入钾不足的情况,会先出现四肢乏力,不能提重物,再出现腹胀,胃口差。对于该患者,可以排除摄入不足这一原因。

◐ 疑问三　细胞外钾转移至细胞内导致的低钾血症?

主查者:对于该患者低钾血症原因,我们首先排除了摄入不足,现在我们思考是否存在细胞外钾转移至细胞内。

主管护师陈护士:人体中 98% 钾分布在细胞内,2% 在细胞外。

低钾性周期性麻痹是一种家族性疾病,发作时细胞外钾向细胞内转移。一般低钾性周期性麻痹患者发病年龄较早,年青时就会反复发作。该患者可以排除该病可能。甲亢患者也会出现周期性瘫痪,但是该患者的甲状腺功能是正常的,可以排除这个原因。

护师毛护士:钾从细胞外向细胞内转移还会出现在体内酸碱失衡时。碱中毒时,细胞内 H^+ 移至细胞外以起代偿作用,同时细胞外 K^+ 进入细胞内。大剂量胰岛素治疗糖尿病酮症酸中毒时,患者也可能发生低钾血症。钡中毒也会使钾从细胞外向细胞内转移。引起钡中毒的是一些溶于酸的钡盐如醋酸钡、碳酸钡、氯化钡、氢氧化钡、硝酸钡和硫化钡等。该患者均不存在上述病因和症状,因此可以排除细胞外钾向细胞内转移这一原因。

◑ 疑问四　排出过多导致的低钾血症?

主查者:现在讨论重点内容——排出过多。正常钾的出入平衡遵循"多吃多排,少吃少排,不吃也排"的原则。排除摄入不足,细胞外钾向细胞内转移这两个原因后,正常情况下钾会维持在合理水平。这时我们要重点考虑钾排出过多。

主管护师崔护士:首先考虑是否存在消化液丢失过多,这也是临床上常见的低钾血症原因。恶心呕吐、腹泻、肠瘘、胃肠引流等会引起消化液丢失过多,但是对照该患者病史特点,可以排除这一原因。其次是体液的丢失,包括腹水的形成,大量出汗。虽然该患者有慢性活动性乙肝,但查体未发现腹水,大量出汗也可排除。钾排出的途径(肾脏排出),也是我们需要着重考虑的内分泌疾病因素。

主查者:钾主要通过肾脏排除。在正常情况下,自肾小球滤过的钾 98% 被重吸收,而尿中排出的钾主要由远端小管和集合管细胞分泌,即 K^+-Na^+、K^+-H^+ 交换的结果。所有影响上述因素的病因均会引起血钾的异常。首先我们先要明确是否存在尿钾过多。该患者 24h 尿标本检查结果为尿钾 78.06mmol/L。

护师李护士：尿钾排出过多的原因包括以下几种。肾性丢失，如醛固酮样物质分泌增多（原发性醛固酮增多症）；急性肾炎多尿期，长期使用排钾利尿剂及渗透性利尿；糖尿病酮症酸中毒、代谢性碱中毒等；先天性肾小管病变等。

主管护师崔护士：正常的 24h 尿钾量是 25～100mmol/L。该患者虽然在正常范围，但仍需结合同时期的血钾判断是否存在尿钾过多。患者同步的血钾为 2.25mmol/L。当血钾浓度到达该值时，正常机体会启动保护机制，减少尿钾。但是患者结果显示尿钾并未减少，说明存在尿钾过多。因该患者未使用排钾利尿剂可以排除排钾利尿剂的影响。原发性醛固酮增多症会导致患者尿钾过多。原发性醛固酮增多症包括继发性醛固酮增多症、特发性醛固酮增多症、糖皮质激素可抑制性醛固酮增多症、醛固酮癌、原发性肾上腺皮质增生等。对于该疾病的诊断，我们可以先行内分泌试验筛查，如果原醛筛查异常，可进一步做生理盐水试验，辅助肾上腺增强 CT 以明确是否存在肾上腺的影像学异常。糖皮质激素可抑制性醛固酮增多症可排除，因为该患者各点的皮质醇是正常的。该患者应该进一步检查，排除其他类型的原发性醛固酮增多症。

○ 疑问五　药物引起的低钾血症？

主治周医生：除了以上 3 个原因，我觉得还可以考虑另外 2 个原因。①药物引起低钾血症？该患者现在使用的药物有恩替卡韦、复方甘草酸苷、护肝养阴片，这些药物会不会引起低钾血症？②遗传性疾病？这个需要基因检测，这里可以不做讨论。

主管护师陈护士：恩替卡韦无低钾血症不良反应。复方甘草酸苷说明书中写明该药可以引起低钾血症，主要表现为乏力或者下肢无力,一般使用一周需要查血离子。不过该患者2019年后就自行停药了。我对护肝养阴片这个中成药不太了解。

主查者:对护肝养阴片,我特意查阅了相关资料。这个中成药物由当归、党参、五味子、人参等中药组成,其主要功效是养阴清热,滋补肝肾,用于慢性肝炎等治疗。但对于这个药物的副作用,及其是否会引起低钾血症,目前无相关文献资料可证。

◆ 疑问六　其他原因?

主查者:对于患者的低钾血症,有一个比较大的疑问,大家可以讨论一下。该患者从入院开始,血钾值这么低,都达到危急值了,为什么四肢肌力都是正常的,心电图除了窦性心动过缓,没有其他改变?

主管护师陈护士:大多数我们临床接触的低钾血症患者,血钾低到一定程度,四肢肌力会改变,是不是这个患者耐受了?

主查者:有文献分析了低钾性周期性瘫痪患者的血钾浓度与心电图、肌力的关系。部分患者的血钾浓度在1.5~2.0mmol/L时,其肌力仍可达4级;部分血钾浓度在3.0~3.5mmol/L的患者,肌力只有3级。考虑这可能与患者的肌肉发达程度及心理状况有关,不同人对血钾的反应敏感性不同[3]。刚刚所说的耐受可能就是这样情况。在整个治疗过程中,是否存在需要改进的地方。

护师毛护士:病情监护需要加强。该患者多次出现低血钾危急值,然而医嘱一直是二级护理,测血压(qd),其他以护肝补钾为主。而且在该患者多次出现低血钾危急值时,并没有准确地评估患者相应的症状,包括肌力评估、心电图评估等。另外,该患者2021-10-09出现低血钾危急值后经补钾后第3天才复测血钾,这非常危险。如果患者再次出现低血钾危急值,而患者的肌力表现如此淡漠,结局的发展可能就不一样了。

护师李护士:该患者 2021-10-12 复测血钾 3.01mmol/L,虽然达到我们临床的补钾目标,但还不在正常的血钾范围内,且该患者并未明确低钾血症的病因,可能会再次发作而入院。

主管护师陈护士:在连续性病情观察方面,我们需要改进的还有很多。我们应观察记录患者摄入食物的情况、尿量情况、补钾过程的安全性、低血钾症状的评估等,尤其是两次危急值时是否出现心律失常、肌无力等影响患者生命健康及安全的情况发生。

四、总　结

主查者:

起初,大家讨论患者低钾血症时原因有摄入不足、排出过多、细胞外钾转移到细胞内。经过分析讨论,初步判断该患者低钾血症可能与肾源性、药物性、遗传性因素有关。虽然最终未下定论,但从这个讨论过程中,我们可以学习到许多知识。

(1)对于转移性及肾性失钾疾病患者,应当注意详细询问病史,除补钾对症治疗外,需进行尿钾、血气分析、肾素、醛固酮等辅助检查,必要时基因学检查以明确诊断,针对病因进行治疗,避免患者长期依赖药物补钾[4]。我们护理人员应及时宣教 24h 尿标本的留取,及时进行血气分析、醛固酮等血液采样,做好患者的心理护理。

(2)复方甘草酸苷可以引起低钾血症、血压上升、水钠潴留。水钠潴留临床表现为浮肿、尿量减少、体重增加。另外,复方甘草酸苷可以让患者出现脱力感,肌力下降,肌肉痛,甚至是四肢痉挛、麻痹等横纹肌溶解的症状,有部分患者出现腹痛、头疼等症状。因此,详细的病史收集对于疾病的诊断十分重要。久服复方甘草酸苷应警惕低钾血症的发生[5]。该药物说明书中虽从未谈及低钾血症的不良反应,但医务人员应注意适应证,尤其是老年人、肾功能不全患者要避免过量和长期服用此药。服用甘草酸苷后一旦发生低钾血症，应立即停服，静脉补钾治疗。对于持续性低钾血症患者，可使用醛固酮受体拮抗剂，如螺内酯。

本次查房我们还学习了补钾的相关知识点，包括补钾的量及方式的选择，对于我们临床护理工作非常重要。

护士长：

（1）关于药物性导致的低钾血症疑点，查阅病历我们可以知道，该患者从入科后只使用了补钾及还原谷胱甘肽这两种药物，住院期间的药物使用并不会导致低钾血症的发生。

（2）对我们护士而言，更重要的是怎样做好低钾血症患者的病情观察和护理措施，如对低钾血症患者的四肢肌力、心功能、胃肠功能进行细致描述。在补钾过程中，做好心电监护、尿量、电解质的复查及监测尤为关键。

科护士长：

整个查房过程氛围很好，虽然最终没有明确该患者低钾血症的病因。对于低钾血症这种常见的临床疾病，我们护士应该熟练掌握其引起的乏力、心律失常、腹胀、呼吸困难等临床表现，做好患者的病情监护及护理，这也是我们本次查房需要重点讨论的内容。那么，就以上讨论经过，我提三个要求：

（1）在临床上，对于低钾血症患者应该引起高度重视。通过本次业务查房，我们从各个方面分析了该患者低钾血症的可能原因，但我觉得还可以再深究一下：对于不同程度低钾血症患者的补钾要求，比如速度、浓度、方式（口服和静脉吸收）有什么区别；对于低血钾危急值的患者的补钾，要充分和医生沟通，密切关注患者是否补钾有效。

（2）补钾的时候需要心电监护，患者随时有可能心搏骤停，对于该种患者我们须时刻关注患者病情变化，做好应急准备。

（3）对于低钾血症患者，临床病情描述需要更详细一些，如详细描述四肢肌力、心功能、胃肠功能、呼吸等情况。

参考文献

[1]李东宝,华琦.低钾血症的临床处理[J].内科急危重症杂志,2005,2:87-89.

[2]高碧秀.低钾血症的救治观察及护理[J].中国现代药物应用,2011,523:97-98.

[3]林琇.低钾型(性)周期性瘫痪患者血钾浓度与肌力、心电图、肌酶水平关系分析[J].中国医药科学,2015,501:207-209.

[4]曾锦辉,罗芳涛,林志华,等.转移性低钾血症与肾性失钾疾病的临床特点分析[J].福建医药杂志,2018,40(5):131-133.

[5]那开宪.久服复方甘草片应警惕低血钾发生[J].中国临床医生杂志,2019,4707:757-758.

（刘丹丹）

案例十二 · 脑梗死患者精神异常原因分析

查房科室:神经内科
查房目的:讨论脑梗死患者精神异常的原因
查房形式:三级查房

一、患者资料

姓名	性别	年龄	入院时间	护理级别	诊断
鲍某某	男	65岁	2021-07-18 12:40	二级护理	1.脑梗死 2.痛风

二、病情简介

　　患者因左侧面部、肢体麻木22h收入院。入院时神志清,情绪稳定,口齿稍含糊,口角稍偏右,无头晕头痛,四肢肌力5级。医嘱予二级护理,抗血小板聚集,扩血管,营养脑神经等积极对症支持治疗。

　既往患痛风 17 多年,2021-07-26 肾小球滤过率(CKD-EPI 公式)80.7ml/min,有土霉素过敏史,具体不详。

　2021-07-26 10:30 行脑动脉造影术,术中用对比剂 150ml。术后于 11:40 返回病房,神志不清,烦躁不安,持续镇静剂使用下,直至 20:00 安静。

　2021-07-27 08:00 神志转清,呼之能应,不能简单对答。

　入院后药物治疗及主要病情记录:

日期	时间	主要病情记录	治疗经过
2021-07-26	11:40	神志不清,意识模糊,躁动不安,测生命体征时无法配合。查体:双侧瞳孔等大等圆,直径约 3mm,对光反射灵敏;右侧腹股沟处压迫器压迫,敷料干燥,未见渗血渗液;双侧足背动脉搏动存在,肢端血运好	心电监护,吸氧 2~3L/min,地西泮静脉注射、氟哌啶醇肌内注射、咪达唑仑微泵维持镇静,开放静脉通路,予复方氯化钠、氯化钠注射液补液治疗
	12:20	意识不清,有躁动	留置导尿,引流出黄色尿液约 300ml
	13:15	烦躁,可配合测量生命体征,体温 36.8℃,心率 76 次/min,呼吸 20 次/min,血压 140/70mmHg,SpO$_2$99%	予地塞米松抗过敏,急查血常规、生化、凝血功能、血气分析等,各项结果与入院时生化指标无明显差异
	14:09	烦躁不安	颅脑 CT 示:颅内目前未见明显异常征象,建议根据临床情况,及时复查

续表

日期	时间	主要病情记录	治疗经过
2021-07-26	17:53	神志不清,意识模糊,躁动不安。体温 36.8℃,心率 71 次/min,呼吸 21 次/min,血压 130/68mmHg,SpO_2 96%	告病危,并请重症医学科会诊,讨论意见:加强监测,吸氧,补液,利尿,降颅压,抗感染治疗,动态复查
	20:00	持续镇静作用下,安静	
	22:00	安静入睡	
2021-07-27	08:00	神志转清,呼之能应,不能简单对答	

患者使用镇静情况:

时间	表现	镇静用药
11:40	烦躁	氟哌啶醇 5mg 肌内注射、地西泮 5mg 静脉注射
13:15	烦躁	氟哌啶醇 5mg 肌内注射、地西泮 10mg 静脉注射
14:44	烦躁	氟哌啶醇 5mg 肌内注射、地西泮 10mg 静脉注射
15:17	烦躁	地西泮 20mg 以 10ml/h 微泵维持
15:45	烦躁	苯巴比妥 0.1g 肌内注射
16:21	烦躁	咪达唑仑 20mg 以 4ml/h 微泵维持
16:58	烦躁	咪达唑仑 20mg 以 8ml/h 微泵维持
20:00	安静	咪达唑仑 20mg 以 4ml/h 微泵维持
22:00	入睡	咪达唑仑 20mg 以 1ml/h 微泵维持

三、问题与讨论

主查者：结合以上病历，我们分析讨论一下患者精神异常的原因。

● 疑问一　新发脑梗导致的精神异常？

主管护师孙护士：会不会是新发脑梗导致的？

主管护师张护士：一般梗死部位不同，所表现出来的症状亦不同，有的患者可产生不同的情感反应，出现不同的精神、情绪异常。文献报道，丘脑背内侧核及与其相关联的边缘系统纤维损伤，可导致反应迟钝、表情淡漠、认知功能下降、精神异常等[1]。该患者2021-07-26 14:09颅脑 CT 平扫示，颅内目前未见明显异常征象，建议根据临床情况，及时复查。故可以排除新发脑梗死所致的精神异常。

● 疑问二　癫痫发作导致的精神异常？

护士高护士：该患者是否出现了癫痫发作？

主管护师沙护士：该患者无癫痫发作史及家族史，而癫痫发作临床表现虽然丰富多彩，但有其共同特点，即症状突然发生，持续一段时间后迅速恢复，间歇期正常，发作时间通常为数秒或数分钟，除癫痫持续状态外，很少超过半小时，并且首次发作后，经过不同间隔时间会有第二次或更多次的发作，每次发作的临床表现几乎一致。该患者 11:40 回病房，当日 20:00 安静下来，22:00 才入睡。持续将近 8h，根据当时患者临床表现可以排除癫痫发作。

● 疑问三　颞叶癫痫导致的精神异常？

主管护师孙护士：难道出现了颞叶癫痫？因为颞叶癫痫常表

现为意识障碍和精神症状。

　　主管护师童护士:该患者使用镇静药后无明显效果。一般地西泮使用后 15min 血药浓度可达高峰,24h 总量以 40～50mg(4～5支)为限。该患者总计使用地西泮约 55mg,已达到药物使用上限,而症状无改善。颞叶癫痫发作可持续数天至数月,该患者第二日神志转清,故暂不考虑该疾病。

⬤ 疑问四　阿尔茨海默病导致的精神异常?

　　护士高护士:我注意到医生病程里记录有阿尔茨海默病,是不是与该疾病相关?

　　护士莫护士:阿尔茨海默病的前兆首先是记忆力的下降,尤其是近记忆力的下降。记忆障碍是阿尔茨海默病患者最早出现和最主要的症状,部分患者会出现语言功能下降,之后逐渐出现人格改变和精神症状。经过询问患者及其家属,之前并无类似症状,所以这里可以排除此次发作的精神异常与该疾病相关。

⬤ 疑问五　术后急性尿潴留导致的精神异常?

　　主管护师童护士:该患者 12:50 留置导尿,是否为术后急性尿潴留导致的精神异常和烦躁呢?

　　主管护师冯护士:尿潴留不但会增加患者痛苦,降低其舒适度,且会造成患者焦虑、烦躁心理[2]。该患者留置导尿后烦躁不安无明显缓解,所以应该可以排除尿潴留引起的精神异常。

⬤ 疑问六　ICU 谵妄导致的精神异常?

　　副主任护师姜护士:该患者从普通病房进入手术室,是否出现类似 ICU 谵妄的情况呢?

　　护士长张护士:谵妄是 ICU 患者住院期间最常见的并发症之

一,国外文献报道其发生率为 20%～80%。更有研究指出,老年患者 ICU 谵妄的发生率可达 80% 以上[3]。所谓的 ICU 谵妄发生的前提是一般需要待足 24h,ICU 的特殊环境因素,患者被约束于病床上,灯光长明,昼夜不分,各种噪声(机器声、报警声、呼喊声等)等[4]。虽手术室和 ICU 环境类似,但该患者行造影术大概一个多小时,因此可以排除。

● 疑问七　其他原因导致的精神异常?

主查者:我们排除了癫痫发作、尿潴留、脑梗死、阿尔茨海默病和类似 ICU 谵妄,那么还有什么原因可导致精神异常呢? 其他人还有什么补充吗?

副主任护师姜护士:我们貌似没有提到过药物,是否考虑是药物引起的精神异常呢? 这位患者既往有土霉素过敏史。DSA 术中使用过对比剂,是否对比剂过敏导致患者的精神异常呢? 另外,该患者有痛风病史,痛风会引起肾小球滤过率的降低,精神异常是否与此有关系?

主管护师孙护士:对比剂过敏患者一般会出现皮疹、红斑,伴皮肤的瘙痒。当时,患者并未出现类似过敏的表现。一般成人对比剂用量不超过 3～4ml/kg。据了解该患者体重为 95kg,此次用量约 150ml,不超过上限,剂量在安全范围内。给药方式也非一次性,乃分次间断少量静推。

护士长张护士:查阅患者的生化指标,患者当日肾小球滤过率为80.7ml/min,较正常偏低。由于肾小球滤过率的下降,肾功能会有不同程度的损害,使体内对比剂聚集,直接损伤脑组织结构。患者从手术室回到病房就发生了神志不清、烦躁不安,这个时间点刚好是体内对比剂浓度达到最高的时段。加之该患者回病房后并未解小便,后来经过导尿也才引流出约 300ml 尿液,对比剂没有及时排出。

主管护师张护士：该患者进行大量补液之后，症状明显缓解，复查影像学表现无异常。查证相关文献，推断该患者出现了对比剂脑病。对比剂脑病是对比剂引起的并发症，其临床表现呈多样性，包括偏瘫、皮质盲、精神症状、癫痫发作等，严重者可致脑出血，甚至死亡。而对比剂脑病的影像学表现通常无明显异常，或者表现为与治疗供血动脉一致的局部脑组织肿胀。它是一种较少见的不良反应，对比剂引起的神经毒性发病率为 $0.3\%\sim1.0\%$[5]。

主查者：的确，对比剂的并发症之一就是对比剂脑病，患者会表现出精神行为的异常。对比剂本身具有一定毒性，相当于一种抗原，与患者接触后会和体内存在的抗体相互反应，直接损伤脑细胞的正常结构，导致血脑屏障被破坏，进而引发血栓等，最终会诱发皮质盲、颅内出血等[6]。

护士高护士：既然对比剂对人体有如此大的危害，我们应该减少对比剂在患者体内的停留时间，帮助患者将体内对比剂尽早排出体外。该患者通过积极大量补液后症状明显缓解，说明了充分水化的重要性。

主管护师冯护士：与增强 CT 或 CT 血管成像（CTA）类似，我们强调患者应多喝水，做完后勿马上离开，需观察半小时，就是为了对比剂的排泄。对比剂脑病发病率低，可能与该患者肾小球滤过率低、对比剂排泄不够有关。

主查者：既然对比剂早期尽快排泄如此重要，那我们应如何具体进行水化治疗呢？

主管护师张护士：对比剂入血后，$5\sim20$min 达排泄高峰，40min 排泄 30%，80 min 排泄 50%，24h 排泄 95% 以上[7]。水化疗法分静脉水化治疗、口服水化治疗，而其中口服水化已成为临床上应用最广泛的方式，但口服水化的时机及饮水量缺乏统一的规范。

主管护师沙护士：因患者文化水平及饮水习惯不同，患者对适量多饮水的理解也不同，部分患者术后清醒后在短时间内大量饮水，可引起胃胀或恶心呕吐。另外患者加速的大量饮水易导致水钠潴留，加重心脏及肾脏负担。建议术后饮水量为 $100\sim200ml$/次，以不超过 250ml 为宜，避免引起胃部不适。术后补液总量根据患者对比剂用量制定。术中使用对比剂 200ml，术后补液量在 1600ml 左右；术中使用对比剂 300ml，术后补液量 2200ml；术中使用对比剂 400ml，术后补液量为 3200ml[7]。

主管护师童护士：人体饮用 500ml 水后，尿量一般在 $1.5\sim2h$ 达到高峰。故造影后 $1\sim3h$ 内保证足够的饮水量，可以增加尿量，促进对比剂的排泄[8]。

副主任护师姜护士：在水化的同时，也需要关注患者尿量，不能盲目补液。对比剂对肾脏也有一定的肾毒性，所以在补液的同时注意观察尿量变化，双管齐下，我们才能防患于未然。

四、总 结

主查者：

目前，关于对比剂造成患者精神症状的原因还不明确，对比剂脑病治疗无特效药，应根据具体的神经系统症状和体征对症处理[8]。首先，应排除其他更严重的并发症。对于该患者，当时遵医嘱进行了积极的补液、利尿、降颅压、镇静治疗，并予急做头颅 CT，这与 ICU 会诊意见是一致的。除充分的水化治疗外，还应积极用药缓解患者精神症状及原发疾病，同时观察患者病情变化。对比剂脑病是一种可逆的急性神经系统功能障碍，预后良好，几乎所有病例会在数日内症状逐渐消失、完全缓解，仅需要一般支持治疗[9]。作为护理人员，我们应加强宣教，鼓励患者术后多饮水，并告知患者饮水量，加强对比剂排泄，并遵医嘱扩容补液，减轻脑水肿，加强神经营养等对症治疗,注意术后的病情观察。早发现,早诊断,早处理,可改善患者的预后。希望通过今天的业务查房,大家对对比剂有了新的认识,提高大家的业务水平。

科护士长:

整个查房过程氛围很好,查房的主线清晰,从自己科室的专科疾病着手,逐一排查患者精神异常的原因。对于对比剂可以再深入挖掘,比如对比剂的分类,一代和三代的区别,这都有待我们去考究。对比剂的应用比较广泛,用于脑血管造影、心血管冠脉介入、CT 及超声造影检查等。对于需使用对比剂的患者,我们都应加强水化宣教。相关指南不推荐口服水化作为首选或唯一的预防策略,可结合应用静脉联合口服水化[10]。我们应关注不同水化方案的优劣,个体化的最佳水化方案(静脉补液的速度、体积、时间等)。不仅生理盐水溶液,碳酸氢钠溶液也可作为水化的晶体溶液。

护理工作要求我们具有扎实的业务能力及丰富的临床经验。在平时的工作中,我们要加强与患者的沟通,进行连续性、动态观察,并询问患者的主观感受。对于今后的类似患者,我们应尽可能将患者的身体损害降至最低,做到真正的优质护理。

● 参考文献

[1]成斯琪,陈慧芳,许静,等.Percheron 动脉闭塞致双侧丘脑梗死一例[J].中国脑血管病杂志,2020,17(10):624-626.

[2]周芳,曾柳燕.拔除尿管后尿潴留原因分析及其干预对策研究进展[J].现代医药卫生,2016,32(6):855-857.

[3]石潇洋,张文文,徐月清,等.护士参与预防 ICU 患者谵妄的研究进展[J].中华护理杂志,2016,51(3):336-339.

[4]中华医学会重症医学分会.中国成人 ICU 镇痛和镇静治疗

指南[J].中华重症医学电子杂志,2018,4(2):90-113.

[5]信宏,李浩,史壮宏,等.全脑血管造影后出现造影剂脑病2例报告[J].中风与神经疾病杂志,2018,35(8):751.

[6]李文钊.造影剂脑病及其相关机制研究[J].中西医结合心血管病电子杂志,2020,8(28):74-75.

[7]徐美芳,林妍蓓,刘琳,等.结构式心理干预结合水化治疗对行冠脉介入治疗患者心肾功能的影响[J].护理实践与研究,2020,17(24):54-56.

[8]金依依,周苏艳,徐萍.碘克沙醇致冠状动脉介入治疗术后造影剂脑病1例[J].中国临床药学杂志,2021,30(4):302-304.

[9]姚英,孙懿,刘群,等.维持性血液透析患者冠状动脉介入术后发生造影剂脑病1例报告[J].中国实用内科杂志,2020,40(12):1046-1048.

[10]中华医学会临床药学分会,中国药学会医院药学专业委员会,中华医学会肾脏病学分会.碘对比剂诱导的急性肾损伤防治的专家共识[J].中华肾脏病杂志,2022,38(3):265-288.

（黄冬梅　张鲁敏）

案例十三 · 血淀粉酶危急值原因分析

查房科室:消化内二科
查房目的:讨论患者发生血淀粉酶危急值的原因
查房形式:三级查房

一、患者资料

姓名	性别	年龄	入院时间	护理级别	诊断
冯某某	女	50岁	2021-05-22 09:30	二级护理	胆囊结石伴慢性胆囊炎

二、病情简介

患者因反复右上腹痛8年,再发伴加重1个月。为进一步治疗,门诊拟"胆囊结石伴慢性胆囊炎"收住入院。患者入院时神志清,精神好,情绪稳定,右上腹部胀痛持续性存在,NRS评分2分,全身皮肤巩膜无明显黄染,无恶心呕吐,无畏寒发热,无腰背部放

射痛,腹部无压痛、反跳痛,无肌紧张。生命体征平稳。2021-05-24
行磁共振胰胆管成像(MRCP):①胆囊多发结石、慢性胆囊炎症;②
胆总管下段信号欠均匀,考虑小结石。医嘱予拟 2021-05-25 下午
先行内镜逆行胰胆管造影术(ERCP),待病情稳定后再择期行腹腔
镜下胆囊切除术。

既往史:乙肝小三阳,未服用药物。

入院后饮食、药物治疗及主要病情记录:

日期	时间	主要病情记录	用药情况	饮食种类
2021-05-22	09:41	右上腹部持续性胀痛,NRS 评分 2 分	头孢美唑钠 1g[ivgtt,每天两次(bid)];泮托拉唑钠 80mg(ivgtt, qd)	低脂饮食
2021-05-24	14:35	MRCP 示:①胆囊多发结石、慢性胆囊炎症;②胆总管下段信号欠均匀,考虑小结石		禁食
2021-05-25	18:40	行 ERCP,术后安返病房,带入鼻胆管 1 根,引流出少量黄褐色胆汁,无恶心呕吐、无腹痛腹胀等不适。医嘱予一级护理,鼻导管吸氧 3L/min,心电监护监测生命体征变化	醋酸奥曲肽 0.3mg(iv-vp, q12h);泮托拉唑钠 80mg(ivgtt, qd);氟比洛芬酯 100mg(ivgtt, qd);头孢美唑钠 1g(ivgtt, bid);盐酸托烷司琼 5mg(iv, bid)	禁食
	20:19	右上腹持续性胀痛难忍,NRS 评分 5 分,用药半小时后缓解	改氟比洛芬酯 100mg(ivgtt, bid)	

日期	时间	主要病情记录	用药情况	饮食种类
2021-05-26	03:30	血淀粉酶 112U/L		
	09:49	病情稳定,无恶心呕吐、右上腹间歇性胀痛存在,NRS 评分 1 分。鼻导管引流通畅,12h 引流出黄褐色胆汁约 70ml,医嘱予改二级护理,停鼻导管吸氧及心电监护		低脂流质
	19:00	进食 100ml 米汤,无不适		
2021-05-27	09:00	无恶心呕吐、右上腹间歇性胀痛存在,NRS 评分 2 分。鼻导管引流通畅,24h 引流出黄褐色胆汁约 100ml。医嘱予拟 2021-05-28 上午行腹腔镜下胆囊切除术		
	13:40	尿淀粉酶 15122U/L,医嘱取消明日手术	停奥曲肽;改生长抑素 3mg(iv-vp,q12h);	禁食
	14:05	危急值报告:血淀粉酶 1916U/L	停氟比洛芬酯;停盐酸托烷司琼	
	15:50	诉上腹部持续性胀痛难忍,NRS 评分 5 分。腹部 CT 示:胰头肿胀伴周围渗出,符合胰腺炎改变	曲马多 0.1g(im,st)	

续表

日期	时间	主要病情记录	用药情况	饮食种类
2021-05-29	09:00	血淀粉酶 245U/L, 尿淀粉酶 2684U/L		
2021-05-30	09:00	无恶心呕吐, 无明显腹痛腹胀	停生长抑素	低脂半流质
2021-06-02	09:00	行腹腔镜下胆囊切除术		

三、问题与讨论

主查者:结合以上病历,讨论该患者发生血淀粉酶危急值的原因。

● 疑问一 ERCP 后发生高淀粉酶血症?

护师宋护士:考虑 ERCP 后发生了高淀粉酶血症。高淀粉酶血症是 ERCP 后胰腺轻微损伤的表现。

主查者:一般患者在 ERCP 后 2~24h 发生高淀粉酶血症,血淀粉酶值高于正常的 4~5 倍,临床无腹痛症状,大多数患者为一过性,不需要特殊处理,24h 后即恢复正常[1]。但该患者术后第二天(术后 40h)血清淀粉酶水平并没有下降,而且患者一直有腹痛症状,因此可以排除高淀粉酶血症。

● 疑问二 术后过早进食引起的血淀粉酶危急值?

主管护师徐护士:是不是患者过早进食引起的。ERCP 后至少需禁食 24h,但病历记录该患者只禁食 15h 就改进食低脂流质。

护师刘护士：这位患者术后一直是我护理的。患者进食第一餐流质时间是 12:00，但因腹部不适几乎未进食。直到 19:00，患者无腹部不适后才进食半碗米汤，实际上禁食时间也超过了 24h。ERCP 诊治指南（2010 版）指出：操作后第一个 24h 是并发症最易发生的时段，检查当日应禁食水、静脉补液，术后 3h 及次晨血常规、血淀粉酶检查结果正常，患者症状及体征平稳，则可在术后第 1 天开始进行流质饮食[1]。该患者次晨血淀粉酶检查结果正常，症状及体征平稳，24h 后进食低脂饮食符合指南要求。我认为这个原因也可以排除。

疑问三　术后胆管结石未取净，胆道引流不畅引起？

护师叶护士：会不会因术后胆管结石未取净，胆管引流不畅引起的？

护士林护士：如果患者胆管结石未取净，胆管引流不畅，会出现发热、黄疸及腹痛。该患者并未出现发热及黄疸，术后 24h 引流液约 100ml。向医生汇报后予冲管，发现引流是通畅的。主刀医生也证实胆管结石已取净，故该原因也可以排除。

疑问四　ERCP 后并发急性胰腺炎？

主管护师贺护士：考虑 ERCP 后并发了急性胰腺炎？

主查者：ERCP 后并发急性胰腺炎的诊断标准是什么？

主管护师贺护士：急性胰腺炎的诊断标准为 ERCP 后血淀粉酶≥正常参考值 3 倍，并伴有持续腹痛，白细胞计数升高，CT 检查见胰腺肿胀和周围渗出甚至胰腺组织液化、坏死等变化[2]。

护师叶护士：患者术后 24h 血淀粉酶已高于正常参考值上限的 3 倍以上，也有腹痛及恶心现象，并且腹部 CT 示，胰头肿胀伴周围渗出，符合胰腺炎改变。患者的临床表现及检查结果符合急性胰腺炎的诊断标准,所以我也认为患者 ERCP 后发生了胰腺炎才导致血淀粉酶危急值。

疑问五 止痛药导致胰腺炎被忽视?

主查者:胰腺炎是 ERCP 后常见的并发症,以往我科也常有术后血淀粉酶升高 3 倍或以上的案例,但都未进展至患者血淀粉酶危急值。什么原因导致胰腺炎被忽视?

主管护师徐护士:考虑与用止痛药有关。在术后 2h 患者出现腹部明显疼痛时,医嘱予氟比洛芬酯(bid)止痛治疗,还用了止吐药,所以患者的腹痛及恶心呕吐等临床症状不明显,我们护理人员在主观上轻视了患者并发胰腺炎的可能,没有及时跟上治疗及护理,从而导致血淀粉酶越来越高。

护师刘护士:之前我查过氟比洛芬酯药物说明书。该药的半衰期是 5.8h,6~7min 后氟比洛芬血中浓度达到最高。患者一天注射 2 次氟比洛芬酯,由于医生查房时间几乎是患者注射氟比洛芬酯后 20~30min,所以患者腹痛情况被掩盖。2021-05-27 患者发生血淀粉酶危急值后医嘱停用氟比洛芬酯,患者腹痛情况较前严重。所以我认为这个原因是存在的。

疑问六 其他原因?

主查者:我们先保留以上原因,大家还想到其他原因吗?

护师沈护士:会不会医生在操作过程中插管困难或多次插管,导致十二指肠乳头水肿、痉挛、出血,以至于胰液及胆汁排出受阻,胰管内压力升高,淀粉酶增高。

主管护师徐护士:在操作过程中,如果对比剂注入不当,使胰管反复显影,或压力过大,也会使胰管或腺泡受损,导致淀粉酶增高。

主查者:针对该患者,我去咨询过主刀医生。主刀医生说对比剂使用顺利,所以排除对比剂影响。但主刀医生确实在操作过程中因为患者十二指肠乳头比较狭窄插管困难,进行过反复插管。还有其他原因吗?

护师叶护士:考虑和患者本身有关,有文献指出高风险患者术后胰腺炎的发生率甚至可达 25%～39%[3]。

主查者:哪类患者是 ERCP 后发生胰腺炎的高风险患者? 该患者是高风险患者吗?

护师叶护士:患者相关因素包括女性患者、年龄小于 50 岁、奥狄氏(oddi)括约肌功能障碍、胰腺炎病史等;手术相关因素包括 oddi 括约肌预切术或切开术、十二指肠乳头部过多损伤、置管困难或多次置管尝试、胰管注射或内镜操作史等[3]。结合病史、手术方式[ERCP＋内镜下十二指肠乳头括约肌切开术(EST)＋胆总管取石＋经内镜鼻胆管引流术(ENBD)]及主刀医生的手术过程详述(插管困难),我认为该患者是高风险患者。

主查者:该患者属于 ERCP 后发生胰腺炎的高风险人群。暂时保留药物及并发胰腺炎引起血淀粉酶危急值的观点,其他人还有补充吗?

主管护师徐护士:考虑与术后没有及时监测血淀粉酶有关。ERCP 后血淀粉酶在 6～12h 开始上升,12～24h 即达到高峰。在临床上术后 2～6h、24h 需对患者复测血淀粉酶,若出现异常现象,应及时告知主治医师并积极采取相应的处理措施。该患者术后监测了 2 次血淀粉酶,分别是术后 9h 和术后 45h,我认为这也是造成我们未及时发现患者并发胰腺炎的原因之一。

主查者:使用氟比洛芬酯止痛和未及时监测血淀粉酶一定程度上影响了医务人员的判断,未及时发现患者并发了急性胰腺炎。但患者发生血淀粉酶危急值最主要的因素还是插管困难、导丝多次进入胰管、胆管巨大结石、经内镜下十二指肠乳头括约肌切开术等。

四、总　结

主查者：

通过大家的讨论，我们排除了高淀粉酶血症、术后进食过早、术后导管引流不畅等相关因素，初步判断该患者血淀粉酶发生危急值与使用氟比洛芬酯、未及时监测血淀粉酶有关，也确定了最主要的原因是并发了急性胰腺炎，这与患者自身属高风险人群及手术方式有关。有研究资料显示[2-3]：急性胰腺炎是 ERCP 后最常见的并发症，发生率为 1‰～13.3‰，高风险患者发生率高（25‰～39‰）。诱发急性胰腺炎的危险因素主要包括以下两个方面。

（1）患者相关因素：女性患者、年龄小于 50 岁、胰腺分裂、Oddi 括约肌功能障碍、复发性胰腺炎（≥2 次）或胰腺炎病史。

（2）手术相关因素：Oddi 括约肌预切术或切开术、十二指肠乳头部过多损伤、置管困难或多次置管尝试、胆总管取石失败、胰管注射或内镜操作史、导丝放入胰管的位置较深且未放置胰管支架。

通过本次查房，大家对此类患者发生血淀粉酶危急值的原因有了相应的认识，丰富了专业知识，也提高了护理能力。以后若有该类行 ERCP 患者，我们就可以提早预防，更加认真仔细观察，促进患者快速康复，提高就医体验。

科护士长：

（1）急性胰腺炎也属炎性反应，病史中未介绍相关血液检验，比如血常规（白细胞计数）、血生化（超敏 C 反应蛋白）等没有具体说明。

（2）对于高风险患者行 ERCP 术后，我们的护理对策[4-5]：①做好生活护理，禁食期间注意口腔护理，保持床单清洁整齐，让患者舒适。②术后患者需卧床休息 1～2 天。应叮嘱患者半卧位,禁食 12～24h,持续胃肠减压,24h 后可食用流质 1 天,禁食高脂肪及高蛋白食物,以免造成术后胃出血。③术后 2～6h 及 24h 检验血尿淀粉酶,可根据术后患者的病情及血尿淀粉酶情况延长禁食时间。④观察患者腹痛、恶心、呕吐及生命体征变化,给予心电监护 24h。⑤术后观察鼻胆管引流的胆汁性状,有无胆道感染、出血。密切监测血压、脉搏、血常规。如果有出血,则给予止血药治疗,局部止血以防止感染及低血容量休克,输注广谱抗生素及静脉营养支持治疗。⑥患者活动时应尽量避免剧烈活动,以防引流管脱落。若出现引流管松脱应立即报告医师,及时处理。一般引流管在术后 3 天即可拔除。由于引流管材质偏硬,存在锐利边缘,因此拔出时动作一定要力度轻柔,速度缓慢,以免伤及消化道黏膜,造成出血。

护理部主任:

整个查房过程讨论热烈,思路清晰,每个人都积极参与,踊跃发言,互相交流学习。那么,就以上讨论经过,我提两个问题。

(1)患者并发了急性胰腺炎,讨论时并没有具体指出是轻度还是中、重度胰腺。

(2)ERCP 后患者是否一定要使用止痛药? 既然患者使用氟比洛芬酯止痛会掩盖病情,那使用什么样的止痛药才不会影响病情观察,需要进一步查阅文献资料。

本次业务查房的重点是患者 ERCP 后发生血淀粉酶危急值的原因。经过讨论,原因和诱因大家都清楚了,有患者本身因素,手术操作因素,还有治疗和护理的因素。术后对患者的病情应进行连续、动态的观察,多询问患者主诉,尤其是异常症状的评估与记录,提早预防、认真仔细观察,积极治疗,促进患者快速康复,提高患者满意度。

参考文献

[1]中华医学会消化内镜学分会 ERCP 学组.内镜下逆行胆胰管造影术（ERCP）诊治指南（2010 版）[J].中国继续医学教育，2010,2(6):1-20.

[2]和庆章,王桂良,龚敏,等.奥曲肽对高/低风险患者 ERCP 术后生活质量的影响及其胰腺炎的预防[J].中国现代医生,2020,58(7):31-36.

[3]杨金伟,陈昊,苏锐良,等.内镜逆行胰胆管造影术后主要并发症的防治[J].中华肝胆外科杂志,2019,25(2):149-154.

[4]徐平平,曾春艳,龙顺华,等.经内镜逆行胰胆管造影术后并发症的危险因素分析[J].中华消化内镜杂志,2017,34(10):732-737.

[5]袁培煜.内镜下逆行胰胆管造影（ERCP）的术后护理[J].实用临床护理学电子杂志,2017,2(40):56-58.

（邱玲艳）

案例十四 术后反复高热原因分析

> 查房科室:消化内科
> 查房目的:讨论患者术后反复高热的原因
> 查房形式:三级查房

一、患者资料

姓名	性别	年龄	入院时间	护理级别	诊断
张某某	男	67岁	2021-05-19 11:00	二级护理	直肠癌根治术后

二、病情简介

患者直肠癌根治术后7个月,拟行造口回纳收住入院。2021-05-28全麻下行腹腔镜下直肠扩大根治+双侧输尿管支架置入+肠粘连松解+造口回纳+小肠部分切除+腹壁肿瘤切除术,手术顺利,术后转至重症监护室。2021-05-29转入消化内科。带入右颈内静脉导管,置入深度为 15cm;留置盆腔、皮下、会阴部引流管各 1 根,均引流出血性液体;留置导尿通畅,尿色清;人工肛门血运好,引流出粪水。术后予抗感染、化痰、止痛等对症治疗。2021-05-29 下午到 2021-06-07 间断发热,最高体温 39.4℃。2021-06-08 起体温恢复正常。

既往史:腹腔镜直肠癌根治＋末端回肠预防性造口＋肠粘连松解术。无过敏史。

患者住院期间主要病情记录:

日期	时间	辅助检查及报告	用药情况
2021-05-19	17:10	下腹部(盆腔)CT 平扫＋增强示:①直肠癌根治术后改变;②左侧肾上腺内侧支增粗,较前相仿	
2021-05-20	16:36	胸部高分辨率 CT(HRCT)示:两肺散在慢性炎症,较前稍进展,原左上肺舌段结节,现已基本吸收消失	头孢美唑钠 1.0g
2021-05-29	16:00	白细胞计数 11.4×10⁹/L,超敏 C 反应蛋白 21.92mg/L	
2021-05-31	09:00	白细胞计数 7.2×10⁹/L,超敏 C 反应蛋白 69.98mg/L	
2021-06-03	09:00	白细胞计数 7.8×10⁹/L,超敏 C 反应蛋白 36.30mg/L	
2021-06-04	09:00	白细胞计数 9.5×10⁹/L,超敏 C 反应蛋白 43.26mg/L。上腹部 CT 平扫示:①两侧胸腔内少量积液;两肺散在慢性炎症。②直肠术后改变;尿路置管后改变;左侧肾上腺内侧支增粗;肝、左肾低密度灶;左肾上腺略增粗	

续表

日期	时间	辅助检查及报告	用药情况
2021-06-05	09:00	真菌涂片检查:未找到真菌菌丝及孢子	
2021-06-07	16:53	尿常规示:白细胞 735.0/μl,细菌计数 14.0/μl。血常规示:白细胞计数 5.2×10^9/L。超敏 C 反应蛋白 58.07mg/L	硫酸依替米星氯化钠注射液 100mg(q12h)

患者体温情况:

日期	时间	体温记录
2021-05-29	16:00	37.9℃
2021-06-02	14:00	37.5℃
	18:00	38.0℃
2021-06-03	14:00	37.5℃
	18:00	37.8℃
2021-06-04	14:00	38.0℃
	18:00	39.4℃
2021-06-06	14:00	38.4℃
	18:00	37.8℃
2021-06-07	14:00	37.1℃
	18:00	38.1℃
	22:00	38.2℃
2021-06-08	14:00	37.2℃

三、问题与讨论

<u>主查者</u>:结合以上病历,讨论该患者术后反复高热的原因。

疑问一　术后吸收热导致的反复高热?

护师宋护士:患者大手术后,考虑术后吸收热。

主查者:术后吸收热是比较常见的,一般维持在 37.5～38.0℃,发生时间是术后 1～3 天。但是该患者术后近 10 天有发热现象,最高体温达 39.4℃,故可排除术后吸收热。

疑问二　肺炎导致的反复高热?

护士吴护士:考虑会不会是肺炎?

主查者:那肺部炎症有哪些具体的表现呢?

护士吴护士:临床有发热、咳嗽或肺部叩诊浊音等症状,胸片提示肺部浸润性阴影。患者 2021-06-04 上腹部 CT 平扫示:两侧胸腔内少量积液;两肺散在慢性炎症。所以我认为是肺炎引起的发热。

主查者:大家都认为是肺炎引起的发热吗?

护士王护士:我不认为是肺炎引起的发热。患者在术前 2021-05-20 胸部 HRCT 示:两肺散在慢性炎症,较前稍进展,原左上肺舌段结节,现已基本吸收消失。对比 2021-06-04 CT 检查,指出患者原先就有肺部炎症,而且较前慢性炎症并无明显变化。患者术前并无发热现象,不能单看 CT 检查,就认为是肺部炎症引起的。

护士虞护士:该患者术后一直有做雾化吸入治疗,平时也没有咳嗽咳痰现象。而且肺部叩诊清音,呼吸音正常,未闻及干湿啰音。所以我不认为是肺炎引起的发热。

疑问三　盆腔感染导致的反复高热?

护士何护士:该患者术后有盆腔引流管,会不会因导管引流不畅引起盆腔感染而导致发热? 该患者术后放置了盆腔引流管,2021-06-02—2021-06-05盆腔引流液只有10～20ml。如果盆腔引流管放置位置不当,盆腔内多余的积液引流不出来,会导致盆腔积液、盆腔感染,从而体温会升高。

护师叶护士:该患者术后配合下床活动,而且我们定期有挤压盆腔引流管,发生引流不畅的可能性比较小。

护士虞护士:从护理记录来看,患者2021-06-05就拔除了盆腔引流管,可是拔管后体温没有下降,且患者术后持续使用抗生素,所以应该不是盆腔引流管引流不畅引起的。

主查者:那我们能从哪些方面去判断发生了盆腔感染呢?

主管护师徐护士:盆腔感染诊断标准为术后间隔6h以上,经测定患者体温>38℃,脉搏增快;根据临床表现、病史、辅助检查显示感染部位或周围部位有疼痛症状,实验室检查患者中性粒细胞计数>0.9×10⁹/L,白细胞计数>13×10⁹/L,感染部位经血细菌培养呈阳性,影像学检查为发生盆腔脓肿[1]。但是该患者术后CT未提示有盆腔内感染现象,发热后查急诊血常规,白细胞计数最高为11.4×10⁹/L,指标不是很高,结合该患者无下腹部胀痛不适,应该可以排除盆腔感染。

疑问四　伤口感染导致的反复高热?

主管护师徐护士:会不会是伤口感染引起的发热?

主查者:如何判断伤口处是否出现了感染?

护士虞护士:如果患者伤口处有感染的话,应该会出现局部发红、肿胀、发热、疼痛和触痛。该患者换药时并未发现切口局部皮肤红、肿、热、痛现象,应该排除伤口感染。

疑问五　导管相关性感染导致的反复高热?

护士王护士:患者颈静脉穿刺置管,会不会存在导管相关性感染?

护士李护士:如果与颈静脉穿刺置管引起的感染有关,留置处应该有红肿。那天拔管的应该是沈护士吧,当时有发现异常吗?

主查者:我拔管时穿刺处皮肤无异常,拔出的导管也无脓性分泌物。如果是血源性感染的话,这些地方都是无表现的,要依靠血培养跟导管培养才能确认。但是该患者都未做,也无法判定。所以这一点我们先保留意见。大家同意吗?

护士代表:同意。

疑问六　尿路感染导致的反复高热?

主查者:大家想想还有其他原因吗?

护师贺护士:患者 2021-06-04 尿常规示,双侧输尿管置管术后。尿常规检查:2021-06-05,白细胞 3417.0/μl,细菌计数 14.0/μl;2021-06-07,白细胞 735.0/μl,细菌计数 14.0/μl。会不会是发生了尿路感染?

护士王护士:患者家属跟我提起过,患者有尿痛的感觉,当时我以为是留置导尿管引起的舒适改变,所以没放在心上。现在看来这是尿路感染的症状之一,我也考虑是尿路感染。

主查者:尿路感染的诊断标准是什么?

护师贺护士:①正规清洁中段尿(要求尿停留在膀胱中 4～6h以上)细菌定量培养,菌落数≥10^5/ml;②参考清洁离心中段尿沉渣白细胞数>10/HFP 或有尿路感染症状者。具备①、②可以确诊[2]。结合病史考虑患者发生了尿路感染,从而引起了发热。

主查者:患者尿常规提示尿路感染。2021-06-07下午医嘱予改用依替米星0.1g(q12h),静滴抗感染治疗。2021-06-08以后患者体温恢复正常,没有发热现象。2021-06-09尿常规示,白细胞56.0/μl,换药治疗后有了明显的下降。这进一步证实了患者是因尿路感染引起的发热。

四、总　结

主查者:

在这次业务查房中,大家都发表了各自的观点。通过大家的讨论,我们排除了术后吸收热、肺炎、术后盆腔导管引流不畅、导管相关性感染等因素,最终定论因尿路感染引起的发热。有文献资料显示[3]:输尿管支架是一种通过扩张狭窄或梗阻输尿管将尿液引流至膀胱的一种常用治疗器械,具有支架和内引流的双重作用。输尿管支架由于具有良好的弹性、可曲性,且具有固定作用,被广泛应用。但作为一种异物,也可能导致血尿、尿路感染、结石生成、膀胱刺激征等发生。其中,最为常见的是并发尿路感染,表现为血清C反应蛋白(CRP)、降钙素原(PCT)、白细胞计数明显上升。CRP、PCT、白细胞计数有助于留置输尿管支架患者尿路感染的临床诊断。对于此类患者的护理,我们应以预防为主,在留置导尿期间做好以下几点[4]。

1.开展心理干预和健康宣教,使患者了解导尿管留置的意义,强调导致尿路感染的各类原因和应对措施,提升患者依从性和配合度。

2.加强护理人员自身的卫生清洁意识,特别是双手的日常清洁,减少接触性感染的发生。

3.改变常规导尿管冲洗方式,减少单次冲洗时间,缩短每日冲洗频率,以此降低对尿道黏膜产生的刺激性,避免发生无菌性炎症反应。

4.加强尿道口和导尿管的消毒力度,对于发生阻塞或脱落的导尿管需立即更换,以控制感染概率。

科护士长:

1.血源性感染诊断主要依靠血培养跟导管培养,但该患者都未做。在今后的工作中应要注意,对怀疑导管引起的血源性感染,应该及时做好培养。

2.术后尿路感染患者的护理对策[5]:

(1)饮食干预:尿路感染患者在饮食上应避免发物、刺激性食物,以免加重炎症反应;应适量补充维生素,如新鲜的蔬菜、水果;选择一些易于消化的食物;同时增加日常饮水,促进排尿。

(2)心理干预:因患者缺乏对疾病的正确认知,需对患者进行健康教育,告知疾病病因、治疗效果等相关知识,调节患者的心理状态,增强患者的治疗依从性。

(3)用药护理:对抗生素治疗的患者,需观察患者服药后是否出现用药过敏反应、药物毒副作用等情况,及时对患者采取相应的处理措施。

(4)生活指导:患者应保持充分的休息。对于出现高热、尿路刺激的患者进行体温测量。在患者体温超过38.5℃时,遵医嘱对患者进行降温治疗。

(5)留置导管护理:合理选择导尿管,遵循无菌操作原则,保证导尿管通畅,评估拔管时机,尽可能缩短导管留置时间。

护理部主任:

整个查房过程氛围很好,每个人都积极参与探讨,踊跃发言,互相交流学习。那么,就以上讨论经过,提几个疑问,请各位再继续查证:

1.该患者术前就是输尿管支架置入状态,是什么原因引起的尿路感染,可以再深入查证一下。

2.对于此类患者,我们今后在护理上需要特别注意,可以多询问患者的主诉以便及时发现患者的异常尿路问题。本次业务查房的重点是患者术后的持续高热问题,鉴于发热的原因复杂,对发热的诊断及原因鉴别,还是以检验结果及临床表现为主要依据。护理工作的严谨、细心,体现在我们对患者病情的连续性、动态观察,尤其是异常症状的评估与记录。我们应多询问患者的感受,及时观察患者的异常,对症治疗,帮助患者尽早解除病痛,早日康复。

● 参考文献

[1]席予凡,叶翠琴,颜珊珊.腹腔镜卵巢囊肿剔除术后盆腔感染相关因素分析与预防措施[J].护理实践与研究,2020,17(6):97-99.

[2]张昭勇,杨宏伟,罗卉丽.Sysmex UF-1000i 白细胞和细菌计数阈值的建立及其筛选尿路感染的价值[J].中国医药导报,2016,25:142-145.

[3]李天,朱柏珍,李逊,等.留置输尿管支架管合并发热性尿路感染男性患者的临床特征研究[J].中华医院感染学杂志,2018,28(1):92-95.

[4]吴秋梅,邹丽银,张静.导尿管相关性尿路感染的护理干预效果[J].现代养生,2021,10:85-88.

[5]张敏.尿路感染患者的护理措施[N].大众健康报,2021-05-13(18).

(沈颖颖)

案例十五 — 肝穿刺后血压下降原因分析

查房科室:肿瘤科

查房目的:讨论患者肝穿刺后血压下降的原因

查房形式:三级查房

一、患者资料

姓名	性别	年龄	入院时间	护理级别	诊断
何某某	男	74岁	2021-07-22	二级护理	肝占位性病变

二、病情简介

患者因右上腹疼痛半个多月,4天前外院检查。胸部CT示:①左肺下叶支气管扩张;②符合慢性肺气肿改变;③附见左肝团块状低密度灶。拟"肝占位性病变"收住入院。

既往史:房颤、慢性阻塞性肺疾病(未服药),患高血压4年,缬沙坦片80mg(po,qd)。

入院后药物治疗及主要病情记录：

日期	时间	主要病情记录	用药情况
2021-07-22	14:18	右上腹持续性钝痛,向背部放射,NRS 评分 2～3 分	加巴喷丁 0.3g(tid);曲马多 0.1g(po,qd);氯诺昔康 8mg（iv,bid）;达肝素 5000IU（ih,qd）抗凝（2021-07-22—2021-08-01）
2021-08-04	10:00	行 ERCP＋ENBD,鼻胆管固定妥善,引流通畅,每天引流出 200～300ml 胆汁	
2021-08-10	12:00	超声引导下行肝穿刺活体组织检查术后返回病房。血压 146/88mmHg,心率 82 次/min。未诉明显疼痛,穿刺处予腹带加压包扎,敷料干燥,无明显渗血渗液	
	12:30	右上腹逐渐开始出现持续性钝痛,NRS 评分 2～3 分,能忍	
	13:20	右上腹持续性钝痛突然明显加重,NRS 评分 5 分,伴出冷汗,血压 95/55mmHg,心率 60 次/min。医生陪同外出查急诊全腹 CT 平扫＋胸部 CT 平扫	曲马多 0.1g(po,st);0.9% 氯化钠注射液 10ml＋蛇毒注射液 1U（iv,st）

续表

日期	时间	主要病情记录	用药情况
2021-08-10	15:08	患者检查结束后安返病房,血压115/67mmHg,心率62次/min,右上腹钝痛较前缓解,NRS评分3分,腹平软。予改一级护理,禁食,测血压+脉搏+血氧饱和度(q2h),绝对卧床,心电监护,急查血常规,大生化及凝血全套+D-二聚体	酚磺乙胺、胺甲磺酸止血治疗,予补液补钾(复方氯化钠注射液1500ml、羟乙基淀粉500ml、钾1g)
	19:16	解小便100ml,色深。医嘱予记24h尿量。护士开通左右手静脉置管,同时输液	继续补液(林格液1000ml,羟乙基淀粉500ml,10%GS 500ml)
	20:03	血气分析(股动脉)示:pH 7.36,PCO_2 37mmHg,PO_2 81mmHg,Na^+ 136mmol/L,K^+ 3.6mmol/L,血糖8.7mmol/L,SpO_2 95%,总血红蛋白83g/L。血常规(桡动脉)示:血红蛋白75g/L	输去白细胞悬浮红细胞悬液3U
	夜间	心率(HR)64~82次/min,血压(117~137)/(63~84)mmHg,12h尿量2500ml	
2021-08-11		复查血常规:血红蛋白103g/L。上腹部持续性钝痛,NRS评分2~3分,肝穿刺处无渗血渗液,生命体征稳定	

患者主要影像检查报告：

2021-08-10 14：00 全腹＋胸部 CT 示：①慢性支气管炎、肺气肿改变，左肺下叶轻度支气管扩张，左肺尖小结节。②肝左叶略低密度占位，肝门部淋巴结肿大，新见肝周、盆腔积血；胆囊内高密度填充，两肾多发低密度灶。

2021-08-10 18：05 床旁腹、盆腔 B 超示：平卧位，肝周可见稍高回声带包绕，较宽处前后径约 17mm，下腹部见 39mm 的液性暗区。

2021-08-11 15：07 床旁腹部超声：肝周可见稍高回声带包绕，较宽处前后径约 7mm，肝脏右后包膜下局部可见宽约 10mm 的无回声区，脾周见前后径约 10mm 液性暗区；附见盆腔深约 46mm 液性暗区。

患者血液检验报告：

日期	Hb(g/L)	PT(S)
2021-07-22	132	11.5
2021-08-01	129	11.5
2021-08-04	121	—
2021-08-05	116	11.2
2021-08-06	118	
2021-08-08	113	
2021-08-10	102	12.7
2021-08-10	83(血气分析)/75(血常规)	—
2021-08-11	103	12.5

三、问题与讨论

主查者:结合病历,这位患者是在肝穿刺返回病房后发生了右上腹持续性钝痛,当班护士予止痛处理后患者出现了低血压,后逐渐纠正。围绕患者病情变化,我们来探讨一下患者这次发生低血压的原因是什么。

⬤ 疑问一 失血导致的血压下降?

主管护师贺护士:我认为此次的低血压应该是出血引起的。肝穿刺是有创操作。目前,出血仍然是最严重的肝穿刺活检并发症,文献统计表明经皮肝穿刺活检患者出血率约为 0.8% [1]。我们可首先考虑创伤导致出血,失血引起循环血量减少,导致低血压。

主查者:这与医生的考虑一致,所以患者第一时间做了腹部CT。全腹+胸部 CT 示:①慢性支气管炎、肺气肿改变,左肺下叶轻度支气管扩张,左肺尖小结节。②肝左叶略低密度占位,肝门部淋巴结肿大,新见肝周、盆腔积血;胆囊内高密度填充,两肾多发低密度灶。提示确实有肝周、盆腔积血。那这是否就证实了患者此次的低血压是由肝穿刺出血引起的呢?大家有没有不同意见?

护师孙护士:虽然该患者的 CT 和超声检查都提示积血,但是由于腹腔各脏器之间的空间是不规则的(膀胱相对比较规则,残余量可以通过超声进行预估),还有检查的体位、部位的不同,误差比较大,并不能准确计算出血量。结合患者检验报告血红蛋白的下降情况[2021-08-10 20:03 血气分析(股动脉)示总血红蛋白83g/L,血常规(桡动脉)示血红蛋白75g/L;而当天上午血红蛋白102g/L]与床边B超报告,我判断患者的失血量比较大,所以我同意患者是由失血引起的血压下降。

主查者:要想确定是否由失血引起的血压下降,首先我们要明确失血量与血压的关系。研究表明,当急性失血 800ml 左右时(占总血量的 20%)进入休克早期,此时,收缩压可正常或稍升高,脉压缩小,脉搏每分钟增至 100~120 次/min 以上;当急性失血 800~1600ml 时,收缩压可下降至 70~80mmHg,脉压差小,脉搏细微[2]。按照患者的血压值,当时患者的失血量应该在 800ml 左右。

失血量也可以通过血红蛋白量来估算,血红蛋白下降 10g/L,失血量为 400~500ml。患者当晚复查的血红蛋白从 102g/L 下降到 75g/L,推算的出血量达到 1500ml 左右。通过查阅文献,我们又了解到在急性失血初期,由于血液浓缩和重新分布等代偿机制,血红蛋白可以暂时无变化,一般失血 3~4h 后血红蛋白才会出现下降;平均在出血 32h 时,血红蛋白被稀释到最大程度[3]。这样看来,似乎血红蛋白的变化与患者的血压变化相符。但是结合病史,患者当晚输了 3U 红细胞悬液,相当于 600ml 全血,2021-08-11 复查时血红蛋白为 103g/L,2021-08-12 血红蛋白为 115g/L,已经回到穿刺前水平,其间并未用其他升红细胞的药物,大家有其他想法吗?

主管护师巫护士:出血量的估算还可以用休克指数来估算,休克指数=脉率/收缩压。指数=1,大约失血 800~1200ml;指数>1,失血 1200~2000ml。患者当时血压下降,心率并不快,休克指数0.63。按照休克指数推算失血量并不大。我发现患者在 20:03 查血前的补液医嘱量约 4000ml,在抽血的时候,液体输了多少? 患者是两路液体一起输注,抽血时会不会有血液稀释的情况?

护士葛护士:前夜值班的是我。当时患者两路液体两只手同时快速输注,抽血时输液量总计约 3000ml。虽然抽的是动脉血,但是也有可能血液被稀释了。

◎ 疑问二　血管迷走神经反射导致的血压下降？

主查者：根据大家讨论，由于一开始患者血压的快速下降和血红蛋白的降低，大家似乎都倾向于患者由失血引起的血压降低。但是结合患者的心率、休克指数，以及之后血红蛋白变化综合考虑，患者并不完全符合失血性低血压的特征。大家还有别的意见吗？

护师虞护士：患者在术后出现低血压的同时出汗，而心率却减缓。我认为该患者不是失血性休克引起的血压下降，而是发生了一过性的血管迷走神经反射。血管迷走神经反射可导致血压下降。

主查者：文献报道，有 $1\% \sim 3\%$ 的患者在接受经皮肝穿刺活检术后会并发血管迷走神经反射，此反应多在穿刺后数分钟至 1h 内出现，患者可能还会有胸闷、呼吸困难、面色及口唇苍白等症状[4]。那么血管迷走神经反射导致的血压下降的特点是什么呢，患者是否符合？

护师虞护士：血管迷走神经反射是由于外周化学或机械感受器受到刺激，冲动传入髓质的心血管调节中枢，使交感神经从兴奋突然转为抑制的神经反射。迷走神经过度激活时，传出纤维分别作用于血管和心脏，导致外周血管张力突然降低，引起低血压和窦性心律骤降（患者伴有面色苍白、皮肤湿冷、出汗等，甚至发生意识丧失、晕厥），通常是一过性的，几分钟便能缓解，预后良好[4]。这位患者在术后 1h 左右发生低血压，时间符合，而且低血压发生时，血压 95/55mmHg，心率也随之减慢（60 次/min）。检查后返回病房时，患者情况稳定，血压也上升了，符合血管迷走神经反射的临床特点。

⬤ 疑问三　疼痛导致的血压下降？

主管护师孙护士:我发现患者这次的低血压和疼痛关系密切。疼痛最剧烈时,患者血压最低;止痛治疗后,疼痛有所缓解,血压也升高一些。患者在穿刺后 1h 左右爆发剧烈疼痛,是否疼痛导致的疼痛性休克低血压?

主查者:从病史看,这位患者从入院以来一直有疼痛,肝穿刺后返回病房时因麻醉药效还在,当时没有表现出来疼痛,半小时后疼痛又慢慢恢复了。这可能是穿刺导致的疼痛或者患者本身的疼痛,当时确实不好判断。但后来患者疼痛突然加剧,这就需要引起我们的重视。

我向医生了解了肝穿刺活检的过程。一般患者取平卧位后,医生在超声引导下寻找最佳穿刺路径,避开肝内血管进行穿刺。穿刺部位一般在右侧 8、9 肋间。该患者采用的是 18G(外径1.2mm)一次性半自动活检针穿刺活检,共采了两针。经皮肝穿刺活检患者疼痛发生率约为 5.15%,常表现为右肩部放射性钝痛、右上腹胀痛、胃脘疼痛等[5]。那么疼痛导致的休克特点又是怎么样的,患者是否符合?

主管护师巫护士:疼痛所致的休克为神经性休克,发生极为迅速,且具有很快逆转倾向;在一般情况下,不伴有持续而严重的组织灌流不足及微血管损害;临床表现以脑供血不足,以发生急剧的意识障碍为主要表现。我认为疼痛也是患者发生血管迷走神经反射的诱因之一。

四、总　结

主查者:

此次大家围绕患者在肝穿刺后发生低血压的原因展开了讨

论,分别针对失血性休克、血管迷走神经反射、疼痛几个方面深入探讨。根据患者病历,当时医护人员都是考虑患者出血来处理的。但是随着我们讨论的深入,排查原因,结合患者的临床表现、后续实验室检查、影像学报告,综合考虑后初步判断该患者是血管迷走神经反射导致的低血压。依据:①患者术后 1h 左右发生一过性低血压,同时心率减慢,并伴有出汗,且半小时内症状缓解,符合血管迷走神经反射临床表现[2]。②判断患者失血的证据不充分。但失血性休克仍是肝穿刺后最危险的并发症[2],所以针对此案例医护人员均针对失血采取了补液、输血等积极治疗。

虽然超声引导下肝穿刺是目前最安全、最可靠的方法[3],但仍具有一定的创伤性和危险性,会导致疼痛、血管迷走神经反射、出血,甚至出血性休克等严重并发症[3]。为防止和减少肝穿刺活检并发症的发生,当出现以下情况时需谨慎:①肝穿前 1 周～10 天内服用抗凝药物及激素治疗者;②凝血时间显著异常、有明显出血倾向者,凝血酶原活性(PTA)<50%,血小板计数(PLT)≤50×10^9;③肝脏增大或肝前有腹水者;④术前发现门静脉高压肝脏供血动脉粥样硬化患者;⑤淤胆时间≥3 个月,总胆红素≥34.2μmol/L者;⑥合并其他严重疾病(如心、肾、脑等疾病),精神高度紧张及不合作者;⑦合并其他部位感染及血象升高者[1]。

护理中,我们往往会因为此操作创伤小而忽视患者围手术期的观察、护理。此案例提醒我们护理应注意以下几点:①术前应仔细了解患者有无以上相对及绝对禁忌证,关注患者实验室检查结果,及时和医生沟通;②详细向患者讲解手术的安全性,以减轻其术前的焦虑情绪;③术前应为患者建立静脉通道,并备齐抢救药品和器材;④提醒患者术中放松,避免过度紧张;⑤术中及术后需严密监测患者的各项生命体征,并重视其主诉;⑥一旦发生不良反应或并发症,配合医生积极处理并排查原因。

科护士长：

肝穿刺活检的出血率并不高，更多的是疼痛、血管迷走神经反射等其他并发症。大家在术前护理时也要考虑到肿瘤患者与肝炎肝纤维化患者的不同。肿瘤的血供丰富，位置复杂，患者一般情况较差，存在更高的并发症风险。操作者的手法、技术水平、穿刺的次数、患者使用的药物影响都与穿刺后并发症的发生相关。希望护理人员之后在护理肝穿刺患者时，应综合考虑。术前耐心宣教、积极排查、准备，术后严密观察、准确判断、及时处理，保障患者安全。

护理部主任：

整个查房过程大家积极、踊跃地围绕主题发表自己的意见。那么，就以上讨论经过，提几点意见，请各位再继续深入探讨：

（1）根据大家讨论，疼痛、血管迷走神经反射、出血是肝穿刺活检后主要的并发症。根据病情记录，这位患者三个并发症都存在，我们在探讨的时候，是否应该综合讨论它们之间的关系和互相影响。

（2）患者出现低血压，如果为血管迷走神经反射，那么绝大多数不需要特殊处理就能自行缓解。大家是否考虑过医生之后的补液、输血是否为必要性治疗？

本次业务查房的重点是探讨患者发生肝穿刺后低血压的原因，围绕这个主题大家展开了热烈的讨论，主查者也很用心，用大量数据来佐证各项推论。护理工作最离不开的就是护士们对患者病情的动态观察，而扎实的业务能力让我们能对患者主诉、生命体征变化非常敏感，优秀的护士能及时准确地发现端倪，向医生汇报、协助处理，使者转危为安。像这位患者，术后及时予以心电监护，在患者病情变化之初通过监护发现生命体征变化，更早地干预，避免患者情况恶化，这不正是我们护理工作的意义所在吗？

"严密观察"绝对不应该是一句空话,我们的观察、监测要落在实处,实实在在记录和反馈,发生变化时及时汇报和预判,才能真正保障患者的安全,也才是我们的职业意义所在。

参考文献

[1]张瑶,王丽萍,罗艳,等.超声引导下肝脏穿刺活检并发症探讨与研究[J].中国医药导报,2013,10(2):94-96.

[2]吴艳丽,常清,颜明.对1例接受经皮肝穿刺活检术后并发血管迷走神经反应及剧烈疼痛的患者进行护理的效果[J].当代医药论丛,2019,17(10):279-280.

[3]陈武镇.超声引导下肝脏穿刺活检并发症分析与研究[J].现代医用影像学,2017,26(6):1774-1775,1787.

[4]彭东娟,陈春,李耀才.护理干预在肝脏穿刺活检患者中的临床价值[J].中国当代医药,2015,(10):183-185,188.

[5]董苗英.肝脏穿刺活检术后并发症的观察及护理[C]//第三届全国肝病治疗进展与临床药学学术研讨会论文集.杭州:中国药学会,2009:160-162.

（任皎皎　黄英）

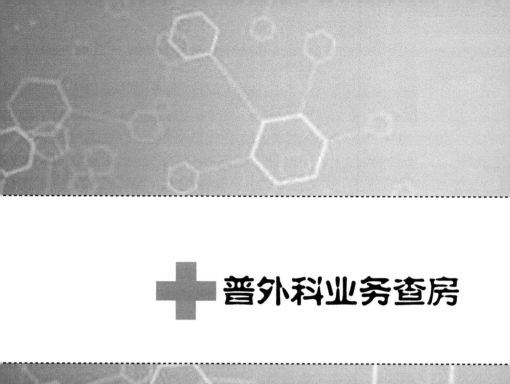

普外科业务查房

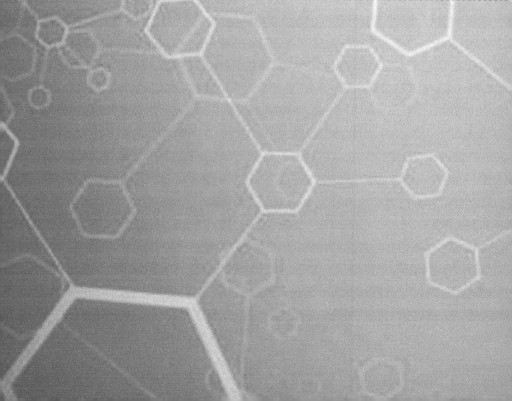

案例十六 — 静脉化疗后皮肤过敏原因分析

> 查房科室:肝胆胰外科
> 查房目的:讨论患者静脉化疗后皮肤过敏的原因
> 查房形式:三级查房

一、患者资料

姓名	性别	年龄	入院时间	护理级别	诊断
罗某某	男	58岁	2021-05-21 16:00	二级护理	胃恶性肿瘤

二、病情简介

患者发现胃恶性肿瘤1个多月,曾行3次化疗,发热4天,体温最高39.2℃,门诊对症治疗后好转,拟"胃恶性肿瘤"收住入院。全腹软,无压痛、反跳痛及肌卫,腹腔留置引流管1根(夹闭),右上肢留置PICC(置入深度20cm),敷料干燥,肢体无肿胀。

既往史:2021-04-20 行化疗,方案为紫杉醇 89mg(ivgtt,st);2021-05-10 行化疗,方案为紫杉醇 89mg ivgtt ＋紫杉醇 35mg 腹腔内注射＋替吉奥 3 粒口服(bid);有痛风史,无过敏史,无流行病学史记录。

入院后主要病情记录:

日期	时间	主要病情记录	用药情况
2021-05-21	16:09	体温 37.3℃,血常规示:白细胞计数 4.7×10⁹/L。医嘱予拔 PICC	头孢哌酮钠舒巴坦钠 1.0g(ivgtt,bid),复方甘草酸苷 60ml(ivgtt,qd)
	17:08	停腹腔引流管	
	19:00	畏寒,体温 37.8℃	
	21:00	无畏寒发抖,体温 37.9℃	
2021-05-22	17:00	生化示:白蛋白 30.8g/L,总胆红素 31.1μmol/L,直接胆红素 25.5μmol/L,天冬氨酸氨基转移酶 92U/L,丙氨酸氨基转氨酶 144U/L。血常规示:白细胞计数 2.7×10⁹/L	人血白蛋白 10g(ivgtt,qd),重组人粒细胞刺激因子 0.1g(ih,qd),丁二磺酸腺苷蛋氨酸,停头孢哌酮钠舒巴坦钠
2021-05-23	09:35	躯干及四肢均有散在红疹,伴瘙痒	开瑞坦片 10mg(po,st)
	18:00	皮疹较前大部分已消退,已无瘙痒	
	01:42	患者躯干、四肢及臀部又起红疹,伴明显瘙痒	地塞米松磷酸钠 5mg(iv,st)
	23:00	患者皮疹已消退,瘙痒较前好转	

日期	时间	主要病情记录	用药情况
2021-05-24	10:00	生化示:白蛋白 30.8g/L。血常规示:白细胞计数 9.2×10^9/L。四肢及躯干仍有散在皮疹,伴瘙痒不适	停人血白蛋白、停重组人粒细胞刺激因子;地塞米松 5mg(iv,st);盐酸西替利嗪 10mg(po,qd)
2021-05-25	11:30	患者四肢及躯干散在红疹,伴瘙痒症状,未见好转。予皮肤科会诊后,考虑过敏性皮炎	0.9% NS 10ml＋甲泼尼龙琥珀酸钠 40mg(iv,qd),糠酸莫米松乳膏擦拭,停丁二磺酸腺苷蛋氨酸

三、问题与讨论

主查者:讨论该患者皮肤过敏的可能原因。

疑问一　热退疹出?

护师陈护士:患者曾高热 3~4 天。退热后有的患者会出红疹。

主查者:这多见于低年龄患者[1],比如幼儿急疹。这类疹子发完之后就会消退,不会像该患者一样反复出现皮疹。另外,该患者皮疹时间远大于发热时间,所以热退疹出这个原因应该可以排除。

疑问二:胆红素高?

主管护师金护士:胆红素高、皮肤黄染的患者会皮肤瘙痒。

主管护师段护士:这位患者胆红素不是很高,而且皮肤巩膜也没有黄染,入院时也没有皮肤瘙痒。最重要的是,胆红素高只会引起皮肤瘙痒,不会引起皮疹。故也不考虑这个原因。

● 疑问三：化疗药物？

主管护师金护士：会不会是化疗药物引起的皮肤过敏？该患者的化疗方案是先紫杉醇＋替吉奥口服，2022-05-10化疗方案为紫杉醇静脉化疗＋腹腔化疗，之后口服替吉奥，直到这次发热停药。入院后就没有继续口服替吉奥。

主查者：紫杉醇和替吉奥常见的不良反应是什么？

护师陈护士：在临床使用中，紫杉醇这个药物多发生速发型不良反应，患者常出现胸闷气急、过敏、休克样症状，在皮肤黏膜上，常见的不良反应是脱发。替吉奥在临床上比较多见皮肤色素沉着，且替吉奥的药品说明书上也明确提到皮肤色素沉着发生率为42.4％，皮疹发生率为22％。

主查者：替吉奥用药后有可能会出现皮疹。

● 疑问四　其他药物？

主管护师金护士：患者虽然有痛风史，但入院之前及入院之后都没有服用痛风药，所以可以排除痛风药这个因素。是不是头孢哌酮钠舒巴坦钠的关系？入院后，该患者使用了头孢哌酮钠舒巴坦钠、复方甘草酸苷、人血白蛋白、丁二磺酸腺苷蛋氨酸，而头孢、青霉素类药物是最易引发过敏反应的。

护师段护士：该患者使用了头孢哌酮钠舒巴坦钠两天，在静滴时没有出现过敏反应。一般临床上，头孢、青霉素过敏症状都是速发型的。另外，头孢哌酮钠舒巴坦钠药品说明书上显示，该药迟发型的过敏反应在皮肤黏膜上的表现是剥脱性皮炎。这跟这位患者的症状也不相符。而且患者在停药后，皮疹也在反复加重中。所以不考虑此原因。

护师高护士：是不是复方甘草酸苷或者人血白蛋白引起的

过敏？

主管护师金护士：复方甘草酸苷的过敏反应症状为脸部潮红、颜面部浮肿，与该患者不符。临床上，人血白蛋白过敏的主要症状也是面部潮红、心慌，很少会引起皮肤过敏现象。患者停了人血白蛋白后皮疹也未见消退。

护师高护士：是不是丁二磺酸腺苷蛋氨酸引起的？这个药物有皮肤过敏的不良反应，主要表现为皮疹、瘙痒。患者从入院第二天开始一直使用该药物。中途该患者使用糖皮质激素后皮疹有消退，但是次日皮肤过敏现象越发厉害。我认为这个过敏原一直存在，直到25号停了二磺酸腺苷蛋氨酸后。虽然患者皮疹未见消退，但是至少没有再加重，而且患者自诉瘙痒已经明显有所好转。

疑问五　免疫力低下？

主管护师何护士：该患者化疗后出现骨髓抑制，白细胞很低，也就意味着机体免疫力低下，用药尤其是药物之间相互作用都有可能引起过敏反应。这种情况下，过敏反应的原因很难找。

疑问六　其他物理因素？

护士长袁护士：我也怀疑过是床垫、床单等织物问题，但是患者发疹后第二天就全部更换了，患者皮疹也没有好转。另外，患者吃的食物是在食堂订的家常菜，应该不会引起过敏。患者后来停用了二磺酸腺苷蛋氨酸，皮疹未再加重，因此考虑丁二磺酸腺苷蛋氨酸引起的过敏。

四、总　结

主查者：

大家讨论患者皮肤过敏的自身原因有热退疹出、高胆红素；外在原因包括用药情况、床单被套等织物、过敏食物等。经过分析讨论,初步判断该患者是丁二磺酸腺苷蛋氨酸及替吉奥引起的皮肤过敏反应。有文献资料显示[2-3]:

(1)丁二磺酸腺苷蛋氨酸是目前临床治疗胆汁淤积的首选药。但临床上陆续有丁二磺酸腺苷蛋氨酸用药导致不良反应的个案报道。其安全合理使用建议如下:①严格按药品说明书要求溶剂稀释后使用,加入不少于100ml 5%葡萄糖注射液中缓慢滴注;②不可超剂量快速滴注。药品说明书要求每天使用500~1000mg,且滴注速度宜慢(2ml/min);③做好用药前30min内的监护,观察药物不良反应;④丁二磺酸腺苷蛋氨酸为刺激性较强的药物,故静脉滴注时一定要非常缓慢,长期使用需更换注射部位。

(2)口服替吉奥最常见的不良反应之一就是皮疹,一般不需特殊治疗,在停药一段时间后可自行消退。如果发生严重过敏反应,应该立即停药对症治疗。为预防皮疹发生,在服用替吉奥后应多饮水,确保每天饮水量>2500ml,促进药物排泄,减少药物的毒性。患者还应禁烟酒,饮食清淡且富有营养,多吃新鲜蔬菜水果,不吃辛辣油腻鱼腥食物,保持大便通畅,根据医嘱使用抗过敏的软膏。

通过本次查房,大家对此类患者不明原因过敏有相应的认识。如果该患者继续实施化疗,我们就要早预防、早治疗患者皮肤过敏。

科护士长:

皮肤过敏反应属于变态反应,故病史中未介绍相关血液检验,比如白细胞、嗜酸性粒细胞等都没有具体说明。既然患者已经是第3次化疗了,讨论之前有没有出现过替吉奥口服后皮肤过敏反应呢,有没有仔细询问患者病史?

恶性肿瘤患者化疗期间出现皮疹的护理对策如下[4]。

(1)保护性隔离:全身皮疹患者应加强消毒隔离,尤其是皮疹破损患者,防止继发感染;勤换床单、被罩,保持清洁、干燥、平整、无渣屑,有污染时及时更换。

(2)皮肤护理:维持病室温度在22～24℃,湿度50%～60%;避免使用含有异丙醇、香水或薄荷醇等刺激物的乳液。

(3)预防性护理:避免夜间无意识地搔抓皮肤,应指导患者勤修剪指甲,建议入睡前戴上全棉、柔软、稍宽松的手套。

(4)心理护理:讲解疾病相关知识,介绍皮疹治疗成功案例,使其了解疾病发展。

(5)饮食护理:鼓励多进食、多饮水,指导科学饮食,合理搭配食物,以易消化、高热量、高蛋白、高维生素食物为主。

护理部主任:

整个查房过程氛围很好,每个人都积极参与探讨,踊跃发言,互相交流学习。

对于丁二磺酸腺苷蛋氨酸和替吉奥引起的皮疹,我们需要知道这些药引起的皮疹特点是什么,或用药多久后患者会出现反应。本次业务查房的重点是患者的药物性过敏,鉴于药物反应范围广泛,表现复杂,且多具特异性,要确定诊断比较困难。对于药疹的诊断,目前仍以临床病史为主要依据,再结合皮疹表现和皮肤划痕、皮内试验等,并除外其他疾病的可能性,进行综合分析判断。护理工作的严谨、细心体现在我们对患者病情的连续性、动态观察,尤其是异常症状的评估与记录,应多询问患者主诉,对易导致过敏的药物向患者加以提示,使药物造成的危害降到最低限度。

参考文献

[1]杨丽萍.幼儿急疹早期误诊原因分析[J].临床误诊误治,2017,30(5):46-48.

[2]汤迎爽,康阿龙,张苏蘅,等.注射用丁二磺酸腺苷蛋氨酸

的不良反应及配伍禁忌分析[J].中国药业,2019,28(21):67-70.

[3]张亦芹,王蕊.替吉奥联合阿帕替尼治疗晚期胃癌不良反应的观察和护理[J].护士进修杂志,2018,33(2):138-139.

[4]杨淼淼,赵慧华.恶性肿瘤患者化疗相关性皮疹护理研究进展[J].齐鲁护理杂志,2017,23(1):64-66.

(任秀文)

案例十七 — 全麻腹部手术后声音嘶哑原因分析

> 查房科室:肝胆胰外科
> 查房目的:讨论患者全麻腹部手术后声音嘶哑的原因
> 查房形式:二级查房

一、患者资料

姓名	性别	年龄	入院时间	护理级别	诊断
罗某	女	58岁	2021-01-28 16:00	一级护理	肠梗阻

二、病情简介

患者中下腹胀痛不适一天,肠系膜 CTA 提示肠系膜动脉未见明确栓塞、扭转征象,小肠扩张伴气液平,梗阻点位于下腹约 L5/S1 水平骶前部可能,予急诊全麻下行剖腹探查＋束带松解＋梗阻肠管减压术,术后当日入 ICU,第二天转回外科。

既往史:甲状腺功能减退症(简称甲减)病史,无吸烟史。

入院后主要病情记录:

时间	主要病情记录	相关治疗
2021-01-30 09:00	声音嘶哑伴咽喉痛,无吞咽发音困难及呼吸困难,行胃肠减压,置管深度 55cm,吸出白色浑浊样液体	雾化吸入(bid),抗感染补液对症治疗
2021-02-01 14:00	肛门已排气,声音嘶哑仍存在,无咽痛	停雾化吸入
2021-02-02 16:00	声音嘶哑仍存在	五官科会诊建议:地塞米松 5mg+0.9%生理盐水 10ml,雾化吸入(bid)
2021-02-09 10:45	胃管间歇夹管	
2021-02-10 11:00		停胃肠减压,拔胃管
2021-02-13 11:00	声音嘶哑,进食后无呛咳	清流质饮食
2021-02-14 10:00	声音嘶哑仍存在	出院

三、问题与讨论

主查者:讨论该患者声音嘶哑的原因。

疑问一 甲状腺功能减退症?

护师陈护士:该患者既往有甲减病史,可能是甲减造成的声音嘶哑。

护师金护士:甲减是由多项外界因素造成的甲状腺激素分泌或生物效应不足,患者表现出反应迟钝、嗜睡、便秘、肌肉痉挛或记忆力减退等症状。该患者虽有甲减,但自诉以往无类似症状,且手术未累及甲状腺,所以我认为可以排除此原因。

疑问二　感冒引起?

护士童护士:感冒可引起急性喉炎。急性喉炎患者起病急,出现声带水肿、充血,声音嘶哑现象。

主管护师金护士:感冒一般由多种病毒引起,患者表现为鼻塞、流涕、流泪、咽痛、声音嘶哑及咳嗽,有时伴有发热、头痛及全身酸痛等症状。普通感冒是一种自限疾病,若无并发症,一般 7 天左右可不服任何药物而康复。该患者住院期间除声音嘶哑,无其他感冒症状,且消炎、雾化吸入治疗后也未见好转,因此这个原因也可以排除。

疑问三　留置胃管操作引起?

护士叶护士:在留置胃管过程中,消毒不严或用力粗暴致咽喉部黏膜受损,或胃管反流而损伤咽喉部软组织,均可导致患者术后声音嘶哑。

主管护师黄护士:手术当日,留置胃管的护士操作过程非常顺利,未反复插管。插管结束后患者未出现声音嘶哑现象。不考虑由于消毒不严或用力粗暴损伤咽喉部黏膜而引起的声音嘶哑。

疑问四　气管插管操作引起?

副主任护师王护士:会不会是全麻术中气管插管引起的?术后声音嘶哑是全麻气管插管并发症之一,临床表现为发声低沉、沙哑或失音,伴局部疼痛、吞咽障碍、呛咳及流涎等。术后声音嘶哑因素主要有咽喉损伤、声带麻痹和环杓关节脱位。

主查者: 为什么全麻手术会引起咽喉损伤、声带麻痹和环杓关节脱位?

主管护师蔡护士:

(1)咽喉损伤:咽喉部炎症、血肿和喉头水肿可导致术后声音嘶哑。困难或反复多次插管、导管过粗或不洁、管芯过长或过硬均可直接损伤咽喉部软组织,引起黏膜水肿,导致术后声音嘶哑。

(2)声带麻痹:主要由手术损伤或套囊压迫喉返神经引起。主要症状为声音嘶哑及说话困难,间接喉镜可确诊。声带下缘 6～10mm 是喉返神经易损区,若导管套囊位置过低,压迫该部位,易导致声带麻痹。导管套囊压过高时,套囊压迫甲状软骨沟后方的喉返神经前支,也引起声带麻痹。

(3)环杓关节脱位:亦称杓状软骨脱位,临床表现为声音嘶哑、局部疼痛、吞咽困难,甚至呼吸困难。气管插管所致的环杓关节脱位发生率为 0.097%[1]。

⬤ 疑问五　患者为何发生环杓关节脱位?

护师裘护士: 患者 2021-02-02 14:00 在五官科做了喉镜检查,结果显示,患侧声带活动差,声门闭合不全,软骨向后外移位,两侧杓状软骨不对称。所以我认为主要原因是环杓关节脱位。

主管护师黄护士: 环杓关节脱位原因主要有以下几点[2]。

(1)不当插管时,喉镜置入过深并偏向一侧,用力上提显露声门时牵拉会厌及杓会厌襞,使杓状软骨受到牵拉而脱位。

(2)拔管时机过迟,患者清醒后不能耐受导管,躁动时会自行拔除导管,造成环杓关节脱位。

(3)拔管前未完全或未放气的气囊退出声门时,直接损伤杓状软骨,造成其向后、外移位。

（4）因术后保留气管导管行呼吸支持而发生中杓状软骨脱位。在术后留管过程中,吞咽、呛咳等动作使喉头上下移动,牵拉杓状软骨、声带与气管,增加相互间摩擦,造成杓状软骨脱位或声带黏膜损伤。

<u>主管护师金护士</u>:术后复苏室护士介绍,在气管插管拔除后,患者就出现了声音嘶哑症状。因此,更多考虑的是气管插管引起环杓关节脱位导致的声音嘶哑。

◎ 疑问六　环杓关节脱位主要治疗及护理要点?

<u>主管护师黄护士</u>:喉镜是确诊环杓关节脱位最直接的方法。环杓关节脱位一旦确诊,治疗应首选杓状软骨拨动复位术,术后噤声、进冷软饮食,给予口服泼尼松及非甾体类抗感染药,同时辅以雾化吸入,以早期消除局部水肿。治疗效果与确诊时间密切相关,早期发现、早期复位治疗预后效果好。此类患者的护理要点包括以下几点。

（1）心理护理:安慰患者,运用非语言性沟通技巧、文字交流,告诉患者这是气管插管的并发症之一,通过治疗与功能锻炼可以治愈。讲解类似患者的成功病例,让患者消除恐惧,积极配合治疗。

（2）声嘶护理:对疑有环杓关节脱位的患者,指导其侧卧或平卧并将头偏向一侧,防止因呛咳引起气管误吸,造成肺部感染。出现症状时,避免过多张口说话,尽量运用文字和手势进行病情交流。注意观察患者声嘶情况,如发现声嘶突然加重或呼吸困难,立即报告医生并处理。

（3）休息与饮食护理:注意声带休息,避免用声过度,必要时需噤声休息;节制烟酒,少食辛辣及冷饮。

(4)发声训练:学习嗓音的音调、音强、音色,发声呼吸方法(用气),以及对共鸣、构音器官位置的调节。通过放松训练、呼吸训练,维持身体的稳定和平衡、发声器官的平衡,进行嗓音声学训练,消除嗓音的滥用和误用等。

四、总 结

主查者:

大家讨论患者术后声音嘶哑的原因包括:患者的自身因素——甲状腺功能减退症;外在因素——感冒、留置胃管操作不当及气管插管操作不当等。经过分析讨论,最后认为患者是气管插管操作不当引起的声音嘶哑。通过相互学习,我们了解了声音嘶哑发生的主要原因、治疗方法及护理措施。为了降低患者由留置胃管或气管插管导致的环杓关节脱位的危险性,操作者要规范操作,从而降低此类不良事件的发生率。

(1)留置胃管期间及拔胃管后,观察声音有无改变及其他不适。

(2)全麻清醒回病房后与麻醉师交接过程中要特别注意患者有无声音改变。

(3)患者胃肠减压期间可能会出现咽部炎症,造成声音改变,注意与环杓关节脱位所致的声音变化相区别,及时发现、及早进行治疗。

(4)患者确诊后,应立即行环杓关节复位术,一般效果较好,可缩短康复时间,并且越早治疗效果越好[3]。多数患者经治疗后能恢复正常发音。

科护士长:

术后声音嘶哑是全麻气管插管拔管后的并发症之一,临床表现主要为发声沙哑或无声,可伴有咽喉部疼痛、吞咽障碍、呛咳等。术后声音嘶哑会在不同程度上影响患者的生活质量。案例中,患者术后第1天就有声音嘶哑伴咽喉部疼痛,但是第6天才确诊为环杓关节脱位。通过案例讨论,全麻气管插管致术后声音嘶哑发生可由多种原因引起,且容易引起医疗纠纷,应予以重视。故术前气道检查及评估要充分,应详细询问病史、积极预防,与患者及家属充分沟通,告知声音嘶哑是气管插管的并发症之一。术后返回病房后,应注意患者发音情况,一旦出现声音嘶哑伴咽喉部疼痛,可建议医生立即喉镜检查,明确病因并尽早治疗。另外,气管插管全身麻醉外科术后声音嘶哑的原因,除了留置胃管损伤、气管插管损伤外,还有围手术期精神刺激因素诱发癔症性失声[4]。虽然案例中患者未出现失声现象,但是提醒我们需要关注容易被忽视的心理健康问题。如果气管插管造成的声音嘶哑严重程度较轻,患者出院后一般无需治疗,保持适当的发音训练及良好的用声习惯,避免进食刺激性强的食物,多可自行恢复[5],但应及时随访。如果患者持续性声音嘶哑未见好转,出现发声困难,务必及时医院就诊。

🌢 参考文献

[1]陈春艳,张永国,何锴,等.全麻气管插管术后声音嘶哑2例[J].中国实用医药,2016,11(33):162-163.

[2]刘志锋,江青山,彭静,等.气管插管全身麻醉外科手术后声音嘶哑的临床分析[J].中国现代医学杂志,2018,28(25):88-91.

[3]田立东,张麟临,刘继强,等.布托啡诺复合右美托咪定对瑞芬太尼诱发术后痛觉过敏的影响.中华麻醉学杂志,2015,35(4):401-404.

[4]吴向荣.全麻后声音嘶哑1例[J].医学理论与实践,2018,31(13):1988.

[5]廖红建,兰金山.全麻术后声音嘶哑39例诊治分析[J].浙江实用医学,2020,25(2):99-100,111.

（任秀文）

案例十八 — 腹部手术后谵妄的发病原因分析及护理

查房科室:肝胆胰外科
查房目的:讨论患者腹部手术后谵妄的发病原因及护理措施
查房形式:三级查房

一、患者资料

姓名	性别	年龄	入院时间	护理级别	诊断
陈某某	男	81岁	2021-07-15 15：00	二级护理	胃恶性肿瘤

二、病情简介

患者剑突下持续性胀痛1个月,无呕血、黑便现象。胃镜活检示胃窦慢性溃疡,食管慢性溃疡。为进一步治疗来院就诊,门诊拟"胃肿物"收入院。

既往史:高血压病史10多年,口服降压药控制血压。2型糖尿病病史 10 多年,口服降糖治疗。脑卒中病史 4 年多,未遗留神经系统损害。

入院后主要病情记录:

日期	时间	主要病情记录	用药情况
2021-07-29	09:30	全麻下行腹腔镜中转开腹胃癌根治术,术后第二天由 ICU 转入我科	
2021-07-30	23:50	夜间出现烦躁不安,难以入睡	氟哌啶醇 5mg(im,st)
2021-07-31	16:14	患者神志清,时间、人物定向力可,空间定向力差,对答部分切题,四肢活动可,双侧巴宾斯基征未引出,神经内科会诊无特殊处理	
	18:23	情绪亢奋,烦躁不安	氟哌啶醇 2.5mg(im,st)
2021-08-01	09:00	神志清,无胡言乱语现象	
2021-08-02	00:12	停患者自控镇痛(PCA)泵	
	14:27	多言多语,烦躁不安	氟哌啶醇 2.5mg(im,st)
	16:11	神志清,精神稍软,反应略迟钝,可部分对答,双侧肢体活动对称,双上肢肌力 5 级,双下肢肌力 4 级。神经内科会诊意见:目前患者状态无烦躁表现,可暂观察。如躁动明显,可口服药物,临时奥氮平片 2.5～5mg 口服	

续表

日期	时间	主要病情记录	用药情况
2021-08-03	16:34	神志清,入睡困难	氟哌啶醇2.5mg(im,st)
2021-08-04	15:27	情绪亢奋,烦躁不安	奥氮平片5mg(po,st)
	16:00	再次神经内科会诊:神清,言语流利,脑神经未见异常,双上肢及左下肢肌力5级,右下肢肌力5⁻级(既往脊髓灰质炎遗留),右小腿肌肉萎缩,双上肢及左下肢腱反射活跃,右下肢腱反射减弱,双巴宾斯基征(+),双下肢运动觉、位置觉减退,精神症状明显可,予富马酸喹硫平25mg口服	
	19:18	情绪亢奋,烦躁不安	氟哌啶醇5mg(im,st)
2021-08-05	11:30	夜间烦躁不安	富马酸喹硫平25mg(po,qd)
	16:15		氟哌啶醇5mg(im,st)
2021-08-06	15:30	神志清,情绪稳定,对答切题,无腹痛腹胀不适	
2021-08-07	09:40	情绪亢奋,烦躁不安,夜间入睡困难	氟哌啶醇5mg(im,qn)
2021-08-13	10:00	神志清,对答切题,夜间睡眠较好	停氟哌啶醇

三、问题与讨论

主查者:大家讨论一下该患者腹部手术后谵妄的发病原因及护理措施。

◆ 疑问一　术后谵妄?

主管护师蔡护士:考虑患者发生术后谵妄。世界卫生组织《国际疾病分类》第 10 版中将术后谵妄(postoperative delirium,POD)定义为:发生在术后 7 天内或出院前的谵妄,其临床特征为术后急性起病、注意力不集中、意识水平改变和思维紊乱等[1]。

护士郭护士:当晚我值班,夜间巡视病房时发现患者夜间精神亢奋,多言,对答部分切题,对疾病的诊治经过发生无印象。该患者白班交接班过程中神志、情绪均平稳,对答切题。患者夜间突然表现为烦躁不安,无法入睡,临床表现符合术后谵妄的特征。

◆ 疑问二　高龄引起的术后谵妄?

护师陈护士:术后谵妄是外科患者术后最常见的中枢神经系统功能障碍之一。该病例为 81 岁老年患者,在全麻下行腹腔镜中转开腹胃癌根治术,术后转 ICU 监护病房。高龄是谵妄的危险因素之一,而且是一项独立的危险因素[2-4]。有报道显示 65 岁及以上老年患者谵妄发生率达 50%,其中术后谵妄发生率可达 11%～51% [5]。无论是否手术,谵妄患者都以老年人占大多数。术后谵妄患者占同期谵妄患者的比例不低,也间接说明手术也是患者谵妄的诱因之一。

护士韦护士:国外研究[6]显示,老年患者术后谵妄总体发生率为 12.0%。我国数据[7]显示术后谵妄总体发病率 11.1%,其中胸外科手术、上腹部手术、脊柱与关节手术患者术后谵妄发病率均超过 15％。需要强调的是,术后谵妄会导致患者躯体功能和认知功能下降,增加跌倒压力性损伤的发生概率,延长住院时间,增加再入院概率,影响患者的预后,甚至危及患者生命。

● 疑问三 ICU 治疗后引起的术后谵妄?

护师裴护士:谵妄也是 ICU 患者术后常见的并发症,发生率为 11％～17％[8]。老年患者由于机体衰老过程中,大脑发生了一系列变化,如应激调节神经递质变化、脑血流量减少等,在 ICU 这一特殊的环境下更易发生谵妄。多项研究表明,ICU 患者谵妄发生率要远远高于普通病房的患者,可高达 70％～87％[9]。

● 疑问四 术前合并疾患引起的术后谵妄?

护师叶护士:谵妄还有可能由术前合并疾患引起。患者既往有脑卒中病史,是术后谵妄的独立因素。脑卒中使术后谵妄风险增加。麻醉手术可导致系统损害加重,从而引起机体水、电解质、酸碱平衡紊乱及体内中间代谢产物蓄积,引起脑功能障碍,导致术后谵妄。

● 疑问五 术后神经功能障碍?

护师段护士:患者夜间频繁出现烦躁不安,难以入睡,可能是术后睡眠紊乱导致术后神经功能障碍,特别是谵妄的发生率与睡眠功能紊乱有关。导致睡眠紊乱的因素很多,如外科手术创伤、饥饿、监护病房噪声、夜间护理操作等。患者高龄 81 岁,行腹腔镜中转开腹胃癌根治术的手术时间长,术后又转 ICU,这些因素均累计导致患者术后谵妄。

疑问六　其他原因引起的谵妄?

护师高护士: 老年患者术后谵妄的发生常由多因素引起,包括患者自身内在因素和外在因素间的相互作用。谵妄的危险因素分为两大类:易患因素和诱发因素。易患因素包括高龄、认知功能下降、听力或视力障碍、酗酒、合并多种躯体疾病[10]。易患因素常不可逆转,比如高龄、认知功能障碍等是无法改变的。

护师裴护士: 本例患者除高龄、听力下降等无法改变的易患因素外,还存在术后谵妄的诱发因素。任何机体内外环境的紊乱均可促发谵妄,成为诱发因素。例如,患者术后切口疼痛(NRS 评分 4分,尤其翻身活动后加剧),术后镇痛不足均会诱发谵妄;术后营养不良(低蛋白血症存在)、维生素缺乏等与谵妄的发生有关;活动受限(术后卧床,尤其在 ICU 实施的保护性束缚)会增加谵妄发生率。查看 ICU 医嘱记录,患者四肢约束至次日 08:00。患者也有反馈麻醉清醒后发现四肢被约束。

疑问七　如何预防患者术后谵妄?

护师陈护士: 针对术前预防,我们可以落实以下几点。术前定期与患者交流,加强患者认知功能训练以帮助患者正确感知周围环境;加强人文关怀,多与患者聊天,加强护患之间的信任;术前积极治疗患者并存疾病,改善营养状况、纠正代谢紊乱及改善睡眠障碍等,遵医嘱予高蛋白低脂饮食,同时避免使用抗胆碱能药镇静催眠类等易诱发谵妄的药物。术后预防措施:①术后镇痛,推荐在神经阻滞基础上给予多模式镇痛,减少阿片类药物使用,以改善镇痛效果、降低谵妄发生率;②药物预防,给予营养神经的药物。告知患者及其家属术后恢复期的注意事项,多与患者交谈,提供老人日常在家的休闲活动(如该老人喜欢听的戏剧,可以用手机播放音乐,听收音机等)。术后早期活动,尽可能术后早期离床,避免身体约束。在康复师协助下进行康复训练。

副主任护师王护士:国内外的相关学者均支持术后谵妄的预防重于治疗。Bjorkelund 等认为通过术前筛选高危因素、改善围手术期低氧血症等措施可将术后谵妄的发生率降低 30%~40%。给予手术患者充足的氧供应(氧流量 3~4L/min,持续至术后第 2 天),维持患者血红蛋白>100g/L 及正常体温可明显降低术后谵妄的发生率[11]。术后使用小剂量的氟哌啶醇能缓解谵妄临床症状的严重程度及缩短持续时间,但不能预防谵妄的发生。对于谵妄的治疗首要选择非药物措施治疗方案,如改善患者内环境、纠正电解质紊乱及贫血、改善低氧血症及维持正常体温等,若患者谵妄仍不能缓解则可选择药物治疗(主要为抗精神类药物)。在 ICU 或监护病房,睡眠干扰是术后谵妄的首要因素,因此有必要采取一些措施(如耳塞、面罩、减少噪声等)改善患者睡眠。

疑问八 氟哌啶醇用药注意事项?

护师裘护士:氟哌啶醇是抗精神病药,是治疗谵妄的首选药物。其优点是对呼吸没有抑制作用,不会产生严重的镇静作用。主要副作用包括低血压、锥体外束反应、抗胆碱能神经作用和尖端扭转性室速,用药同时应密切监测心电图。常见不良反应的护理如下。

(1)口干、视力模糊、乏力:如对患者正常日常生活影响不大,则不需要特殊处理。对于术后可以进食的患者,鼓励患者多食用含维生素丰富的蔬菜和水果,多饮水,多活动。术后禁食期间做好口腔护理、漱口等,避免口腔干燥。卧床期间给予主动及被动的活动,如踝泵运动等。

(2)类帕金森症:主要体征为手足震颤和肌张力增高,严重的患者有协调运动失调、皮脂流出等情况。对此应注意观察,减少药物剂量或加服抗胆碱能药物以减轻症状。

(3)急性肌张力障碍:患者会出现斜颈、颈后倾、眼上翻等症状,自身感受难以忍受,同时伴有紧张恐惧情绪,咽部痉挛导致呼吸困难窒息等情况。可肌内注射氢溴酸东莨菪碱 0.3mg 缓解,如未起效需停止氟哌啶醇用药。

(4)静坐不能:表现为坐立不安,烦躁,不能静坐等症状。患者心理压力大,主观感受为焦虑不安。应安慰患者,鼓励患者,消除其焦虑情绪,同时予地西泮缓解症状。

(5)吞咽困难:主要表现为进食缓慢,吞咽困难。主要原因是咽喉肌肉共济失调,会咽难以关闭。食物极易留在口中而不能下咽,容易食物堵塞而引起窒息。此时,不要给患者干燥的食物,应以流质食物为主。若吞咽困难严重,绝对不能进食,应采用鼻饲或静脉提供营养物质。

(6)过敏性皮疹:在面部、四肢躯干等部位出现点状红色斑丘疹,并同时伴有发热、皮肤红肿、糜烂等症状。劝阻患者不要搔抓皮肤,以免感染。治疗时严格遵循无菌操作技术,对渗出的创面可用 2% 硼酸水湿敷。

该患者在用药期间未发现上述不良反应。

护师高护士:既往氟哌啶醇常因可能引起锥体外系反应、血压下降等不良反应,甚至导致致命的室性心律失常而被临床所慎用。氟哌啶醇的不良反应多发生于长期大剂量应用氟哌啶醇的患者之中。对氟哌啶醇不良反应的预防措施如下。

(1)联合用药,仔细观察患者病情发展,根据患者病情变化谨慎选择用药。

(2)对于首次使用抗精神类药物的患者,应考虑患者对药物的敏感性,应小剂量用药,加强用药后观察,避免发生不良反应。

（3）在治疗一些急性精神障碍时，不能使用大剂量的药物治疗，尤其要注意那些有过锥体外系反应的患者（包括反应轻微者）。

四、总　结

主查者：

通过本次查房，我们了解患者术后谵妄发生的主要原因，掌握了预防和治疗术后谵妄发生的护理要点。谵妄是大脑紊乱综合征，通常是生理上的异常所造成的，是一种可逆的精神状态改变，通常伴随注意力不集中、认知错乱、答非所问，甚至出现幻觉，其典型特征是昼清夜重，即所谓的"落日综合征"。我们还可以学习一下临床上常用的床旁谵妄评估量表，对意识障碍主要从以下四方面进行评估：①急性发作；②注意力下降；③思维混乱；④意识改变。

同时具有前两项特点或单独呈现第三项或第四项即可诊断为谵妄。对择期手术的患者，要做好充分的术前准备，必要时可告知患者家属术后谵妄的潜在危险并要求协助治疗，使患者安心养病。重视术后患者心理护理，保持患者术后恢复期心理稳定，注意改善病室环境，营造安静舒适氛围，保证患者充分睡眠，从而使患者尽快康复。

科护士长：

在护理高危谵妄患者的过程中，密切观察病情，早期评估危险因素，配合医生积极治疗原发疾病。观察患者有无低氧血症，水、电解质、酸碱平衡紊乱等，尽早进行纠正和控制，补充营养，控制感染；恰当的镇静镇痛策略是减少心理及生理不良经历的有效措施，可避免患者出现躁动不安，缓解患者的焦虑情绪，从而减少谵妄发生率；保持患者舒适体位，给予定时翻身及必要的肢体按摩，也可以减少患者的不适、烦躁，从而降低谵妄发生率。护理人员要加强对患者精神状态的评估，注意要与患者日常思维状态和行为习惯做对比，观察并记录。

参考文献

[1]Milrad SF,Hall DL,Jutagir DR,et al. Poor sleep quality is associated with greater circulating pro-inflammatory cytokines and severity and frequency of chronic fatigue syndrome/myalgic encephalomyelitis(CFS/ME) symptoms in women[J]. J Neuroimmunol, 2017,303:43-50.

[2]周建雄,胥明哲,王蕊,等.老年患者术后谵妄的研究进展[J].临床麻醉学杂志,2019,35(9):920-924.

[3]Berian JR,Zhou L,Russell MM,et al. Postoperative delirium as a target for surgical quality improvement[J]. Ann Surg,2018,268(1):93-99.

[4]谭刚,郭向阳,罗爱伦,等.老年非心脏手术患者术后谵妄的流行病学调查[J].协和医学杂志,2011,2(4):319-325.

[5]Wang W,Li HL,Wang DX,et al. Haloperidol prophylaxis decreases delirium incidence in elderly patients after noncardiac surgery:a randomized controlled trial[J]. Crit Care Med,2012,40 (3):731-739.

[6]Noorafshan A,Karimi F,Kamali AM,et al. Could curcumin protect the dendritic trees of the CA1 neurons from shortening and shedding induced by chronic sleep restriction in rats [J]. Life Sei,2018,198:65-70.

[7]Slooff VD,van den Dungen DK,van Beusekom BS,et al. Monitoring haloperidol plasma concentration and associated adverse events in critically Ⅲ children with delirium:first results

of a clinical protocol aimed to monitor efficacy and safety[J]. Pediatr Crit Care Med,2018,19(2):e112-e119.

[8] Velayali A, Shariatpanahi MV, Shahbazi E, et al. Association between preoperative nutritional status and postoperative delirium in individuals with coronary artery bypass graft surgery:a prospective cohort study[J]. Nutrition,2019,66 (5):227-232.

[9]张竞超,张丁恺,郭龙辉,等.心脏外科手术后谵妄的危险因素分析[J].中华胸心血管外科杂志,2019,35(1):29-32.

[10]Dasfupta M,Dumbrell AC. Preoperative risk assessment for delirium after noncardiac surgery:a systematic review[J]. J Am Geriatr Soc,2006,54(10):1578-1589.

[11] Bjorkelund KB, Hommel A, Thorngren KG, et al. Reducing delirium in elderly patients with hip fracture:a multi-factorial intervention study[J]. Acta Anaesthesiol Scand,2010,54 (6):678-688.

（金佳丽）

案例十九 ┤胰十二指肠术后高钾血症原因分析

查房科室:肝胆胰外科
查房目的:分析患者胰十二指肠术后高钾血症的原因及护理要点
查房形式:三级查房

一、患者资料

姓名	性别	年龄	入院时间	护理级别	诊断
华某某	女	52	2021-08-26 16:00	二级护理	胰腺恶性肿瘤

二、病情简介

患者胰十二指肠术后 2 个月,行白蛋白紫杉醇 200mg 静脉化疗 2 次。因胃纳差和发热 2 天来院就诊。2021-08-26 入院时出现高热,最高体温 39.1℃,解 5 次黄色水样便。血常规示:白细胞计

数 3.6×10^9/L,血小板计数 125×10^9/L。白天 8h 尿量 300ml。医嘱予吲哚美辛栓 50mg 肛塞,地塞米松 5mg 静脉注射,体温逐渐退至 36.8℃。2021-08-27 大生化示血钾 9.87mmol/L。当时,患者正在静脉补钾,遂立即停止输液。医嘱予立即复查电解质,急查心电图。心电图报告无异常,钾 3.76mmol/L,患者靶向药物治疗后顺利出院。

三、问题与讨论

主查者:该患者出现高钾血症的原因及护理要点?

○ 疑问一 高钾血症的定义?

护士高护士:钾离子是一种对人体至关重要的无机离子,对维持细胞的正常代谢、神经肌肉应激性、心肌正常功能、渗透压及酸碱平衡等都具有重要作用。正常血钾浓度为 $3.5\sim5.3$mmol/L。当血钾浓度高于 5.5mmol/L 时,称为高钾血症。

○ 疑问二 高钾血症的临床症状?

护师叶护士:患者 24h 静脉补钾总量为 3.5g,24h 尿量正常,心电图等报告无异常,但血钾浓度高达 9.87mmol/L。高钾血症一般并无特殊性,主要的诊断依据为实验室检查和心电图检查。心电图是一种较为快捷、简便的早期诊断方法,常在临床症状表现尚不明显时就出现异常改变,T 波改变是高钾血症患者心电图中最常见、最易识别的表现之一[1]。高钾血症患者的其他“经典”心电图表现包括 PR 间期延长、P 波低平或消失、QRS 波变宽,以及出现“正弦波”甚至心搏骤停。有文献报道,高钾血症患者心电图表现与血钾浓度密切相关。当细胞外钾离子浓度超过 5.5mmol/L 时,心电图呈现为 T 波高耸,Q-T 间期缩短[2];当血钾浓度超过 6.5mmol/L

时,心电图表现除 T 波高耸外,QRS 波群时间增宽,P-R 间期延长;当血钾浓度超过 7mmol/L 时,QRS 波群进一步增宽,P-R 及 Q-T 间期进一步延长;当血钾浓度超过 8.5mmol/L 时,由于心房肌的激动传导受到抑制,心房肌丧失兴奋性,心电图上 P 波消失,此时窦房结也可能受到抑制,也可能发放冲动,发出的冲动不能激动心房,但能循结间束传入心室,形成窦-室传导心律;当血钾浓度进一步升高至 10mmol/L 时,QRS 波群越来越宽大,患者可发生室性心动过速、心室扑动,但较多出现缓慢室性心律,甚至与 T 波融合呈正弦波状,使同一时间内心肌除极与复极参差并存,最后因发生室颤或停搏而死亡[3]。所以我们可以依据心电图的细微变化来判断患者的病情。

护师裴护士:血清钾反映的是细胞外液的钾浓度,而心电图改变取决于心肌细胞内的钾含量,因此还存在影响心电图结果的其他因素。在临床上单纯依据 T 波高尖诊断高钾血症不太可靠。如心电图上出现直立高耸的 T 波,应注意其形态是否为典型的帐篷状 T 波,此外还需结合临床病史加以鉴别。

疑问三　血小板升高引起的高钾血症?

主管护师方护士:临床上也会碰到一些实验室检查血钾浓度高,但临床症状和心电图并无表现的患者,要注意这可能是一种假性高钾血症。当血小板升高时(特别是非常明显的升高时),血钾的升高可能是一种假性的升高。血小板参加凝血过程,而血小板中钾离子浓度远远高于血浆中的钾离子浓度,在血液凝固析出血清的过程中,血小板会聚集形成血栓,大量的血小板会被破坏,释放出钾离子。即使血小板没有被破坏,其通透性也会改变,导致细胞内钾离子大量释放,如果这时测血清钾离子浓度,会导致血钾的假性增高。并且血小板破坏不像红细胞破坏,从血清外观上根本无法发现,所以具有隐蔽性。血小板正常时,血清钾也应该高于血浆钾(一般高 0.2~0.4mmol/L),只是高得不明显。这种假性高血钾解决的办法很简单:同时测定血清钾和血浆钾,如果血清钾比血浆钾明显高(一般>0.4mmol/L)时,即可判断为假性高血钾[4]。另外需要注意的是,如果血小板严重升高,而血清钾位于正常值下限,应该引起注意,患者这时有可能已经低钾血症。这需要我们提高警惕,结合实验室的数据与患者的病情进行综合分析。

主查者:该患者血小板计数在正常范围,因此可以排除血小板因素引起的高钾血症。

● 疑问四　白细胞计数升高引起的高钾血症?

主管护师金护士:白细胞计数升高引起的血钾浓度增高,与血小板计数升高引起的高钾血症类似,主要是白细胞破坏或通透性增加,导致胞内钾离子外流。同时,大量白细胞代谢会使血糖降低,糖酵解减少,不能为细胞膜上的 Na^+-K^+ 泵提供所需的 ATP,从而使细胞内钾离子顺着浓度梯度外流,导致血清钾升高[5]。该患者白细胞计数 3.6×10^9/L,在正常范围内,所以可以排除这个可能。

● 疑问五　标本溶血反应?

护士梅护士:当时的检验结果是否为"标本溶血"? 血钾总量的 98% 储存于细胞内(包括红细胞、白细胞和血小板),红细胞内的钾浓度大概是细胞外钾浓度的 20~30 倍,当轻微溶血(细胞外血红蛋白浓度为 500mg/L)时,可以使血钾升高大概 3%。因此,测定血钾时,无论使用血清标本还是血浆标本,都一定不能溶血。如果患者血钾浓度高,而检验报告单上又标注有溶血提示时,则需要重新抽血检测血钾,当然这时检验科也会来沟通。如果检验报告单上无溶血提示且患者无相应临床症状及心电图表现,最好与检验科确认下是否有溶血(不排除检验报告单上忘记备注溶血的可能性)。

主查者:该患者检验数据不存在"溶血",这跟检验科确认过。

疑问六　标本采集操作有误引起的高钾血症?

副主任护师王护士:标本采集有问题也会导致血钾异常,以标本被含钾离子溶液污染最为常见。护士抽血时,由于生化管血量不足,将血常规试管内多余的血液倒入生化管中。或者,抽血的顺序错误,先抽了血常规的血,然后抽生化检查的血,将血常规的抗凝剂带入生化管中。血常规使用的抗凝剂含外源钾离子会污染血液标本,造成血清钾的假性增高。患者假性高钾血症的原因有些是患者本身的原因,有些则是我们医务人员间接导致的。因此,我们碰到与临床症状、检验结果不符的情况,不妨给检验科打个电话,也许有意想不到的结果。请问当时采血的护士采集情况如何?是否人为因素导致的假性高钾血症?

护师温护士:经了解,护士是在患者输液侧上臂进行的血标本采集,患者当时正在输注含有 15ml 10％氯化钾的葡萄糖氯化钠溶液。操作过程中,护士首先抽取了血常规及凝血标本,最后进行了电解质标本采集。这说明此次患者假性高钾血症很可能是标本采集操作引起的。

四、总　结

主查者:

此次护理查房,大家首先对造成假性高钾血症的常见原因进行了分析,比如是否标本溶血,患者血小板、白细胞计数是否异常,最终通过讨论,认定为护士从输液侧抽血导致的假性高钾血症。静脉补液时,血液受输入液体的影响,不能真实反映体内钾离子浓度情况,特别是在补钾时抽血会造成假性高钾。临床护理工作中的不规范操作会造成隐患事件甚至是不良事件,增加患者的痛苦甚至伤害,也浪费了医护人员大量的精力,造成不好的社会影响。

科护士长:

根据主查者的总结,我想再强调以下内容。很多假性高钾血症可以通过临床、护理与检验人员的沟通被及时发现,因此在发现实验室检查结果与临床症状及心电图检查不符时,不妨给检验科打个电话,考虑是否标本溶血或疾病因素引起的患者高钾血症,及早判断,及时避免不正确的沟通宣教和不恰当的治疗。护理操作因素引起的患者假性高钾血症是大家都不希望发生的。这里总结几点护理操作中需要落实的要点:①严格操作,注意抽血顺序,抽血顺序错误会造成患者假性高钾血症。血常规采血管(紫帽)中的抗凝剂是钾盐。抽血时如果操作顺序错误,真空管的子向导管逆流,携带血常规采血管中的钾盐进入用于测定钾离子的生化管,会造成血钾浓度假性增高。②消毒后,要等待消毒剂完全干燥后再抽血。对皮肤进行消毒,消毒剂安尔碘未干燥会造成消毒剂污染,消毒剂随针头带入血液,造成部分溶血,使得钾离子浓度升高。③采血时,患者长时间握紧拳头或扎压脉带时间过久,钾离子从前臂骨骼肌细胞释放入血,引起血钾浓度假性增高。④抽取完的标本未及时送检,血液样本未能及时通过离心将血浆或者血清分离出来,温度较高时,细胞膜上的磷脂分子运动加快,流动性增强,使细胞膜通透性增加,维持 Na^+-K^+ 泵活性的能量被迅速耗尽,胞内钾离子外流,造成血钾浓度假性增高。

高钾血症是临床上比较常见的一种电解质紊乱,且临床症状无特异性,易被原发疾病所掩盖,因此早期发现尤为重要。心电图是检查高钾血症快速有效的方法。因此对于高血钾患者,一定要关注心电图的变化。虽然该患者的心电图报告没有特殊异常,但希望大家能学会解读心电图报告,尤其是有特征性的心电图报告,从而有效判断患者病情变化。高钾血症患者的紧急救治原则有哪些?大家是否完全掌握了高钾血症的应急处理?临床上对高钾血症的治疗现在有无新的进展?这几点也请大家思考。

◆ 参考文献

[1]应鹏翔,朱金秀,谭学瑞.高钾血症的心电图表现以及研究进展[J].实用心电学杂志,2019,28(1):61-64,69.

[2]赵爱英,陈娟.高钾血症心电图改变的病因及临床价值分析[J].中国社区医师(医学专业),2010,12(30):152-153.

[3]郭继鸿.心电图学[M].1版.北京:人民卫生出版社,2002.

[4]王玉红,刘芳,刘厚丽,等.原发性血小板增多症致假性高钾血症2例报告[J].中国继续医学教育,2014(4):79-80.

[5]李发爵,李湘成,胡燕琴.白细胞增多引起假性低血糖和假性高血钾1例分析[J].实验与检验医学,2017,35(4):633-634.

(蔡钰玲　袁玲玲)

案例二十 — 腹部手术后胸腔积液原因分析及护理

查房科室:肝胆胰外科
查房目的:讨论腹部术后患者胸腔积液的原因及护理措施
查房形式:三级查房

一、患者资料

姓名	性别	年龄	入院时间	护理级别	诊断
杨某某	女	54岁	2021-6-3 11:05	二级护理	结肠肿瘤

二、病情简介

患者反复腹痛腹泻10余天,腹部增强CT示升结肠近肝曲肠壁增厚伴周围淋巴结增大;胆囊结石;肝右叶钙化灶。阑尾术后改变,门诊拟"结肠肿瘤"收住入院。

既往高血压史20余年,服用厄贝沙坦氢氯噻嗪片75mg(qd),

平素控制可，血压约 140/80mmHg。30 余年前行阑尾切除术，20 余年前行剖宫产手术。

入院后主要病情记录：

日期	时间	主要病情记录
2021-06-08	18:00	全麻下行腹腔镜辅助右半结肠切除＋肠粘连松解术，腹部敷料干洁；胃肠减压置管 55cm，吸出清水样液体约 20ml；一条腹腔引流管引流出淡血性液体约 10ml，一条盆腔引流管引流出淡血性液体约 5ml，留置导尿管通畅，尿色清，生命体征平稳
2021-06-09	14:25	血常规示：血红蛋白 88g/L。大生化示：白蛋白 25g/L
2021-06-13	09:55	无胸闷气促不适，呼吸平稳（约 18 次/min），医嘱予停鼻导管吸氧
	15:25	血氧饱和度 67％～72％，无胸闷气促，呼吸平稳（约 18 次/min）。立即向医生汇报。血气分析示：pH 7.35，动脉氧分压 45mmHg，二氧化碳分压 82mmHg，氧饱和度 80.1％。医嘱予一级护理，心电监护，鼻塞吸氧 3L/min，血氧饱和度上升至 94％～95％
	16:22	医护陪同下行肺动脉 CTA 检查，途中鼻导管吸氧 3L/min
	16:50	安返病房，呼吸约 19 次/min，谈话间稍感气急，半卧位休息
	17:10	翻身活动及说话时气急现象仍然存在。医嘱予改面罩吸氧 5L/min，调节面罩氧浓度 28％。血氧饱和度波动范围在 96％～98％

续表

日期	时间	主要病情记录
2021-06-13	17:53	查高敏肌钙蛋白Ⅰ 0.2144ng/ml,N端-脑钠肽前体2389pg/ml。血常规示血红蛋白73g/L,备血3U。肺动脉CTA检查未见明显异常。附见:两侧胸腔积液伴两肺下叶膨胀不全
	19:30	输注Rh阳性O型红细胞悬液2U
	23:00	输血后复查血常规,血红蛋白95g/L;面罩吸氧5L/min,血氧饱和度波动范围在97%~99%,无胸闷气促不适
2021-06-15	10:00	血氧饱和度95%~99%,改鼻塞吸氧3L/min。B超示,左侧胸背部移行扫查肋膈角可见最大前后径为15mm液性暗区,右侧胸背部移行扫查肋膈角可见最大前后径约24mm液性无回声暗区,无需穿刺引流
2021-06-16	10:34	改鼻导管吸氧2L/min,血氧饱和度97%~100%
2021-06-17	10:28	停鼻塞吸氧,血氧饱和度98%~100%

三、问题与讨论

主查者:讨论患者腹部手术后两侧胸腔积液伴两肺下叶膨胀不全,突发血氧饱和度低的原因。

● 疑问一 术后低蛋白血症?

护师高护士:可能是因为术后低蛋白血症。该患者术前血常规示血红蛋白浓度135g/L。术后第一天,急诊血常规示血红蛋白88g/L,大生化示白蛋白25g/L,可能术中大量出血引起低蛋白血症。白蛋白是血浆中含量最多的蛋白质,占血浆总蛋白的 40%～60%。术中大量失血常导致术后低蛋白血症的发生[1]。正常情况下,白蛋白低于 30g/L 时血浆胶体渗透压降低,毛细血管内液体渗入腹腔或组织间隙,易诱发胸腔积液。

● 疑问二　腹水?

护师严护士:腹部手术后炎性渗出物及手术创伤后创面大面积渗血、渗液,术后低蛋白血症等都可能导致腹水。该患者术后第三天开始腹腔引流管就无明显液体引流出。若术后腹水引流不畅,在腹压增高(大于胸腔压力)的情况下,便可经膈肌孔进入胸腔,形成胸腔积液[2]。查看护理记录,该患者术后频繁出现引流管口渗液,最多当天换药达 8 次,且术后炎症指标升高(术后第二天,血常规示中性粒细胞比例 0.793,淋巴细胞比例 0.126;术后第五天,中性粒细胞比例 0.829,淋巴细胞比例 0.114)。

● 疑问三　反应性胸腔积液?

主管护师方护士:腹部手术术中分离难免会牵拉膈肌及膈肌脚,刺激膈胸膜。术后创面的渗血、渗液,吻合口瘘等会造成膈下炎性渗出物的积聚,甚至感染、积脓,直接刺激膈肌,导致血管通透性增加,形成反应性胸腔积液[3]。

● 疑问四　心力衰竭?

护师段护士:高龄、有心脏基础疾病、外伤大失血及腹部急性炎症患者经手术打击易诱发心力衰竭,导致肺、体循环静脉淤血,胸膜壁层毛细血管产生的静水压超过毛细血管的血浆胶体渗透压,或脏层毛细血管产生的静水压接近甚至超过毛细血管的血浆胶体渗透压,从而促进胸腔积液的产生,使其吸收受阻而积聚于胸腔[4]。患者术后高敏肌钙蛋白Ⅰ 0.2144ng/ml,N 端-脑钠肽前体2389pg/ml,这些心功能指标均提示心脏功能有异常,除了需要控制输液速度外,必须在日常康复训练中加强心功能康复锻炼。

◊ 疑问五　术后胸腔积液的诊断方法?

主管护师蔡护士:患者术后胸腔积液的诊断主要依据临床症状、体征和辅助检查结果。

(1)临床症状:积液量较少时,患者可无明显临床症状;但积液量较多时,可能发热、气促、胸痛、呼吸困难。

(2)体征:部分患者可见患侧胸廓饱满,触及胸膜摩擦感和闻及胸膜摩擦音,触觉语颤减弱,局部叩诊浊音,呼吸音减低或消失。

(3)辅助检查:床边胸片或超声检查是胸腔积液诊断最直接有效的方法。

◊ 疑问六　胸腔积液患者的主要护理措施有哪些?

护师叶护士:胸腔积液患者的主要护理措施如下。

(1)休息与运动:胸腔积液患者要多卧床休息,胸痛时患者可以采取侧卧的方式休息,呼吸困难时可以采取半坐卧的方式休息。在胸痛、呼吸困难等症状得到缓解后可进行适当的活动,来增强身体的抵抗力。

(2)心理护理:安慰患者,鼓励患者说出内心的感受,在做检查的时候提前向患者解释检查的作用与目的,取得患者的理解和配合,消除患者心理的恐惧和担心。

(3)病情观察与护理:注意观察胸腔积液患者呼吸难易程度、胸痛及体温的变化。对于采取胸腔穿刺抽液的患者,注意穿刺点有无渗血和渗液,且要时刻观察患者呼吸、脉搏、血压的变化,如变化数值过大,应该及时停止抽液,排查原因。

（4）基础护理：保持患者身体生活区域干净卫生，尤其是穿刺口处，一定要定期消毒，避免感染而出现新的感染型胸腔积液。鼓励胸腔积液患者积极排痰，保持呼吸道通畅。

（5）治疗方式的选择：治疗胸腔积液首先要明确患者胸腔积液的原因，针对病因治疗与提供相应护理措施，才能真正地治好胸腔积液。

● 疑问七　如何预防术后胸腔积液？

护师王护士：腹部手术后胸腔积液的主要预防措施如下。

（1）病房环境：保持病房内安静，避免剧烈吵闹，以减少氧耗。

（2）体位：半卧位，平卧时垫高肩颈部。常变换体位以减轻肺瘀血，防止肺不张。

（3）术前肺功能训练：指导患者进行深呼吸训练，通过深呼吸提高肺功能的储备能力。指导患者进行正确的排痰、咳嗽。患者坐床上或采用仰卧位，在颈部前屈的情况下进行有效的咳嗽、排痰，练习深呼吸和腹式呼吸，以便早期适应手术的要求。对于不同患者的胸闷、气急、呼吸不畅等情况，应做好专人训练计划；术前雾化吸入每天 2 次或每 8 小时 1 次，以利于术后痰液排出。

（4）饮食：指导进食高能量、高蛋白、易消化、富有营养的食物，增强机体抵抗力；少量多餐，避免过饱影响呼吸。

护士冯护士：早期应下床活动，早晚各 1 次，每次 15～20min。密切观察引流液的颜色、量及性状的变化；观察有无术后出血现象，定时挤压腹腔引流管，保持引流管通畅，减少包裹性胸腔积液、肺不张的发生。

主查者：除了上述提到的预防措施之外，充分的围手术期准备对于患者术后康复有一定的影响。比如：大部分胸腔积液患者存在抽烟史，部分患者入院后仍在少量抽烟，护理人员应该对这部分患者进行健康宣教,要求术前戒烟 2 周,以利于减少术后呼吸道分泌物;术前加强营养支持,提高机体免疫力;全麻手术患者在清醒回病室 6h 内采用低半卧位更能改善呼吸、促进循环、利于引流、增加舒适度[5];术前指导正确翻身扣背,有效咳嗽咳痰方法等。护理措施的有效落实可以减少术后胸腔积液的发生。

四、总　结

主查者:

我们讨论了患者腹部手术后胸腔积液的原因、护理措施及如何预防。在工作中,我们常常会碰到患者发生术后并发症,导致住院时间延长。护理人员的细心观察,早期采取护理措施对并发症预防可以起到一定的作用。该患者术后第五天,无任何症状情况下,血氧饱和度只有 67%~72%,在护理人员及时向医生汇报和查找病因后,得到对症治疗与护理。如果我们没有及时发现,等到患者出现明显胸闷气促症状时,可能已出现心肺功能衰竭,产生其他更严重的并发症。

科护士长:

胸腔积液是指以胸膜腔内病理性液体聚集为特征的一种临床症候。胸膜腔为脏层和壁层胸膜之间的一个潜在间隙。正常人胸膜腔内有 5~15ml 液体,在呼吸运动时起润滑作用。胸膜腔内每天约有 500~1000ml 的液体形成与吸收。任何原因导致胸膜腔内液体产生增多或吸收减少,即可产生胸腔积液。按发生机制,胸腔积液可分为漏出性胸腔积液和渗出性胸腔积液两类。该患者胸腔积液的原因我们认为是手术。术中牵拉膈肌及膈肌脚,刺激隔胸膜,术中出血导致低蛋白血症,术后炎性渗出物等都会引起患者胸腔积液。除此之外,很多原发病也会导致胸腔积液,比如肺结核、肺炎、肿瘤。对不同原因引起的胸腔积液,治疗方案也不一样。此次查房对我们以后碰到此类患者有借鉴意义。

参考文献

[1]陈秀秀,黄宝俊,徐亮.常见腹部手术后并发胸腔积液的临床分析[J].国际外科学杂志,2016,43(11):782-785.

[2]张小化,单礼成.胸部并发症－肝脾破裂病人术后的特殊表现[J].中国普通外科杂志,2018,7(2):71.

[3]陈燕萍.呼吸功能训练提升肺癌根治术后合并胸腔积液肺功能的效果[J].实用临床护理学电子杂志,2019,27:10.

[4]阮殿璧,钱云,顾宾.腹部手术后反应性胸腔积液9例分析[J].现代中西医结合杂志,2016,11(22):2269.

[5]王晓莉,于海荣等.全身麻醉开胸术后患者早期低半卧位的应用效果.解放军护理杂志[J],2014,31(18):55-57.

（黄珠）

案例二十一 肝动脉化疗栓塞术后发热的原因分析

> 查房科室:肝胆胰外科
> 查房目的:讨论患者肝动脉化疗栓塞术(介入术)后持续发
>   热的原因
> 查房形式:三级查房

一、患者资料

姓名	性别	年龄	入院时间	护理级别	诊断
谭某某	女	55岁	2021-10-21	二级护理	肝恶性肿瘤

二、病情简介

患者上腹部不适2个多月。门诊腹部CT示,肝脏右叶巨大占位,考虑巨块型肝恶性肿瘤,肝门-胰头周围多发肿大淋巴结,转移性首先考虑;肝硬化;脾脏轻度肿大;胆囊结石。门诊拟"肝恶性肿瘤"收住入院。

入院后主要病情记录:2021-10-23患者行肝动脉化疗栓塞术,术中带药,奥沙利铂50mg×2支、雷替曲塞2mg×2支、表柔比星5mg×2支。术后第2天直至2021-11-12,患者持续发热,体温波动在37.0～39.3℃。2021-10-25胸部HRCT示,左肺上叶及右肺中叶小结节;两侧胸腔、心包腔内未见明显积液。腹部超声未见明显积液。

部分血液检验指标结果如下:

日期	白细胞计数（×10^9/L）	中性粒细胞绝对值	白蛋白（g/L）	天冬氨酸转移酶（U/L）	丙氨酸转移酶（U/L）	CRP
2021-10-21	4.8	2.2	35.4	151	209	2.0
2021-10-25	4.4	1.9	29.8	91	75	7.2
2021-10-29	2.9	1.9	28.7	113	71	7.0
2021-11-01	5.1	3.5	29.1	82	49	8.3
2021-11-05	2.7	3.0	35.4	151	209	9.0
2021-11-07	7.1	2.3	25.2	57	27	8.5
2021-11-11	3.1	2.8	28.2	80	31	8.6

三、问题与讨论

主查者:讨论患者介入术后发热的原因。

● 疑问一　肿瘤组织坏死引起的发热?

主管护师钱护士:考虑术后发热与肿瘤组织坏死有关。《中国肝癌细胞动脉化疗栓塞治疗临床实践》(2018版)指出患者介入术后发热是由癌细胞坏死引起的,这是一个常见现象。

主查者：介入发热是栓塞治疗成功的早期征象，是治疗有效的表现，但是患者一般发热 48～72h。介入术引起的非感染性发热，患者症状较轻，发热时间较短，一般可自行消退。患者术后 14 天还持续性发热，并不是一般正常介入术后的发热，可以排除这个原因。

疑问二　术后输液反应、胸腔积液、腹水、肺炎引起发热？

主管护师黄护士：该患者术后的白蛋白水平较低，是否跟营养状况差有关？

主管护师何护士：该患者是一位素食患者。由于介入术后胃肠道反应严重，虽无呕吐现象，但恶心感频繁，胃纳差，每天只进食米粥约 1 两（1 两＝50g）。主管医生每天给患者静脉营养支持，输液量 2500ml 左右。

主管护师黄护士：①发热会不会是输液反应？②会不会因为白蛋白长期处于低下水平，出现胸腔积液、腹水而引起发热？③会不会是肺炎引起的发热？碘化油（治疗性介入术中会灌注大量的碘化油）可经过肝动脉和门静脉末梢间的交通支经肝窦流入血液循环而进入肺部，引起肺的微梗死及纤维化反应，从而引起发热。

护师陈护士：①输液反应所引起的发热时间为数分钟至 1h。对照该患者的发热时间，我觉得这点可以排除。②李红杰等[1]研究发现肝癌介入术后发生的感染以肺部、腹部为主，病原菌以大肠埃希菌为主。该患者介入术后行胸部 CT 检查，双侧肺未见明显炎症指标。CT 及腹部 B 超均未见明显积液现象。所以也不是胸腔积液、腹水、肺炎引起的发热。

疑问三　术中化疗药物剂量、浓度过高引起的发热？

主管护师朱护士：介入术后发热和转氨酶升高代表的细胞溶解效应是栓塞治疗对正常肝组织损伤的反应。会不会与化疗药物的剂量、浓度有关？

护师余护士：正常情况下静脉化疗药物的剂量是根据患者的体表面积个性化制定的。在介入术中，化疗药物直接注射到肿瘤供血动脉，给药剂量、浓度大，约为全身给药浓度的 200 倍以上，虽有效果好、疗效快、微创性等优点，但化疗药物的毒副作用明显。该患者有可能因为化疗药物浓度太高而引起发热。

主管护师朱护士：雷替曲塞单药物化疗患者不良反应全身表现有乏力、发热等，持续时间为一周，且可逆。表柔比星的不良反应主要表现在 4 个方面，分别是心血管系统、肝功能、胃肠道和脱发。奥沙利铂的不良反应主要是恶心、呕吐和神经炎。3 种化疗药物只有雷替曲塞会有发热的不良反应。有研究表明[2]，当雷替曲塞联合奥沙利铂化疗时，其主要不良反应为恶心、呕吐、乏力、腹泻、转氨酶升高、血小板减少等。该患者的化疗方案：雷替曲塞＋表柔比星＋奥沙利铂，具体用药剂量在病历中已经说明。因该患者是巨块型肝癌（10cm），除了术中碘化油剂量（10ml）比一般患者多（碘化油根据肿瘤大小，剂量 2～10ml 不等），其余用药无明显差异。雷替曲塞引起的发热一般在 7 天以内可自行恢复，所以我认为该患者的持续性发热与这点无关。

● 疑问四　白细胞计数低引起的发热？

护士郭护士：白细胞水平持续性低下患者也会出现持续性发热。

主查者：白细胞总数仅能说明部分问题，为全面了解，必须评价白细胞计数情况，它们会随感染的进展有所变化，该患者的中性粒细胞绝对值及 CRP 水平趋于正常。所以该原因可以排除。

● 疑问五　血清白蛋白水平低引起的发热？

主管护师钱护士： 有文献[3]介绍影响介入发热热程的因素依次为碘化油用量、有无腹水、是否用明胶海绵栓塞、术前白蛋白水平、术前发热史、术前白细胞计数。该患者术前体温正常，无胸腔积液、腹水，碘化油用量未超量。询问介入科医师得知，该患者并未使用明胶海绵栓塞。但是该患者血清白蛋白水平低下，住院期间蛋白质的摄入明显不足，加上肝功能受损，导致白蛋白水平长期小于 30g/L。血液中血清白蛋白水平低下（小于 30g/L），可导致术后发热，所以该患者在术后出现了较长时间的发热现象[4]。

四、总　结

主查者

　　介入是目前非手术治疗中晚期肝癌患者行之有效的方法之一。术前告知患者术后常见并发症发生的原因，术后尽早采取有效的护理干预，能加强患者的自信心，促进患者的康复。今天，经过讨论分析，大家排除了患者介入术后持续性发热与肿瘤组织坏死、化疗药物剂量和浓度、白细胞计数低、输液反应、胸腔积液和腹水、肺炎等有关。那么大家有没有思考过，患者持续性发热可能与自身肿瘤类型有关，巨块型原发性肝癌患者（该患者的肿瘤类型）介入术后发热比其他肿瘤类型的多见[4]。正常情况下，机体内血清白蛋白的代谢与合成处于平衡的状态，主要由肝细胞合成。对于巨块型原发性肝癌患者，介入术会栓塞肝区肿瘤，甚至正常肝组织，导致肝组织水肿、坏死，使正常肝细胞数量进一步降低，导致肝损伤进一步加重，严重影响肝脏的合成功能，进而显著降低患者血液中血清白蛋白水平，导致术后发热。

　　本次护理查房的重点是介入术后患者出现持续性发热的原

因。发热是肝癌栓塞治疗后最常见的症状,发热时间多从术后48~72h开始,持续时间与肿瘤大小及栓塞范围有关。持续的发热使患者代谢增高、体液丢失增多、食欲下降、精神萎靡等,严重者还会出现意识丧失、胡言乱语等情况(这说明脑部出现了损害)。当然高热还会损伤身体的其他器官(如肝功能损伤、肾功能损伤、心功能损伤),患者出现转氨酶升高,肾部肌酐升高,心肌酶升高。患者会对需要反复进行的介入治疗产生极大的恐惧及失去坚持的信心,严重的甚至可能引起不必要的纠纷。有效处理介入术后发热,对患者整个治疗过程十分重要。因此,明确影响发热的因素,预测发热程度,对临床工作中准确及时地处理介入术后综合征具有重要意义。

科护士长:

(1)普外科术后出现发热的患者很多,遇到这类非感染性持续高热的患者,除了药物降温,还可以配合物理降温,多饮开水。

(2)发热患者由于胃肠活动减弱及消化吸收功能降低,食欲会降低,加上分解代谢增加,营养物质的消耗将会大大增加,引起消瘦、衰弱和营养不良。因此,我们需要关注患者皮肤情况,预防压力性损伤和坠床/跌倒等护理不良事件的发生。

(3)该患者的日常饮食几乎无蛋白质的摄入(除了静脉输注人血白蛋白之外),应着重指导该患者多进食优质高蛋白食物(如牛肉、鸡、兔肉、豆制品、奶类、河鱼、海参、鲜贝、虾等),新鲜水果蔬菜,可进食菌类食物(如香菇、蘑菇、黑木耳、猴头菇、草菇等);禁忌辛辣食物,忌烟酒,同时可以遵医嘱口服生白细胞药物和降酶保肝药物治疗,根据情况随时调整;注意冷暖,预防上呼吸道感染,勿去公共场所;保证充足的睡眠。

本次业务查房,大家围绕着患者发热这个症状讨论。体温过高是我们在日常护理过程中最常见的"护理诊断",如何护理不同原因引起发热的患者,是我们今天讨论这个话题的价值。在总结部分,大家都忽略了心理护理。肿瘤患者本身就存在焦虑、紧张的心理,反复长时间高热,恐惧、悲观的心理更是突出,甚至丧失了与疾病作斗争的信心,不主动配合治疗。这个时候,护理人员应主动提供更多的关心和照顾,用熟练的技术和良好的服务态度赢得患者的信任。更多的沟通,耐心倾听,主动把成功案例介绍给患者,帮助患者建立战胜疾病的信心。同时动员患者家属积极配合,鼓励安慰患者,给予精神上的支持[5]。

参考文献

[1]李红杰,陈秀丽,王艳红,等.肝癌介入化疗患者医院感染的临床特征与预防[J].中华医院感染学杂志,2016,26(15):3484-3486.

[2]于海燕.雷替曲塞联合奥沙利铂肝动脉化疗栓塞原发性肝癌的疗效分析[D].南宁:广西医科大学,2015.

[3]程月召,薛昀.肝癌肝动脉化疗栓塞术45例术后发热用药的药学监护[J].药品评价,2021,18(10):594-597.

[4]谢一娜,覃文办,李永标,等.巨块型原发性肝癌患者TACE术后发热因素分析[J].吉林医学,2019,40(4):698-699.

[5]申春梅.5例肿瘤化疗致Ⅳ度骨髓抑制伴持续高热病人的护理[J].航空航天医学杂志,2015,26(11):1429-1431.

(徐雅玲)

案例二十二 ▸ 胰十二指肠切除术后胃排空延迟的影响因素

查房科室：肝胆胰一病区
查房目的：讨论胰十二指肠切除术后胃排空延迟的影响因素
查房形式：三级查房

一、患者资料

姓名	性别	年龄	入院时间	护理级别	诊断
汪某某	女	66岁	2021-05-01 10:05	二级护理	胆管恶性肿瘤

二、病情简介

患者因发现尿色发黄，陶土样便2周，拟"胆管恶性肿瘤、梗阻性黄疸"收住入科。入院时精神好，情绪稳定，全身皮肤巩膜轻度黄染，腹软，无压痛、反跳痛。磁共振胰胆管成像（MRCP）＋增强示，胆总管下段占位，胆管恶性肿瘤伴胆道梗阻、胰管扩张考虑；肝内多个囊肿。附见:左肾小囊肿。

既往史:高血压病史 4 年,规律服用厄贝沙坦片,血压控制平稳;无手术史,无过敏史,无家族史。

术后主要病情记录与治疗经过:

日期	时间	主要病情记录	治疗经过
2021-05-03	15:00	全麻下行胰十二指肠联合门静脉部分切除术,术后诊断:①胆管恶性肿瘤;②梗阻性黄疸;③胆汁淤积性肝炎;④高血压;⑤多发性肝囊肿;⑥左肾囊肿。带回胃管(接胃肠减压管),一根空肠营养管,一根胆肠吻合口引流管,一根胰肠吻合口前双套管,一根胰肠吻合口后引流管,一根右侧颈部深静脉置管,导尿管	术后禁食、心电监护、吸氧 3L/min,监测生命体征(Q2H)、消炎、护胃、补液等对症治疗
2021-05-06	09:00	肛门排气	拔除胃管;肠内营养乳剂 1000ml 经空肠营养管滴注
2021-05-11	11:00	喝白粥每餐 50g	拔除空肠营养管;肠内营养乳剂 500ml(po,qd)
2021-05-12	13:34	钾 2.79 mmol/L	10% 氯化钾注射液 10ml(po,tid)
2021-05-16	12:05	恶心,呕吐出黄绿色液体约 200ml	盐酸甲氧氯普安 10mg(im,st)

续表

日期	时间	主要病情记录	治疗经过
2021-05-17	09:00	恶心、呕吐出黄绿色液体约150ml	盐酸甲氧氯普安10mg（iv，st）；乳果糖口服液1支（po，tid）；伊托必利分散片50mg（po，tid）；奥美拉唑肠溶胶囊20mg（po，qd）
	10:50	上消化道造影示：胃蠕动无力，胃液潴留，请结合临床，建议复查	宣教患者少量多餐，缓慢进食，注意患者进食后反应
2021-05-19	16:50	恶心，呕吐出黄绿色液体约100ml；钾3.65mmol/L	停乳果糖口服液；停10％氯化钾注射液口服
2021-05-20	09:25	腹胀不适	胃管置入，深度60cm，接减压装置吸出墨绿色液体400ml
2021-05-22	08:50	白蛋白33.6g/L	人血白蛋白20g静脉滴注
2021-05-23	09:00	钾2.7mmol/L	10％氯化钾注射液10ml鼻饲（tid）
2021-05-25	14:00	钾3.63 mmol/L	

三、问题与讨论

主查者：讨论该患者胰十二指肠切除术后胃排空延迟的原因。

● 疑问一　胃排空延迟的诊断标准？

护士马护士：患者术后发生了胃排空延迟，也就是胃瘫。诊断标准：①胃肠减压管每日引出胃液量＞800ml/天，持续引出胃液的时间超过 10 天；②撤除胃肠减压管后，由于腹胀、恶心、呕逆等原因需 2 次置胃管；③术后消化道造影提示胃蠕动差或无蠕动。

符合以上任意 1 条即诊断为胃排空障碍[1]。患者 2021-05-03 手术；2021-05-10 撤除胃管；2021-05-17 上消化道造影检查示，胃蠕动无力，胃液潴留；2021-05-20 第二次留置胃管，吸出墨绿色液体 400ml。这一系列临床检查和表现说明患者发生了胃排空延迟。

主查者：胃排空延迟是胃功能性排空障碍，并无器质性病变，是十二指肠切除术后常见的并发症之一。据文献报道[2]，胃排空延迟发生率为 15％～40％，其发病机制尚不清楚。一般认为其发病机制是多因素的。

● 疑问二　手术创伤导致的胃排空延迟？

护师陈护士：是不是和手术创伤有关。十二指肠切除术切除范围大，消化道重建部位多，操作精细，手术难度高。手术切除范围包括胆囊、胆总管下段、远端胃、胰头部、十二指肠、空肠上段＋区域淋巴结清扫。由于手术切除了远端胃，损伤了胃的完整性，肠道激素的分泌和调节紊乱，影响胃动力，容易导致胃排空延迟。

主查者：十二指肠切除术创伤大，引起交感神经兴奋。一方面，可抑制胃肠的兴奋神经元；另一方面，可以促进儿茶酚胺的释放，抑制平滑肌收缩，导致胃动力减弱。大家同意陈护士提出的影响因素吗？

护士代表：同意。

● 疑问三　血糖异常引起的胃排空延迟？

护师顾护士：患者血糖控制如何？胰腺的内分泌系统由胰岛的多种细胞构成，其中 β 细胞数量最多，分泌胰岛素。十二指肠切除术后患者由于切除了胰头部分,胰岛细胞分泌不足,容易使血糖的调控功能失常。血糖的升高导致神经自动调节功能和敏感性降低,引起术后胃蠕动功能障碍。所以我认为患者胃排空延迟与切除了部分胰腺导致的血糖异常有关。

护师陈护士:有研究发现[3],术前合并糖尿病与术后胃排空延迟的发生相关,血糖升高引起周围神经病变,导致术后胃蠕动功能障碍和动力减弱。高血糖有抑制胃动力的作用,且抑制程度与血糖水平呈正相关。糖尿病患者术后胃排空延迟发生率高于非糖尿病患者。高血糖可直接抑制迷走-迷走反射,进而抑制胃排空;血糖 $>10mmol/L$ 可导致胃电节律失常及胃内压降低;长期高血糖致自主神经损伤,均可导致胃排空延迟。患者术前无糖尿病病史,术后血糖控制在正常范围内,术后随机血糖在 $6.7\sim10mmol/L$ 范围内波动,所以可以排除。

● 疑问四　低蛋白血症引起的胃排空延迟?

护师李护士:血清白蛋白水平低提示患者营养状况差。血清白蛋白是维持血浆胶体渗透压的重要成分。低蛋白血症能造成血浆胶体渗透压降低,引发全身水肿,包括手术切缘吻合口、胃壁、肠壁水肿,影响胃肠道的蠕动。

主查者:低蛋白血症(血清白蛋白水平低于 $30g/L$),是术后发生胃排空延迟的危险因素[4]。低蛋白血症可导致黏膜肿胀、功能改变、吻合口水肿,导致残胃收缩排空能力降低。该患者术后血清白蛋白在 $30g/L$ 以上,且术后有医嘱静脉滴注人血白蛋白,所以该原因可以排除。

● 疑问五　高龄引起的胃排空延迟?

主管护师徐护士:相关研究提出[4],年龄≥65 岁是十二指肠切除术后胃排空延迟的危险因素之一。老年患者由于机体功能衰退,免疫功能降低,手术耐受性低,更容易发生各种应激反应,致使胃黏膜防御功能减弱,从而导致胃排空延迟发生率升高。加之十二指肠切除术创伤大,术后恢复慢,更易发生胃排空延迟等并发症。

● 疑问六　精神因素引起的胃排空延迟?

主管护师钱护士:患者在住院期间有焦虑、紧张、害怕的情绪。手术给患者带来的精神紧张、焦虑、抑郁等负面情绪均可加重神经功能紊乱,引起胃排空延迟。

● 疑问七　其他原因?

主管护师何护士:各种原因导致的术后胃肠吻合口周围及腹腔的炎性渗出物(如胰瘘),可增加术后胃排空延迟的发生率[2]。因为漏出的胰液与肠液混合,腐蚀肠道组织,引发炎症反应,刺激胃壁,影响胃排空功能。

护师余护士:该患者胰肠吻合口前双套管及胰肠吻合口后引流管均未引流出无色透明清亮状的液体,也没有胰瘘的临床症状,应该排除此因素。

主管护师周护士:腹腔感染能够造成腹腔内脏器炎症反应,引起平滑肌痉挛,导致胃肠蠕动功能下降,引起胃排空障碍。

主查者:腹腔感染诊断标准是什么?

主管护师徐护士:腹腔感染诊断标准包括以下几条。①术后发热、腹痛腹胀,明显腹膜炎体征;②腹腔引流液或穿刺液细菌培养学阳性;③影像学检查或再次手术证实腹腔内感染病变的存在,如化脓性渗出、局部脓肿、组织坏死。

满足以上条件之一便可诊断腹腔感染[5]。这位患者术后体温基本在正常范围内,无明显腹膜炎体征,所以这个原因可以排除。

护士陈护士:十二指肠切除术采用毕罗Ⅱ式,即残胃与空肠吻合的方式。术后会在残胃端看到两个出口。一个称输入襻,是胆汁、胰液的通道;另一个称输出襻,是胃内容物进入肠道的通道(图22-1)。会不会是输出襻压力过大,消化液堆积于胃肠吻合口周围,导致吻合口炎症和水肿?

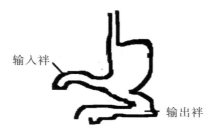

输入襻

输出襻

图 22-1　毕Ⅱ式输入襻、输出襻图解

主查者:腹腔感染会增加胃排空障碍的发生率。术后早期残胃张力较小,输出襻消化液反流和输入襻胆汁反流造成胃酸、胃肠道激素、消化酶分泌及黏膜损伤等,这些刺激会干扰胃的正常功能,增加胃的负担,加深残胃吻合口的炎症和水肿,容易造成胃排空障碍。但是,我们如何鉴别输出襻压力过大呢?该患者没有做过相应检查,所以这个因素很难去证实。患者的呕吐物为黄绿色液体,每次量不超过200ml,由此可以推断出有胆汁反流。因此,胃肠吻合口炎症和水肿也是引起该患者胃排空延迟的原因之一。

四、总　结

主查者:

胃排空延迟一旦发生,常持续数周甚至更长时间,虽然不会直接导致患者死亡,但会推迟患者经口进食时间,延长住院时间,增加住院花费,加重患者痛苦。深入研究胃排空延迟影响因素,充分认识并积极干预危险因素,采取有效的提前预防护理措施及针对性的护理措施,可以预防胃排空延迟发生或加快胃排空延迟康复,提高患者对护理的满意度。对于患者胃排空延迟的因素,大家讨论的有血糖异常、低蛋白血症、胰瘘、腹腔感染、输出袢压力过大。经过分析讨论,我们初步判断引起该患者胃排空延迟的影响因素有手术创伤、年龄大、精神因素、胃肠吻合口炎症和水肿这 4 个因素,输出袢压力过大、腹腔感染这两个因素由于缺少明确检查,目前还无法排除。

手术导致交感神经系统激活,激活的交感神经纤维不仅可通过抑制胃肠神经丛的兴奋神经元抑制胃动力,还可以通过交感神经末梢释放的儿茶酚胺直接与胃平滑肌细胞膜上的 α、β 受体结合来抑制平滑肌细胞收缩。这是术后胃排空延迟的主要原因。胰十二指肠切除术创伤较严重,老年患者由于机体功能衰退,免疫功能下降,术后恢复较慢,容易发生胃排空延迟[6]。术后胃排空延迟虽然不是一种致命的严重并发症,但是积极的预防性治疗对患者术后生活质量和快速康复非常重要。加强患者及家属沟通,消除其紧张情绪;术后持续胃肠减压,保持通畅,并记录引流液的变化;必要时给予营养支持治疗;对于拔除胃管的患者,正确指导饮食,避免饮食不当,量过多而引起胃肠功能紊乱,如有必要重新插管;采取主动及被动运动,采用腹部按摩促进胃肠被动运动;鼓励患者尽早进行下床活动,以促进胃肠蠕动。

科护士长:

十二指肠切除术切除了部分胰腺,容易导致血糖异常,但病历中未提及该患者术后的血糖数值;也未说明术后引流管内液体性状、颜色、量。病历中提到患者术后血钾浓度低。低钾血症会导致胃肠道平滑肌张力低下、胃肠道蠕动速度减慢,从而加重功能性胃排空障碍。是否可以考虑胃排空延迟的发生与电解质紊乱有关?

　　然而,并不是所有恶心呕吐、胃部不适患者都发生了胃排空延迟。胃排空延迟常发生于十二指肠切除术后 7～14 天。拔除胃管开始进流食后,患者上腹部出现逐渐加重的饱胀感,伴恶心、呕吐,呕吐出大量胃内容物后症状可缓解。腹部体征包括上腹饱胀、有振水音和肠鸣音减弱。根据国内胃排空延迟诊断标准[7],符合以下几项特征,则可以诊断为胃排空延迟:①十二指肠切除术后,出现上述症状和体征,持续胃肠减压引流量＞800ml/天,且持续时间＞10 天;②一项或多项辅助检查提示胃液潴留,但无流出道机械性梗阻的表现;③钡餐造影提示胃肠道蠕动减弱或消失;④排除糖尿病等其他疾病引起的胃排空延迟;⑤未应用或停用影响胃肠平滑肌收缩的药物后,临床症状仍无好转;⑥无明显水电解质及酸碱失衡。

　　在发生胃排空延迟后,禁食及持续胃肠减压是减轻胃压力,恢复胃排空最基本、最重要的措施。术后妥善固定胃管,避免胃管打折、扭转、脱落等,观察引流液的性质、颜色,准确记录引流液量。同时,注意观察患者恶心、呕吐的频率。若引流液量每日少于100ml,停止胃肠减压后无呕吐,查体无振水音,上消化道造影证实胃动力恢复,考虑胃排空延迟恢复[7]。针对该患者,可采取的治疗对策如下。

　　(1)药物治疗:应用促进胃肠道功能的药物,如盐酸甲氧氯普胺 10mg 肌内注射,每隔 6～8h 一次,可促进胃排空,减少胃液反流,或用多潘立酮片 10～20mg 以增加胃肠蠕动;应用大环内酯类抗生素(如红霉素),该类药物具有胃动素相似的作用,但无刺激胃分泌的功能,可促进胃排空,减轻胃潴留[8]。

　　(2)胃肠吻合口水肿的治疗:用高渗盐水洗胃。高渗盐水在肠道内不吸收,造成高渗环境,使肠道内水分大量增加。通过胃管注入高渗盐水,一方面反射性引起腹腔神经丛释放乙酰胆碱而使肠蠕动加快,刺激肠道蠕动,减轻术后腹胀;另一方面,通过胃黏膜的渗透作用,能够有效减轻胃排空延迟障碍患者的胃黏膜水肿,从而促进胃肠功能的恢复。

(3)中医治疗:温针灸法是借灸火的热力给人体以温热性刺激,通过经络腧穴的作用,具有温通经络、行气活血、消肿散结的作用。这种方法作用直接,显效快,操作简便,缩短了胃肠功能恢复时间。

(4)营养支持治疗:实施全胃肠外营养,给予口服及静脉补钾,维持患者电解质平衡,补充足够的热量、蛋白质、维生素及微量元素。应用制酸剂减少胃酸分泌,从而减轻对胃的刺激。

(5)穴位按摩治疗:按摩足三里穴和合谷穴等可以调整人体胃肠功能,增强胃肠功能,促进消化吸收,从而恢复胃肠道功能。

(6)心理治疗:主动向患者介绍胃排空延迟的相关治疗及临床效果,鼓励患者积极配合治疗。

◈ 参考文献

[1]史赢,陈金明,潘小强.改良胃管置入空肠在预防胰十二指肠切除术后胃排空障碍的作用[J].中国现代普通外科进展,2018,21(8):658-660.

[2]郑志鹏,何军明,钟小生,等.腹腔镜胰十二指肠切除术后胃瘫患者的危险因素分析[J].中国综合临床,2017,33(4):300-303.

[3]谭宏涛,宗岩,赵战强,等.胰十二指肠切除术后胃排空延迟预后预测系统的建立和应用[J].中华外科杂志,2017,55(5):368-372.

[4]李金娜.分析胰十二指肠切除术后患者发生胃排空延迟的相关因素及针对性护理措施[J].中国医药指南,2021,19(13):195-

197.

[5]王素梅,张健东,张金卷,等.胰十二指肠切除术后腹腔感染病原菌及其危险因素[J].中华医院感染学杂志,2020,30(13):2018-2022.

[6]朱伟坚,王茵萍,高岑,等.电针预防胰十二指肠切除术后胃瘫综合征的临床观察[J].世界中西医结合杂志,2021,16(1):162-166.

[7]郑绿晴,孙萍.胰十二指肠切除术后胃瘫护理体会[J].中国现代医生,2017,55(11):139-141.

[8]王星辉,马兴涛.Whipple术后胃瘫康复的优化护理[J].当代护士,2019,26(2):46-47.

（张碧芸）

案例二十三 术后乳糜漏原因分析

> 查房科室:肝胆胰外科
> 查房目的:讨论患者术后乳糜漏的原因
> 查房形式:三级查房

一、患者资料

姓名	性别	年龄	入院时间	护理级别	诊断
黄某某	男	66岁	2021-08-06	二级护理	胰腺囊腺瘤

二、病情简介

患者因体检发现胰腺肿瘤10天,门诊拟"胰腺肿瘤"入院。2021-07-28胆胰管磁共振成像+增强示:胰管异常扩张改变,多发胰腺导管内乳头状瘤考虑(分支胰管型);肝内多发囊肿;动脉期肝包膜下见一过性强化结节,考虑灌注不良。查体:脉搏82次/min,呼吸18次/min,血压140/84mmHg,体温36.6℃。

既往史:3 年前因胆囊结石行腹腔镜下胆囊切除术,无过敏史,无流行病学史。

主要病情记录与治疗经过:

日期	时间	主要病情记录	治疗经过	辅助检查
2021-08-08	15:15	全麻下行胰体尾切除联合脾切除术,术后诊断:胰腺囊腺瘤;胆囊切除术后。带回胃肠减压管,留置导尿,右侧颈部深静脉置管,胰腺断端引流管引流出暗血性液体 350ml	心电监护;鼻塞吸氧 3L/min;禁食;生长抑素 3mg/50ml(4ml/h,iv-vp);头孢美唑钠 2.0g(ivgtt,bid);测随机血糖(q8h)	
2021-08-09	09:00	低脂流质	拔除胃肠减压管;哌拉西林钠他唑巴坦钠 4.5g(ivgtt,q8h);人血白蛋白 20g(ivgtt,st)	大生化示:白蛋白 38.2g/L,葡萄糖 13.78mmol/L
2021-08-10	09:00	肛门排气;低脂半流质	拔除导尿管,人血白蛋白 20g(ivgtt,st)	血糖 17.1mmol/L
2021-08-12	09:00	停鼻塞吸氧;进食后偶感轻微腹胀、恶心	人血白蛋白 20g(ivgtt,st)	腹腔引流管淀粉酶 122U/L。大生化示:白蛋白 43.2g/L,葡萄糖 12.27mmol/L
2021-08-18	09:00	拔除胰腺断端引流管		血常规示:白细胞计数 9.1×10⁹/L;葡萄糖 14.99mmol/L

续表

日期	时间	主要病情记录	治疗经过	辅助检查
2021-08-20	19:30	腹胀感明显,体温37.9℃	哌拉西林钠他唑巴坦钠 4.5g(ivgtt,q8h)	B超示:胃壁后方,胰腺术区可见范围约57mm×29mm无回声,未见安全穿刺路径。腹部CT示:胰腺肿瘤术后,现胰腺体尾部及脾脏已切除,周围多发包裹性积液影,以胰头周围为著,周围脂肪间隙模糊;盆腔少量积液。大生化示:超敏C反应蛋白176.47mg/L,葡萄糖13.45mmol/L。血常规示:白细胞计数14.8×10⁹/L
2021-08-26	16:30	置管后腹腔引流管引流出暗红色黏稠液体100ml	B超引导下腹腔穿刺置管	血常规示:白细胞计数9.7×10⁹/L。腹腔引流液淀粉酶82537U/L。大生化示:白蛋白39.9g/L,葡萄糖10.96mmol/L,超敏C反应蛋白52.98mg/L
	18:35	恶心呕吐,自诉偶有明显腹胀感	托烷司琼 5mg(iv,st)	
2021-08-31	21:10	体温38.6℃;腹腔引流管引流出乳白色液体50ml	吲哚美辛栓 50mg(肛塞,st)	

日期	时间	主要病情记录	治疗经过	化验检查
2021-09-01	17:00	体温 38.7℃,腹腔引流管引流出乳白色浑浊液体 50ml	吲哚美辛栓 50mg（肛塞,st)	腹腔引流液淀粉酶 83463U/L;腹腔引流管乳糜试验阳性
2021-09-02	14:00	体温 37.9℃	生长抑素 4ml/h (iv-vp,st);停哌拉西林钠他唑巴坦钠;亚胺培南西司他汀 1.0g（ivgtt,q8h)	血常规:白细胞计数 6.1×10⁹/L。大生化:白蛋白 38.8g/L,葡萄糖 9.17mmol/L,超敏 C 反应蛋白 172.08mg/L
2021-09-09	14:00	腹腔引流管引流出乳白色浑浊液体 30ml		腹腔引流管淀粉酶 147247U/L;腹腔引流管乳糜试验阳性
2021-09-13	09:00	腹腔引流管引流出乳白色浑浊样液体 10ml	停生长抑素	

三、问题与讨论

主查者:讨论该患者术后发生乳糜漏的原因是什么。

主管护师徐护士:患者术后腹腔引流管内引流出乳白色浑浊液体,引流液淀粉酶测定含量非常高,乳糜试验阳性,伴有腹胀现象,可见该患者出现了术后乳糜漏。

主查者:术后≥3 天,从引流管、引流管口或伤口引出乳糜样液体,无论引流液量多少,三酰甘油浓度 ＞1100mg/L(1.2mmol/L)或临床实验室乳糜试验阳性即可诊断为乳糜漏[1]。

疑问一　手术创伤引起的术后乳糜漏?

主管护师钱护士:我认为患者术后乳糜漏与手术创伤有关。该患者行胰体尾切除联合脾切除术,手术范围大,涉及后腹膜淋巴管比较多。细小的淋巴管切断时用电刀收口,但有些肉眼无法识别的淋巴管被切断时,无法及时发现和处理,只能任其自行愈合,这就会导致术后乳糜漏的发生。2021-08-13患者腹部CT提示,术区周围有包裹性积液影,该积液影可能就是淋巴液。

主管护师钱护士:查看手术记录,该患者起初行了传统胰体尾切除联合脾切除术,术中淋巴清扫涉及第1站(N1)的部分淋巴结。主治医生对患者进行了第2次淋巴结扩大清扫,清扫了第16组淋巴结[2]。第1次与第2次术中病理切片报告均显示,符合胰腺导管内乳头状黏液性肿瘤伴低级别上皮内瘤变,大小约2.3cm×1.6cm×1.0cm,脾脏无殊;胰腺周围淋巴结4枚,反应性增生;(胰腺切缘)送检切缘组织未见肿瘤累及。第二次淋巴结扩大清扫的目的是预防肿瘤的早期血性转移,提高患者的长期生存率。腹腔淋巴管网主要聚结于乳糜池区域,而该患者的手术淋巴清扫范围包括该区域。腹部手术过程中,淋巴结清扫范围越大,对淋巴管网的破坏越大,术后淋巴漏的发生率随之增加[3]。

疑问二　胰瘘引起的术后乳糜漏?

主管护师徐护士:会不会是胰瘘引起的术后乳糜漏?胰瘘的诊断标准是术后≥3天,任意量的引流液中淀粉酶浓度高于正常血清淀粉酶浓度上限3倍以上。2021-08-26患者腹腔引流液淀粉酶为82537U/L。2021-08-18拔除胰腺断端引流管后患者出现明显腹胀感；且术后经口进食开始，患者就有进行性胃纳差的现象。胰腺切缘胰瘘的发生，会腐蚀周围组织，引起周围组织的炎性反应及水肿，同时会腐蚀到淋巴管，破坏淋巴管，导致淋巴漏[4]。

主查者：该患者是先发生胰瘘还是先发生乳糜漏，还是两者同时发生，现没有办法证实，需要进一步查证。胰瘘是术后发生乳糜漏的原因之一。

疑问三　早期肠内营养引起的乳糜漏？

护师张护士：术后早期肠内营养是引起乳糜漏的诱发因素之一。该患者术后第 1 天停胃肠减压，术后第 2 天进食流质，第 3 天进食低脂半流质，而此时淋巴管断端处于自行缓慢闭合中。术后早期肠内营养可导致淋巴管中淋巴液的流量和压力明显升高，促使术后早期闭合的淋巴管网重新开放，导致术后淋巴漏[4]。

疑问四　术后大量补液引起的乳糜漏？

护士陈护士：如果早期肠内营养可导致淋巴管中淋巴液的流量和压力明显升高，那么大量补液会不会导致淋巴液的大量生成，从而增加淋巴液的流量和压力，最终引起淋巴漏？

主管护师周护士：淋巴液来源于组织液，是组织与血液交换成分的媒介，最后流入静脉。血管内血浆中的蛋白质分子较大，不易通过毛细血管，所以胶体渗透压维持着血管内外的水平衡。但当患者出现低蛋白血症时，血浆的胶体渗透压会降低，血浆中的水就通过毛细血管渗透进组织液，组织液进入淋巴管，增加淋巴管内压，使之前闭合的淋巴管网开放而引起乳糜漏。但该患者并未出现低蛋白血症，而且补液并不会增加淋巴液，所以这个原因我们可以排除。

疑问五　高血糖引起的乳糜漏？

护师顾护士：会不会与高血糖有关？该患者 2021-08-08 至 2021-08-11 随机血糖波动范围在 8.5～17.1mmol/L；2021-08-11 至 2021-08-29 餐后血糖波动范围在 8.5～15.1mmol/L 之间；空腹血糖波动范围在 7.6～11.3mmol/L。从这些血糖值结果来看，该患者术后血糖水平高于正常值。目前，国内针对围手术期血糖控制目标已达成专家共识[5]。对于行普通大中小手术和行器官移植手术的患者，采用一般控制标准，即空腹血糖或餐前血糖 6.1～7.8mmol/L，餐后 2h 或不能进食时的随机血糖 7.8～10.0mmol/L。血糖水平高会影响淋巴管切缘的愈合，可能会导致乳糜漏。

护师余护士：术后应激性高血糖（＞11.1mmol/L）是手术部位感染的独立危险因素。循证医学证据表明，围手术期强化血糖控制并未降低重症患者的总死亡率和并发症发生率，反而显著增加重症患者的低血糖风险[6]。患者血糖水平高会增加切口感染的风险[4]，被感染的切口愈合时间会被延长，但血糖水平高并不能直接影响切口愈合情况。该患者发现乳糜漏前并没有切口感染的指征，所以我认为该患者的乳糜漏跟高血糖无关。

主查者：血糖水平高会增加切口感染的风险，但该患者病历中未提到有切口感染的相关指征。高血糖影响切口愈合并无理论依据[7]，所以高血糖引起乳糜漏这一原因可以排除。

疑问六　静脉血栓引起的乳糜漏？

主管护士徐护士：胰腺术后乳糜漏的发生还有一个原因：术后门静脉和肠系膜上静脉血栓形成可能诱发乳糜漏[8]。

主管护师钱护士：该患者治疗期间并无血栓发生的相关临床表现，相关检查也没有提示血栓，所以这个原因可以排除。

四、总　结

主查者：

我们通过案例分析及相关资料查证，提出患者乳糜漏的原因有：手术创伤、胰瘘、术后高血糖、早期肠内营养、门静脉和肠系膜上静脉血栓形成等。经分析讨论，该患者术后乳糜漏可能由手术创伤和早期肠内营养引起，对于是不是胰瘘引发的乳糜漏，不是很明确。在临床上，胰腺术后乳糜漏的发生率高达 10%。根据临床表现、治疗策略和住院时间，乳糜漏可分为三级[4]。A 级是指无临床相关症状的乳糜漏，不会延长住院时间，只需限制经口饮食，无需其他特殊治疗措施。B 级需要满足以下标准中的一项：限制性鼻饲营养和（或）全肠外营养（TPN），介入影像引导下经皮穿刺置管引流或长期保留术中放置的引流管，或药物治疗控制乳糜漏。B 级乳糜漏常与住院时间延长直接相关。患者可能会原位带管出院或因为乳糜漏再次住院。C 级需要接受更多的有创治疗，如介入影像引导下淋巴管栓塞/硬化、ICU 治疗、手术探查和腹腔静脉分流，或由乳糜漏直接导致死亡。结合案例，该患者属于 B 级。

目前，对于腹腔淋巴漏的治疗，一般根据术后引流液的量来选择治疗方案。如果淋巴引流液每天低于 500ml，首选保守治疗。保守治疗包括控制饮食、全肠外营养、药物治疗等，必要时补充血浆，保持引流管通畅，给予生长抑素、抗感染治疗，经皮放置引流管。约 60% 的患者可经保守治疗得到治愈。该患者术后第 4 天进食后开始出现腹胀感，术后第 12 天开始出现发热现象，术后第 19 天开始腹腔引流管每天引流出乳白色液体，且引流量 ≤50ml。主治医生选择了保守治疗后，患者腹腔引流液每天引流出约 10ml 乳白色浑浊液体，保守治疗效果明显。在今后工作中，护理胰十二指肠术后患者时，除了常规护理外，特别需要关注患者腹腔引流液的量、色及性状,并准确记录 24h 引流量。若腹腔引流液量突然增多,引流液颜色由淡黄色变成黄白色或乳白色,要警惕乳糜漏的发生,应立即报告医生,及时做乳糜定性试验,及时确诊。监测血清相关生化指标、血清白蛋白水平,监测有无因大量乳糜漏而发生电解质紊乱。对术后乳糜漏,早期发现,尽早采取治疗与护理措施,促进患者康复。

科护士长:

通过讨论我们发现,手术是造成术后乳糜漏的主要原因。该患者诊断是胰腺囊腺瘤,这种疾病的标准术式是什么?不同的病变程度所涉及的淋巴组清扫是怎么样的?自身高危因素有哪些?术前准备工作是否充分?我们应该有自己的思考。

对这类患者,在护理上除了常规的病情、饮食、引流管等护理外,还要做到以下几点。

(1)药物护理:生长抑素能抑制内脏分泌的血管扩张激素,通过与肠壁的生长抑素受体结合,减少脂肪吸收,从而降低淋巴液量。奥曲肽是生长抑素的同类衍生物,皮下注射奥曲肽可以减少腹腔引流量。需要注意的是,奥曲肽能影响胰岛细胞的分泌,并具有一定的降糖效果,应该严密监测患者是否发生低血糖。

(2)心理护理:积极与患者交流,与其建立良好的护患关系,给予患者和家属心理支持和疏导。患者术后乳糜漏导致住院时间延长、费用增加,让患者产生悲观情绪,担心手术预后。作为主管护师,我们除了完成机械性的护理治疗外,更需要关注患者的心理需求。

护理部主任:

对这次业务查房,主查者准备很充分,大家都提前查阅了很多相关文献。通过本次查房,我们了解胰体尾切除联合脾切除术后患者发生乳糜漏的原因很多,对今后此类患者的护理有指导意义,可以早预防、早发现、早治疗。术后并发症对患者乃至其整个家庭影响较大,身、心、经济等层面都受到损失,甚至会引起医疗纠纷,因此医患沟通显得尤为重要。大家平时可以多看一些沟通类的书籍,将实用的沟通技巧应用到临床工作中,尽量减少医疗纠纷。

● 参考文献

[1]陈炜,鲁葆春,王坚.胰腺术后乳糜瘘的处理[J].肝胆胰外科杂志,2017,29(3):237-240.

[2]陈凯,王琦,高红桥,等.根治性顺行模块化胰脾切除术治疗胰体尾癌安全性与有效性的 Meta 分析[J].腹腔镜外科杂志,2019,24(9):665-671.

[3]顾广亮,杨桂元,钱祝银.2016 年国际胰腺外科研究小组共识声明:胰腺术后乳糜漏的定义和分类[J].临床肝胆病杂志,2017,33(1):21-24.

[4]李翀,孙雄,张鹏,等.腹部手术后淋巴漏的研究进展[J].腹部外科,2021,34(3):184-188.

[5]广东省药学会.围手术期血糖管理医-药专家共识[J].今日药学,2018,28(2):73-83.

[6]中华医学会糖尿病学分会.中国 2 型糖尿病防治指南(2017年版)[J].中华糖尿病杂志,2018,10(1):292-344.

[7]张太平.胰腺术后外科常见并发症诊治及预防的专家共识(2017)推荐[J].协和医学杂志,2017,8(Z1):146.

[8]中华医学会糖尿病学分会.中国 2 型糖尿病防治指南(2020年版)[J].中华糖尿病杂志,2021,13(4):315-409.

(陈玲　何雁飞)

案例二十四 — 胃肠减压后血压降低原因分析

> 查房科室:胆胰肠外科
> 查房目的:讨论患者胃肠减压后血压降低的原因
> 查房形式:三级查房

一、患者资料

姓名	性别	年龄	入院时间	护理级别	诊断
袁某某	男	68岁	2021-09-07 10:36	二级护理	1.小肠间质瘤伴腹腔转移; 2.小肠肿瘤术后; 3.胆汁淤积性肝炎; 4.肠瘘

二、病情简介

患者发现左上腹一巨大包块 1 个月。腹部 CT 示,左上腹巨大包块,约 12cm×9.6cm;左侧输尿管上段轻度扩张、积水。查体:左上腹膨隆,蠕动波未见,腹壁柔软,左上腹触及一大小约 13cm×10cm 质韧包块,轻压痛,反跳痛无;身高 1.68m,体重 53kg;BMI 18.78kg/m²。

既往史:20 年前因消化道出血、盆腔肿瘤行肠切除吻合术,术后病理提示空肠平滑肌肉瘤。

病情记录:

2021-09-06 查血常规,血红蛋白 115g/L;2021-09-11 查血常规,血红蛋白 108g/L。

日期	时间	心率（次/min）	血压（mmHg）	血氧饱和度（%）	事项说明	治疗
2021-09-07	11:05	74	104/66	—	入院时,生命体征平稳	
2021-09-13	09:55				术前留置胃肠减压	
	09:58	79	65/43	99	神志清,对答切题,诉头晕,腹部不适,面色及眼睑苍白,大汗淋漓。测随机血糖（13.7mmol/L）,拔除胃管	5%葡萄糖氯化钠注射液 500ml（ivgtt,st）
	10:00	84	73/43	99		
	10:10	84	84/51	99		
	10:20	84	97/55	99		床边超声示腹腔积液
	10:40	86	100/62	99		乳酸钠林格注射液 500ml（ivgtt,st）

续表

日期	时间	心率（次/min）	血压（mmHg）	血氧饱和度（%）	事项说明	治疗
	11:00	87	108/64	99		
2021-09-13	11:30	83	110/65	99		患者在医生陪同下送入手术室,行后腹膜肿瘤切除＋左半结肠切除＋横结肠造瘘＋十二指肠空肠吻合＋小肠部分切除＋肠粘连松解＋左侧输尿管支架置入术

三、问题与讨论

主查者:讨论该患者胃肠减压置管时突发血压下降的原因。

疑问一 休克?

主管护师陈护士:患者可能出现了休克。根据公式:休克指数＝脉搏/收缩压,计算该患者的休克指数为1.2,其数值在1.0～1.5,故诊断为休克。

主查者:休克的原因有很多,结合案例描述,该患者属于哪种类型的休克?

护师张护士:休克按病因分类包括低血容量性休克、创伤性休克、脓毒血性休克、过敏性休克、心源性休克、神经源性休克等。案例中,该患者留置胃管前所有检查都未提示腹腔积液;置胃管后床边腹部 B 超示,腹腔积液,肝周液性暗区 10mm,右下腹见液性暗区约 34mm,脾肾隐窝液性暗区 11mm。考虑出血导致的血压下降,患者发生了失血性休克,即低血容量性休克。腹腔出血最可靠的诊断方法是腹腔穿刺,抽出血性液体。

主查者:该患者未行腹腔穿刺,根据患者血压变化,预估出血量有多少?

护师胡护士:成人男性体液约占体重的 60%,体液包括细胞内液和细胞外液两部分,血液约占体重的 7%。将失血性休克分成 4 级[1]:Ⅰ级,出血量 750ml,占循环血量 15% 以下,尿量＞30ml/h,精神状态轻度烦躁;Ⅱ级,出血量 750~1500ml,占循环血量 15%~30%,尿量 20~30ml/h,精神状态中度烦躁;Ⅲ级,出血量 1500~2000ml,占循环血量 30%~40%,尿量 5~15ml/h,精神状态烦躁、恍惚;Ⅳ级,失血量＞2000ml,占循环血量 40% 以上,无尿,精神状态昏睡或昏迷。该患者出现血压下降,头晕,面色及眼睑苍白,血糖正常情况下出现大汗淋漓,失血量预估在 800~1600ml。查阅该患者病历中的手术记录,开腹后腹腔可见血性液体伴血凝块,约 1000ml;再结合患者的体重计算,失血量 15%~30%。

主查者:经上述讨论,我们明确该患者出现了失血性休克,且出血量达到 1000ml。我们进一步讨论是什么原因引起该患者失血性休克,出现血压下降?

疑问二　静脉血管破裂引起的血压下降?

主管护师裘护士:会不会静脉血管破裂出血导致血压下降?经主管医生描述,该患者 20 年前行肠切除吻合术,术后腹腔粘连严重。此次左腹肿瘤巨大,肿瘤被大网膜包裹,开腹后肉眼可见大网膜血管渗血现象。这次手术在行组织分离时,网膜血管碰触即出血。因此,可能在行胃肠减压置管时,患者出现剧烈恶心、呕吐,使腹腔压力增加,同时牵拉腹腔内网膜而使静脉血管破裂出血。

主查者:请问在胃肠减压置管时,患者有无剧烈恶心呕吐?

护师张护士:胃肠减压置管一开始顺利,患者无恶心呕吐现象。插管过程中,置管深度到达 50cm 时,患者诉腹部不适;置管深度到达 60cm 时,患者出现大汗淋漓现象,立即拔除胃管。测血糖和血压,随即发现患者血压低,马上向医生汇报。

护师陈护士:研究表明[2]:失血量大于全身血量的 15% 时即可出现休克体征,但是并非所有失血性休克患者均存在典型休克表现,部分患者生命体征平稳,但已处于休克状态。该患者是否也存在此现象?

主查者:这个现象确实值得引起重视。预估该患者失血量在 800~1600ml 之间,且已经处于休克失代偿期,靠机体自身代偿已经无法保持血压稳定,一般需要补充血容量后血压才能恢复正常。该患者胃肠减压置管时出现血压下降,当时使用了 500ml 5% 葡萄糖氯化钠注射液补液,血压恢复正常,但根据出血量判断,患者出现出入量不平衡现象。

疑问三 副交感神经兴奋引起的血压下降?

主管护师王护士:我认为是副交感神经兴奋引起的血压下降。如果是出血导致的失血性休克,那患者的出血量是巨大的,且可能是动脉破裂出血,一般的补液速度无法达到快速补充血容量的目的,因此少量持续出血的可能性是存在的。患者置管后出现恶心,腹腔内压力增加,或腹部牵拉导致网膜血管渗血,血压下降。当拔除胃管,刺激消失后,患者出冷汗、头晕等症状缓解,血压逐渐恢复正常。因此,我考虑胃肠减压置管时刺激副交感神经引起的血压一过性下降。

护师金护士:副交感神经纤维主要分布在分泌腺、眼睛的肌肉、气管、心脏、肝、胰、脾、肾和胃肠这些器官。其兴奋会抑制机体的消耗,增加储能,使唾液腺分泌增加、心率减慢、血压降低,以及胃肠道蠕动和消化腺分泌增加[3]。因此,我也认为该患者是副交感神经兴奋导致的血压下降。

护士林护师:有文献报道[4],胃肠减压置管可导致患者迷走神经性晕厥。迷走神经是副交感神经的一部分。迷走神经性晕厥是指各种刺激通过迷走神经介导反射,导致内脏和肌肉小血管扩张及心率减慢,造成血压下降,脑组织低灌注而缺氧,表现为动脉低血压伴有短暂的意识丧失,能自行恢复,而无神经定位体征的一种综合征。

疑问四:感染性休克引起的血压下降?

主查者:是否存在感染性休克或体位改变引起的低血压?

护师毛护士:该患者体温处于正常范围内。2021-09-11 血常规示白细胞计数 $5.2 \times 10^9/L$,中性粒细胞比例 0.695;2021-09-11 大生化示超敏 C 反应蛋白 2.97mg/L。不考虑感染性休克。

主查者:感染性休克的诊断标准是什么?

护师毛护士:感染性诊断标准如下[5]。①体温>38℃ 或<36℃;②心率>90 次/min;③过度通气,呼吸>20 次/min 或 PCO_2<32mmHg;④白细胞增多(>$12 \times 10^9/L$)或白细胞减少(<$4 \times 10^9/L$),或有超过 10% 的幼稚白细胞;⑤低血压成人 SBP<90mmHg,MAP<70mmHg,或 SBP 下降超过 40mmHg,或低于正常年龄相关值的 2 个标准差。组织低灌注的诊断标准:①高乳酸血症(血清乳酸水平>2mmol/L);②毛细血管再充盈时间延长、皮肤花斑或瘀斑。正常值参考范围:白细胞计数为($3.5 \sim 9.5$)$\times 10^9/L$;中性粒细胞比例为 $0.400 \sim 0.750$;超敏 C 反应蛋白≤6.0mg/L。该患者上述指标均在参考范围内,无感染性休克指征。

主管护师任护士：感染性休克亦称脓毒症休克，由微生物及其毒素等产物所引起。感染灶中的微生物及其毒素、胞壁产物等侵入血循环，激活宿主的各种细胞和体液系统，导致组织细胞缺血缺氧、代谢紊乱、功能障碍，甚至多器官功能衰竭。根据患者的病情描述，可以排除感染性休克引起的血压下降。

疑问五　体位改变引起的血压下降？

护师张护士：直立性低血压是在体位突然改变（由卧位改为半卧位或是站立）时出现的。该患者在行胃肠减压置管时，体位为平卧位，无体位改变。因此可以排除体位改变引起的血压下降。

四、总　结

主查者：

根据讨论结果，初步判断该患者是胃肠减压置管刺激引起副交感神经兴奋导致的血压下降。进行胃肠减压置管操作时，根据操作流程，我们一般都会询问患者有无鼻腔手术史、胃底静脉曲张史，为的是避免置管过程中有出血现象。平时工作中，胃肠置管操作中出现概率最高的并发症是恶心呕吐，这增加了置管的难度。我们在行胃肠减压置管时，可以通过以下几点以预防此类现象的发生。

（1）加强人文关怀：患者文化层次低，住院期间处于紧张状态，寡言少语。对于此类患者，我们需要加强人文关怀，主动与患者沟通交流。文献表明[6]，胃肠减压置管前的人文关怀能提高置管的成功率。

（2）有效的健康宣教及指导：在患者神志清醒的状态下进行胃肠减压置管操作，其不适感特别明显。对于文化层次低的患者，因其无法理解专业医学术语，可以用通俗易懂的语言来表达，如感觉喉咙有东西时,做吞面条的动作就可以了。这样,患者的接受度会更高。

通过本次业务查房,大家了解了在胃肠减压置管过程中患者血压下降的可能原因,巩固了相关理论知识。在今后护理工作中,应加强逻辑思维能力,提高护理质量。

科护士长:

大家有没有发现,案例中患者发生病情变化之后,护理记录中没有尿量变化的体现。尿量是休克的重要评估内容之一,尿量变化是反应休克的重要指标,能指导具体措施和补液的量。查房最重要的目的,是找出患者发生休克的原因,采取针对性护理措施,促进患者的康复。日常护理工作中,遇到类似问题时,应及时向医生汇报;给予患者平卧位或是中凹卧位;建立 2 路静脉通路,保持其通畅;根据医嘱给予药物治疗;密切监测患者生命体征变化,神志变化,做好护理记录。平时工作不是机械性执行医嘱,更重要的是学会观察,正确评估患者的病情变化,及时采取护理措施,减轻或者避免患者病情进一步恶化。

● 参考文献

[1]蒯瑞娟,张宁,苗苑,等.风险管理在创伤性失血性休克患者急诊分级护理中的应用[J].齐鲁护理杂志,2020,26(24):157-159.

[2]郭睿文,郭树彬,何新华.失血性休克急诊诊治分析与思考[J].实用休克杂志,2020,4(5):310-313,320.

[3]黄金,杨娜娜,范浩,等.针刺治疗胃肠道疾病的迷走神经调节机制研究进展[J].中华中医药杂志,2020,35(12):6248-6250.

[4]王杰,马虹颖,杨存美.老年重症患者留置胃管致迷走神经

性晕厥一例的抢救及护理[J].解放军护理杂志,2017,34(11):49-50.

[5]中国医师协会急诊医师分会.中国急诊感染性休克临床实践指南[J].中国急救医学,2016,36(3):193-206.

[6]张岩.外科胃肠减压的临床护理分析[J].中西医结合心血管病电子杂志,2017,5(33):108,110.

（胡静娜）

案例二十五 外科手术后精神障碍原因分析

查房科室:肝胆胰一病区

查房目的:讨论患者外科手术后精神障碍的原因

查房形式:二级查房

一、患者资料

姓名	性别	年龄	入院时间	护理级别	诊断
任某某	男	61岁	2021-05-18	一级护理	1.肝恶性肿瘤; 2.乙型肝炎后肝硬化失代偿期; 3.胆囊结石伴慢性胆囊炎

二、病情简介

患者因发现肝占位1周余,发现乙肝2年门诊就诊,拟"肝恶性肿瘤;乙型肝炎后肝硬化失代偿期;胆囊结石伴慢性胆囊炎"收住入院。入院时全腹软,无压痛、反跳痛及肌卫。

既往史:有高血压病史和糖尿病病史,均服药后控制良好,具体药物不详;乙型肝炎病史 2 年,规律服用恩替卡韦;无过敏史,无流行病学史,无手术史。

入院后主要病情记录:

日期	时间	主要病情记录
2021-05-20	18:00	全麻下行腹腔镜下胆囊切除＋肝癌切除术。术后诊断:①肝恶性肿瘤;②乙型肝炎后肝硬化失代偿期;③胆囊结石伴慢性胆囊炎。术后转 ICU 治疗
2021-05-21	10:00	ICU 转回病房。留置胃肠减压管一根(置管深度 60cm),导尿一根,肝断面引流管一根,小网膜孔引流管一根,右颈静脉穿刺导管一根(置管深度 15cm),PCA 泵
	17:09	拔除胃肠减压管。血浆氨测定:血氨 42.00μg/dl
2021-05-22	04:00	自行拔除导尿管,尿道口出血约 50ml;出现幻觉,情绪暴躁,不配合治疗,不穿衣服,随地小便,言语有暴力倾向
	08:25	躁动不安,不配合治疗,地西泮注射液 10mg(im,st);奥氮平 10mg(po,st)
	10:00	情绪躁动较前缓解,不配合治疗
	10:30	安静入睡
	16:00	苏醒,神志清,对答切题,情绪稳定
	16:45	精神科医生会诊:奥氮平 10mg(睡前,po)
	21:00	已入睡,呼吸平稳,夜间安静
2021-05-23	10:00	神志清,情绪稳定,对答切题

三、问题与讨论

主查者：讨论该患者术后出现精神障碍的原因。

护师罗护士：患者术后出现精神障碍，亦可称为术后出现大脑功能紊乱，导致认识、情感、行为和意志等不同程度的功能障碍。外科手术后精神障碍可以分为急性和慢性两类。急性者多在术后2～5天发病，以谵妄状态和精神分裂样症状较为多见，有一部分患者可呈现抑郁焦虑状态，比如情绪低落、兴趣减少、睡眠障碍、烦躁不安，病程为1～3个星期；慢性者以神经症状及慢性脑衰弱症状较为多见。该患者术后第2天出现病症，病程短，属于术后急性精神障碍，表现的行为也符合其症状。

疑问一　自身心理问题引起的术后精神障碍？

主管护师何护士：患者是不是自身存在心理问题？该病症与患者的性格特征有举足轻重的关系。术前有焦虑症、抑郁症、精神分裂症等精神病史，情感不稳定，多愁善感的患者易产生术后精神障碍[1]。

护师顾护士：入院时询问过患者病史，否认精神病史，定向力正常，情绪稳定。所以可以排除这个原因。

疑问二　紧张、焦虑、恐惧情绪引起的术后精神障碍？

主管护师张护士：术前给患者做宣教时，患者并没有表现得过于紧张，对手术也很有信心；术前夜间睡眠正常。因此可以排除该原因。

疑问三　肝性脑病引起的术后精神障碍？

护师金护士：肝性脑病最早出现的临床表现主要为性格的改

变、行为的改变和睡眠习惯的改变,这和术后精神障碍很难区分,但扑翼样震颤是肝性脑病早期诊断最具意义的表现,而且血浆氨会升高。2021-05-21患者血浆氨测定:血氨42.00μg/dl(血氨值正常)。且患者扑翼样震颤体征阴性,不能确诊肝性脑病。因此,该原因可排除。

⚫ 疑问四 麻醉药物副作用引起的精神障碍?

主管护师周护士:通过麻醉记录单可知,该患者术中麻醉药物分别使用了右美托咪啶、瑞芬太尼、七氟烷。右美托咪啶作为一种高度选择性α2肾上腺受体激动剂,可用于辅助全麻,具有镇静、辅助镇痛、抗焦虑的作用,很少引起呼吸抑制,且对认知功能有益。临床已证实,右美托咪定相对其他镇静药物可降低谵妄的发生率,是老年危重患者较好的镇静选择。瑞芬太尼是常用的麻醉性短效镇痛药,通过激动μ型阿片受体起效,选择性抑制兴奋性冲动的传递,从而缓解或消除痛觉和伴随的行为心理反应。新近研究发现[2],瑞芬太尼能干扰大脑皮质的联络,导致认知功能的损伤,且这种作用与其镇痛作用无关。七氟烷是常用的一种吸入麻醉药物,吸入麻醉药的影响机制包括脑内β淀粉样蛋白(Aβ)积聚、神经炎性反应、神经元内钙失衡等,能影响患者术后早期的认知功能。

主查者:人体的大脑是麻醉药物和辅助用药的主要靶器官,因此,在麻醉和手术后存在脑认知损伤的风险。大家认同该患者是瑞芬太尼、七氟烷这两种麻醉药物引起的术后精神障碍吗?

主查者:那么瑞芬太尼、七氟烷这两种麻醉药物的药物代谢特点是什么?

主管护师何护士:查阅瑞芬太尼、七氟烷的药品说明书。

(1)瑞芬太尼:药物静脉给药后,快速起效,1min达到有效浓度,作用持续时间5～10min。药物浓度衰减符合三室模型,其分布半衰期为 1min；消除半衰期为 6min；终末半衰期为 10～20min；有效的生物学半衰期为 3～10min，与给药剂量和持续给药时间无关。长时间输注给药或反复注射用药，其代谢速度无变化，体内无蓄积。较少见的不良反应包括精神神经系统：焦虑、不自主运动、震颤、定向力障碍、幻觉、烦躁不安、噩梦、感觉异常、健忘，在停药或降低输注速度几分钟内即可消失。

（2）七氟烷：七氟烷在血液中的较低溶解度导致其在麻醉诱导时肺泡药物浓度快速上升而停止吸入后又快速下降。人体中只有不到 5％的七氟烷吸收后会被代谢。七氟烷经肺快速并广泛的清除，减少了可代谢量。七氟烷的不良反应（1％～10％）为兴奋、嗜睡、寒战、心动过缓、头晕、唾液增多、呼吸紊乱等。七氟烷偶然发生的不良反应（<1％）为心律不齐、精神错乱、房颤、白细胞减少。

主查者：根据瑞芬太尼、七氟烷这两种麻醉药物的代谢特点，引起该患者术后精神障碍的可能性存在，但是药物不良反应发生的时间节点不明确，需要查资料验证。

疑问五　ICU 环境的影响？

护师余护士：患者对 ICU 的环境完全陌生；转入 ICU 期间没有家属陪伴，且处于气管插管状态，不能与医护人员正常交流；夜间声音嘈杂，病床周围监护仪器和治疗仪器声响大，病房内灯火通明，严重影响睡眠；各种因素累加导致患者精神过度紧张，睡眠质量差，诱发精神异常。

主管护师黄护士：我赞同这个观点。ICU 无陪护；耳边经常有仪器报警的声音；而且整个晚上病房内灯火通明，无法安静入眠；时不时遇到其他患者紧急抢救，或目睹死亡；术后疼痛刺激等诱发因素，都会引起患者失眠、紧张，心理上感到与世隔绝。该患者术后第 2 天出现幻觉，自行拔除尿管，不穿衣服，随地小便，与谵妄的精神异常行为相符。

主查者:ICU 是医院集中监护救治危重患者的专业科室,其特殊的住院环境及管理制度均会成为患者重要的心理压力源,给患者造成强烈的心理与生理刺激,也是 ICU 谵妄、ICU 综合征、术后急性精神障碍等频发的科室[3]。

疑问六 高血压和糖尿病引起的精神障碍?

护师顾护士:该患者既往有高血压病史和 2 型糖尿病病史。合并高血压的患者,一旦发生低血压,很容易造成脑组织缺血,出现脑组织低灌注,可引发精神障碍。糖尿病导致代谢紊乱,在手术、创伤、应激、低血压的情况下易损害大脑。而且较多糖尿病患者本身存在抑郁、焦虑等,这类情绪会影响患者围手术期状态,导致了术后精神障碍[4]。

主管护师徐护士:该患者术后没做颅脑 CT,未发现是否存在脑组织缺血现象。患者本身有高血压和糖尿病病史,可能是引起术后精神障碍的诱因。这两种诱因是否与精神障碍互相影响,以及有无因果关系,还有待进一步研究证实。

疑问七 高龄因素引起的精神障碍?

主管护师周护士:该患者今年 61 岁,属于老年患者。随着年龄的增长,神经细胞衰亡多,脑组织退行性变,导致大脑功能及承受力降低。研究发现,60 岁以上患者发生术后精神障碍的概率为年轻人的 4 倍以上[5]。

疑问八 其他原因?

护师金护士:该患者术前有慢性胆囊炎病史。胆囊炎引起反复感染,可在体内产生大量毒素,累及周边器官组织功能,尤其是对肝功能的损伤,导致代谢产物在体内蓄积。这些代谢产物通过血脑屏障到达脑组织,影响中枢神经系统,且在中枢神经系统不易清除,持续损伤神经系统功能,导致患者出现术后精神异常[6]。

主查者:该患者的肝功能各项指标未在病历中体现,不能明确判断患者的肝功能损伤程度。是否胆囊炎感染引发肝功能损伤,从而引起精神异常,还需要病历资料补充完整后再查证。因肝功能损伤导致的精神异常是行为异常还是其他方面的精神异常,需要查找相关文献资料进一步查证。

四、总　结

主查者:

术后精神障碍是外科手术患者术后短期内出现的常见并发症之一,大家提出了很多引发原因。起初,大家讨论精神障碍的原因有:心理问题;术前紧张、焦虑、恐惧情绪;肝性脑病;麻醉药物副作用;ICU 环境;高血压和糖尿病病史;高龄因素及肝功能损伤。经过分析讨论,初步判断,该患者的高龄因素、麻醉药物副作用、ICU 环境影响是发生术后精神障碍的独立危险因素,均有研究证实。术后精神障碍的发生对患者术后恢复及预后相对不利,严重时甚至会危及其生命安全,因此临床上需对患者术后出现精神障碍的高危因素采取针对性护理干预,具体措施如下。

(1)控制原发病:手术前,控制患者的原发病,根据其原发病,给予降糖药物、降压药物等;做好充分的术前检查,对其身体状况进行全面评估,酌情给予增强免疫力的药物,增强机体耐受能力,使手术顺利开展。

(2)心理护理:手术前,对患者心理状况进行测评,针对其心理问题进行引导性教育。进入手术室且尚未开始手术时,积极安抚患者,给予心理抚慰,还可列举手术治疗成功病例,以增强其手术治疗信心。

(3)认知护理:手术前主动与患者进行沟通,评估其手术认知情况,进行适当的讲解,对其错误认知予以纠正,缓解其对手术的抵触和排斥情绪;指导患者进行日常物品识记训练、现实环境导向训练、怀旧活动训练,以增强其对日常生活的记忆。

(4)麻醉恢复期护理:术后麻醉恢复期,患者采取去枕平卧位,头部偏向一侧,加强监护和巡视;定时检查和固定管道,减少导管脱落,及时发现导管脱出;做好患者防寒保暖工作;严密监护患者的精神状态,如患者出现躁动或嗜睡情况,应立即向医生汇报,根据医生指示进行处理,躁动严重时可给予镇静措施,还可安装防护栏或使用约束带。

(5)环境舒适护理:营造舒适的病房环境,维持适宜的温度和湿度,保持室内干净、整洁,光线尽量柔和,避免噪声,减少对患者生物节律的干扰[7]。

科护士长:

护理工作并非局限于输液和发药,更多的是要在护理工作中学会思考。对患者病情的了解程度、对专科知识的掌握程度、将理论知识应用于临床实践的能力,是提高护理质量的关键。本次业务查房的重点是分析患者术后精神障碍的原因。针对这类高龄、大手术、基础疾病多的患者,我们要做到早预防、早发现、早干预。每天定时进行时间、地点及人物的定向问答;做好预沟通,尤其是对预知要去ICU的患者,要详细向患者介绍手术室及ICU环境,减少陌生感;可以提前与ICU护士交接患者病情,多给予患者精神关怀。术后严密监测生命体征变化,观察病情;按规章制度严格巡视病房,观察患者精神意识状况;及时查看实验室检验结果,纠正水、电解质紊乱及酸碱失衡;做好家属的支持工作,能有效减少术后精神障碍的发生,减轻患者认知功能损伤。通过本次业务查房,发现大家都能积极思考,踊跃发表自己的见解,这样的学习氛围要继续保持。

参考文献

[1]王天龙,王东信.围术期脑状态的多学科调控是老年患者围术期脑健康的关键[J].中华医学杂志,2019,99(27):2081-2083.

[2]孙龙,段宏伟.全身麻醉药与术后认知功能障碍关系的研究进展[J].中国临床医学,2016,23(3):392-395.

[3]刘芳芳.健康教育对缓解重症监护病房患者住院环境压力及精神障碍的影响[J].中国药物与临床,2020,20(10):1722-1725.

[4]徐海君.胃肠道手术患者术后急性精神障碍原因分析及护理对策[J].中西医结合护理,2016,2(1):76-78.

[5]皇甫宇欢.老年患者术后精神和认知障碍的发病率及相关因素分析[J].中国急救医学,2018,38(z2):939-941.

[6]李春花,安东莲.老年腹部手术患者术后精神障碍危险因素及护理干预[J].陕西医学杂志,2017,46(5):678-679.

[7]贾静,丁李英,强晓玲,等.针对性护理干预在预防老年患者术后精神障碍中的应用效果[J].临床医学研究与实践,2018,3(27):179-180.

(黄追追　何雁飞)

案例二十六 痔疮术后大出血原因分析

> 查房科室:肛肠外科
> 查房目的:讨论患者痔疮术后大出血的原因
> 查房形式:三级查房

一、一般资料

姓名	性别	年龄	入院时间	护理级别	诊断
沈某某	女	57岁	2021-8-22 22:30	二级护理	混合痔、下消化道出血

二、病情简介

患者10天前在外院行痔疮切除术,术后4天出院,出院后大便次数1次/天,性状柔软条状,便后无明显疼痛,无脓血便、黑便,无腹胀腹泻。术后第1—4天半流质饮食。2天前劳累后出现间歇性便后出血,鲜红色,量较多,为进一步诊治来院就诊,以"混合痔"收住入院。肛门视诊肛门口可见痔团突出，部分可见黏膜覆盖，质软，无充血肿大，无破溃渗血，无触痛。直肠指诊肛管张力正常，齿线上下可及数枚肿大痔团。

既往史：有高血压病史，规律口服硝苯地平片，血压控制可。有胃肠息肉切除术史。

主要治疗经过：

日期	时间	主要病情记录	用药情况
2022-08-22	22:33	医嘱予二级护理，流质饮食，止血补液治疗	氨甲环酸 1g＋磺乙胺注射液 1g(ivgtt,qd)
2022-08-24	19:52	便血 50ml 伴四肢发麻，测血压 110/78mmHg，脉搏 66 次/min，吸氧 3L/min	生长抑素 4ml/h(3mg/50ml)（iv-vp,q12h），复方氯化钠注射液 500ml(ivgtt,st)
	21:15	血常规：血红蛋白 89g/L。生化全套：白蛋白 37.3g/L。凝血全套：纤维蛋白原 567.0ng/ml	
	21:50	便血 300ml	0.9％NS 250ml＋酰磺乙胺注射液 2g＋注射用氨甲环酸 1g(ivgtt,st)，去甲肾上腺素外用，肛泰栓塞
	23:16	医嘱予急诊痔术后创面止血术	
2022-08-25	01:40	安返病房，肛周切口无渗血渗液，切口持续性胀痛，NRS 评分 2 分	
2022-08-30	10:00	切口创面出血止，予出院	

三、问题与讨论

主查者:讨论患者痔疮术后大出血的原因。

◖ 疑问一　凝血功能异常？

护师林护士:会不会是患者自身疾病引起的,如凝血功能异常或是服用一些抗凝药物而引起的出血？

主查者:患者有高血压,口服一种降压药,未服用其他阿司匹林等抗凝药物,血压控制好。入院检查时凝血功能、血小板计数也都正常。此原因可以排除。

◖ 疑问二　感染？

主管护师沈护士:会不会是感染引起的？ 如果术前肠道准备不充分,术后排便时间过早,则可能粪便污染伤口。

主管护师贺护士:患者虽然在外院做的手术,但是术前有服泻药清肠,术后也没有过早排便(术后第2天才排便)。且自诉每次排便后都用温水冲洗,保持肛周清洁。所以粪便污染伤口可能性不大。患者行手术前和入院的血液检验显示白细胞计数及C反应蛋白都正常,体温也正常。

◖ 疑问三　术后饮食不当？

护士王护士:痔疮术后饮食护理如下[1]。术后第1—2天流质饮食,先稀后密,避免辛辣、刺激和温热的食物。术后第3—5天,少渣半流质饮食,少食多餐,如大米汤、粥、莲子淀粉等。术后第6—8天正常饮食,食物中应含粗纤维,忌吃生冷、辛辣、刺激食物,如辣椒、胡椒、大蒜、牛肉和羊肉等。鼓励患者多饮水,养成定时定量的饮食习惯。患者会不会饮食不当,导致大便干结,排便时过度用力,创面损伤引起出血呢?

护师陈护士:患者不饮酒,术后也未进食刺激性食物。患者术后怕排便疼痛,饮食很注意,大便也通畅,没有用力排便。排便后创面少量渗血是正常的,出血量不会这么大。

◆ 疑问四　活动过度?

护师何护士:会不会活动不当引起?过多的活动,久蹲久坐或负重,导致静脉回流困难,血液淤滞引起出血[2]。

护士虞护士:活动不当可能有关系。入院病史中有描述到患者因劳累后 2 天出现便血,但没有具体的实证,可能是大出血的原因之一。

◆ 疑问五　其他原因?

护士李护士:会不会是手术的原因,比如术中操作不当,或者结扎线脱落等原因导致的大出血?

主查者:手术的因素可能性比较大,手术导致出血的原因有很多[3]。

1.内痔痔核结扎时结扎线不牢固,或误打滑结,致术后结扎线滑脱出血。

2.切口过深、过大,伤及较大的血管,术中未能及时发现处理,而出现大出血。

3.麻醉剂注入痔组织内过多,局部组织水肿,结扎时似乎扎紧,但当切除多余痔组织后,血液外流,组织体积变小,使结扎线变松或滑脱而出血。

4.用力结扎痔核时助手配合不当,未能及时松止血钳,致使痔蒂部被撕裂而又未能及时发现并进行止血。

5.采用局部浸润麻醉时肛门麻醉效果欠佳,肛门括约肌欠松弛,致手术视野暴露不清,增加手术操作难度,使出血点未能妥善处理。或麻醉药中加入肾上腺素,术中血管在肾上腺素作用下收缩,术野似乎干净无渗血,术后肾上腺素代谢,血管扩张出血。

主管护师贺护士:根据医生的判断,可能跟上次手术时痔核未扎紧,术后结扎线松脱有关,再加上她术后未好好休息,活动过度,导致大出血。

四、总　结

主查者:

我们逐步排除了患者自身因素、感染、饮食不当等方面。由于肛门直肠部的血管丛较为丰富,在手术过程中若操作稍有不当就会引发出血症状。术后5～14天出血为继发性出血[4]。患者是在手术10天后出血。继发性出血主要原因有:剧烈活动或用力排便;术后感染;某些全身性疾病,如血小板减少、凝血时间延长、高血压、门静脉高压、再生障碍性贫血等。与患者沟通后了解到,患者出院后没有好好休息,活动过度。此外,上次手术时可能存在痔核未扎紧,术后结扎线松脱,导致大出血。痔疮为临床常见病,主要采用手术治疗。但直肠肛门部血供丰富,直肠上动脉、下动脉、肛门动脉、骶中动脉的分支均分布于肛门直肠,术中及术后容易出血。由于肛管括约肌的作用,血液多向上反流入肠腔,而不流向肛门外,故临床上不能发现"染红敷料"的现象。因此,这种"隐性出血"常不易早期发现,增加严重不良后果的发生风险,严重影响患者预后情况。另外,直肠腔空虚,无明显内在机械性压迫止血条件,即使较小的出血点也可导致出血不止甚至大出血。凡有下列现象应考虑是"隐性出血"的早期征象[4]:①有阵发性肠鸣、腹痛及急迫便意感;②患者伴有头晕、恶心、出冷汗及脉快等虚脱症状。

　　凡出现上述情况应及时诊断和处理。所以,手术操作和术后的护理对预防和减少并发症的发生起着非常重要的作用。

护士长:

　　虽然患者的大出血原因基本判断以手术因素为主,但此次查房仍对我们有警示作用。护理工作细碎又严谨,需要很强的专科知识和临床经验。对于肛周术后的患者,我们的护理和宣教对患者术后康复起着至关重要的作用。如何预防痔疮术后出血,总结如下。

　　1.病史要详细询问,特别是有无服用特殊药物;关注患者血液检验报告,查看凝血功能、血小板、肝肾功能等情况。

　　2.术前肠道准备充分,可以避免术后排便的疼痛,又可以避免粪便污染伤口。患者在口服泻药时我们要关注其排便情况。

　　3.术后宣教很重要,告知患者在手术后48h内应禁止大便;饮食要清淡易消化,避免辛辣、刺激性食物,以免大便干硬;多饮温水,保持大便通畅,便后温水坐浴。

　　4.指导患者术后避免过早或过多的活动及久蹲久坐或负重,注意休息,避免劳累,要尽量卧床,减少活动。详细观察术后患者肛门敷料染血情况及肠鸣、血压、脉搏、心率等体征,发现问题及时处理,可减少大出血的发生。

科护士长:

　　整个查房思路清晰,大家确认该患者痔疮术后大出血是手术的问题。实际上,手术中情况很难判断,存在痔核未扎紧也只是猜测,毕竟我们是事后讨论。重点是我们通过这次查房,能够明确痔疮术后并发症的观察,以及跟患者的宣教点。另外,我提出一点:大家刚刚有提到术后活动过度,过度如何定义,比如术后应卧床休息几天,几天后可以下床轻微活动,多长时间内不能剧烈活动或长时间走动,以避免术后出血。这个活动方式和活动时间有没有具体化,有没有这方面的文献,大家可以去继续深究一下。我们应从小事做起,面面俱到,做好各方面指导工作,从而减少患者出血的发生,减轻患者的痛苦,使其能尽快康复。更好地提高患者的满意度和生活质量,这就要我们护理人员做不懈的努力。

◆ 参考文献

[1]邱小青,李雪英.饮食宣教对痔疮术后疼痛及出血的影响[J].中西医结合护理,2015,1(2):35-36.

[2]绍艳.痔疮术后出血的原因及护理对策分析[J].特别健康,2020,(13):221.

[3]艾成美.痔疮术后出血的原因分析及护理对策[J].全科口腔医学杂志,2019,6(5):133,136.

[4]张丁,陈晓博,杨桂琴.痔疮术后大出血21例的治疗体会[J].心理医生,2015,21(21):115-117.

(宋丽琴)

案例二十七 — 骨科术后失血性休克早期病情观察及护理

查房科室:骨二关节外科

查房目的:骨科术后失血性休克早期病情观察及护理

查房形式:三级查房

一、一般资料

姓名	性别	年龄	入院时间	护理级别	诊断
张某某	女	17 岁	2021-06-04 11:00	二级护理	先天性高位髌骨

二、病情介绍

患者反复左膝关节疼痛伴活动受限 7 年余,左膝磁共振示左膝高位髌骨,拟"先天性高位髌骨"入院。入院时体温 37.1℃,血压 106/56mmHg,脉搏 68 次/min,身高 1.5m,体重 38kg,BMI 16.89kg/m²,营养评分 3 分。自诉左膝间歇性酸胀痛,NRS 评分 3 分。

患者无既往病史,无过敏史及用药史。

主要治疗经过:

日期	时间	主要病情记录	用药情况
	11:00	血常规示:血红蛋白 132g/L,血细胞比容 40.2%	
	09:00 — 13:35	全麻下行左膝关节探查＋滑膜切除＋髂胫束、外侧副韧带松解＋股骨去旋转截骨矫形＋髌韧带止点转位＋内侧髌股韧带重建。麻醉记录单显示手术时间 3h,术中出血 300ml	乳酸钠林格注射液 1000ml＋羟乙基淀粉 200/0.5 氯化钠注射液 500ml (ivgtt,st)
2022-06-04	13:35	术后带入左膝切口引流管一根,留置导尿管一根,右颈内深静脉导管一根,左膝部切口敷料干燥,左下肢趾端血运、感觉、活动好,足背动脉搏动存在。自诉左膝间歇性酸胀痛,NRS 评分 2 分。心率 60～80 次/min,血压 117/66mmHg	乳酸钠林格注射液 500ml(ivgtt,st)
	16:13 — 17:44	左膝部持续性酸胀痛,NRS 评分 2 分。心率 86 次/min,血压 107/57mmHg	5%GS 250ml＋脂(水)溶性维生素 10ml(ivgtt,st)
	17:44 — 18:11	心率 100 次/min,血压 103/60mmHg	0.9%NS 100ml＋头孢唑林钠 1.5g (ivgtt,qd)
	18:11 — 20:51		羟乙基淀粉 200/0.5 氯化钠注射液 500ml(ivgtt,st)

日期	时间	主要病情记录	用药情况
2021-06-04	19:23 — 19:43	心率 90～95 次/min,血压 103/50mmHg	0.9％NS 100ml＋酮咯酸氨丁三醇 1ml(ivgtt,q8h)
	23:00	协助患者翻身,见情绪焦虑,精神紧张,查看皮肤完整。体温 37.1℃,面色略显苍白,未诉头晕不适,改良早期预警评分(MEWS)0 分;左膝部切口敷料少许渗血,左下肢弹力绷带包扎下趾端血运活动好;尿量未监测记录;心率 101 次/min,血压 96/50mmHg	
2021-06-05	07:00	术后 17h 切口引流液呈暗红色血性,量约 110ml,心率 109 次/min,血压 98/50mmHg	
	08:30 — 08:50		0.9％NS 100ml＋头孢唑林钠 1.5g(ivgtt,bid)
	08:50 — 09:18	经期,面色苍白,无出冷汗,有头晕不适。拔除停切口引流管、导尿管。左膝切口敷料少量陈旧性渗血,予换药一次。左膝部轻度肿胀,未见瘀斑,自诉左膝部持续性酸胀痛,NRS 评分 3 分	0.9％NS 100ml＋酮咯酸氨丁三醇 1ml(ivgtt,q8h)
	09:18 — 11:21		5％GS 250ml＋脂(水)溶性维生素 10ml(ivgtt,qd)
	11:25	自解小便一次,尿色黄,量约 300ml	

续表

日期	时间	主要病情记录	用药名称
2021-06-05	14:50 — 15:16		0.9%NS 100ml＋头孢唑林钠1.5g（ivgtt，bid）
	15:16 — 18:51		羟乙基淀粉200/0.5氯化钠注射液500ml（ivgtt，st）
	19:30 — 19:55		0.9%NS100ml＋酮咯酸氨丁三醇1ml（ivgtt，q8h）
	07:00	月经量约50ml	
	08:13	检验科危急值，血常规：血红蛋白47g/L，血细胞比容13.9%。面色苍白、口唇发白，血压96/50mmHg，脉搏110次/min	医嘱予输去白细胞悬浮红细胞2U

三、问题与讨论

主查者：讨论患者术后病情发生了什么变化。

● 疑问一　心率变化？

护师陈护士：患者只是心率增快。2021-06-04 13:35患者手术后回病房时心电监护心率60次/min，血压117/66mmHg；17:35心电监护心率100次/min，血压103/60mmHg，心率较回病房时明显增快，体温正常（37.1℃）。手术后平卧位休息，父母照顾到位，患者情绪稳定。左膝部持续性酸胀痛NRS评分1～2分，疼痛可忍受。输液滴速约 55 滴/min。查看药物说明书,未发现药物有心动过速的不良反应。

疑问二　休克早期?

主管护师徐护士:患者进展为休克早期。2021-06-04 19:00 时患者心电监护心率 95 次/min,当时输注羟乙基淀粉 200/0.5 氯化钠注射液,从 18:11 开始,20:51 结束(19:23—19:43 输注酮咯酸丁三醇注射液组),羟乙基淀粉组输液滴速约为 71 滴/min,查看药物说明书,羟乙基淀粉有可能引起心动过速。但患者在术中输注过羟乙基淀粉 200/0.5 氯化钠注射液。查看麻醉记录单,未见心率加快,所以可以排除该药物引起的心率增快。夜间患者心率继续增快,血压变化不大,正常或稍有下降。23:00 患者表现为情绪焦虑,精神紧张,面色略显苍白,符合休克早期的临床表现(尿量未关注)[1]。

疑问三　如何判断休克早期?

护士张护士:休克早期表现有皮肤或面色苍白,手足发凉,口渴,心动过速,精神紧张、焦虑,注意力不集中,烦躁,呼吸加快,尿量正常或减少等。患者出现面色苍白、烦躁、心率加快等症状,符合休克早期表现。

主管护师张护士:临床常根据脉率与收缩压的比值计算休克指数。休克指数<0.5 为正常;>1.0~1.5 表示休克;>2.0 为严重休克[1]。患者 23:00 后 3 次脉率/收缩压比值都大于 1,结合患者主观症状,可能为休克早期(代偿期)。

疑问四　发生休克原因?

主管护师王护士:患者行股骨去旋转截骨矫形术,属于骨科大手术,创伤大,出血多。除了术中麻醉记录单上的显性失血 300ml,术后切口引流液 110ml,还包含了隐性失血,即术中软组织分离显露、扩髓、截骨、髓腔开放外渗在组织间隙中和积留在关节腔内的血液,这个量我们很难估算。文献上显示,骨科大手术后隐性失血持续存在,以术后 1～3 天为最剧[2]。

主管护师南护士:患者的手术大,手术时间长,约为 3h。患者术中未使用止血带,显性失血则为医生粗略的估算,未进行精细的计算,失血量应在 300ml 之上。

主管护师胡护士:根据血细胞比容法计算公式(原测得－失血后)的血细胞比容值×体重(kg)×7‰×1000/原测得血细胞比容值,(0.402－0.139)×38×70/0.402＝1740(ml)。根据算出来的值,估计失血量占全身血容量的 40％以上(＞1600ml)。失血量大是引起休克的原因。

🔵 疑问五　如何补液?

护师何护士:患者失血量过多,输液量不足,可以输注等渗生理盐水(0.9％)进行休克液体复苏。

护师陈护士:患者低血容量性休克主要以液体丢失,容量血管收缩代偿为主要表现[1]。生理盐水虽为等渗溶液但应谨慎使用。0.9％氯化钠注射液的钠离子、氯离子浓度均为 154mmol/L 且 pH 值为 5,而细胞外液的钠离子、氯离子浓度分别为 142mmol/L 和 117mmol/L。此外,生理盐水还缺少细胞外液中的其他离子如钾、钙、镁、醋酸盐、乳酸盐、葡萄糖等。因而大量使用生理盐水易导致高钠、高氯、低钾、低钙、低镁,且因缺乏缓冲碱而易出现酸碱失衡。可以给患者使用林格液,林格液渗透压与血浆相同,其钠、钾、氯、钙含量分别为 147mmol/L、4mmol/L、155mmol/L、4.5mmol/L,pH 值为 5.5,与生理盐水相比成分更接近血浆[3]。

主管护师周护士：林格液仍缺乏缓冲对，易出现酸碱失衡。复方右旋糖酐 40 注射液适用于低血容量休克、血容量减少等症状，其平均相对分子质量为 4 万左右，与人血白蛋白相近，是临床上患者失血时维持血浆容量、稳定血压的血容量扩充剂，可补充失血性休克患者的血容量，改善患者循环功能。

主管护师胡护士：复方右旋糖酐 40 注射液不能大量输注，否则会导致严重的凝血障碍。根据最新文献，对于休克早期液体复苏，与细胞外液化学组成比较接近的平衡液（乳酸钠林格注射液）可作为补液的一线用药[4]。

主管护师王护士：有研究表明，500ml 羟乙基淀粉 200/0.5 氯化钠注射液在生理功能上与 3 袋 1000ml 的乳酸钠林格注射液相当。虽然关于晶体液与胶体液的优先使用问题，研究结论不尽相同，但可以看到的是胶体液越来越受到青睐。大量循证医学证据的发现有可能改变之前"先晶后胶"的思维定式，提高失血性休克患者的救治成功率[5]。

疑问六　补液量多少？

主管护师胡护士：患者失血量占全身血容量的 40％以上（＞1600ml）。根据专家共识建议和休克救治规范，晶胶均可，先晶后胶，按晶胶比 2∶1 复苏[5]。给患者建立两条静脉通路，快速输注乳酸钠林格注射液各 500ml，输注完然后再补羟乙基淀粉，边补边观察患者的生命体征、面色、尿量、情绪等变化。

护师项护士：对轻度失血性休克患者，建议 1h 内输注平衡液 1200～2500ml；对失血量超过总量 30％～35％的患者，短时间内输入平衡液 2000ml；对失血严重患者，失血性休克半小时内输入平衡液 3000ml。

主管护师南护士：早期大量输液特别是输入大量晶体液，输入

的液体中有 $1/2\sim2/3$ 并不参与有效循环,而是外渗到第三间隙,造成组织间隙水肿,微循环失衡。大量液体进入体内,还会严重扰乱机体对失血的代偿机制,引起血液过度稀释,携氧及供氧能力下降,导致机体各种组织器官损害进一步加剧。目前,主张进行限制性液体复苏,是指将平衡液和羟乙基淀粉按照 2∶1 的比例输入,初始速度 $>500ml/h$,当收缩压 >80 mmHg 时减速[6]。患者 2021-06-04 23∶00 收缩压 $>80mmHg$,所以我们可以先给予输注乳酸钠林格注射液 500ml。

四、总　结

主查者:

大家根据患者的生命体征与临床症状,结合休克指数总结患者发生了早期休克。股骨去旋转截骨矫形术造成的创伤大,手术时间长,术中失血多,术后隐性失血亦为显性失血的数倍。由此推算,患者手术日夜间发生了代偿期失血性休克。

乳酸钠林格注射液是目前休克早期复苏液体选择的一线用药。羟乙基淀粉越来越受到青睐,亦可为术后休克早期容量复苏液体的正确选择和补充。根据休克救治规范,晶胶均可,先晶后胶,按晶胶量比 2∶1 复苏。目前,主张进行限制性液体复苏(平衡液和羟乙基淀粉按照 2∶1 的比例输入),并随时根据病情变化决定补液的量。

科护士长:

根据患者的主观症状和仪器监护所得的客观数据,结合术后失血量,评定患者是不是发生低血容量性休克,整个思路是对的。术后补液,我觉得可以更加规范化、具体化。比如,对烧伤科休克患者,补液要求在 8h 内。骨科大手术后发生休克早期患者的输液护理值得我们深入研究。通常开放两条静脉通路(选择较大的静脉用 20 号留置针进行穿刺),休克液体复苏首选晶体液,平衡液(乳酸钠林格注射液)可作为补液的一线用药,必要时将 500～1000ml 液体在 30min 内输入。关注尿量,正确评估肾血流灌注情况。休克早期尿量监测至关重要,准确记录尿量,并且将尿量控制在 30ml/h。如不足 20ml/h,应加快输液速度。

护理部主任:

患者的血红蛋白下降很快,查房中并没有依据,我们要学会怎么样有据可依。

1.可以结合患者的生命体征变化。术后患者回病房时血压正常,术中出血量不多,或者体液充足。术后患者夜间心率 102～120 次/min,血压(95～102)/(52～60)mmHg,心率较术前明显增快,处于休克期代偿状态。术后第二天、第三天患者血压有所下降,但基于患者的基础血压不高,心率明显增加,以及结合第二天的补液入量,推测补液量不足。

2.尿量不多。没有准确的计量,所以只能是推测。

3.血红蛋白骤减是因为失血量大,还是红细胞破坏? 若红细胞破坏,尿色应该有所变化,需要深入分析。

患者术后当日发生了失血性休克。失血性休克是临床常见的急危重症,护理工作应细心负责,严密观察患者病情动态,多询问患者主诉,尤其是异常情况的评估,要多加思考进行分析,及早干预,才能减少并发症。

◐ 参考文献

[1]王斯佳,王国兴.休克研究进展[J].实用休克杂志,2017,1 (2):68-72.

[2]王永刚,晏波,刘昱江.高龄老人股骨颈骨折髋关节置换围手术期隐形失血峰值与实验室指标相关性的研究[J].宁夏医学杂

志,2019,41(11):1044-1047.

[3]尹文,李俊杰.创伤失血性休克的早期液体复苏策略[J].实用休克杂志,2019,3(1):5-9.

[4]王洁,鲍海咏.创伤失血性休克早期补液研究进展[J].世界最新医学信息文摘,2020,20(94):103-104.

[5]赵鹏跃,刘逸尘,许晓蕾等.创伤失血性休克早期液体复苏研究进展[J].解放军医学院学报,2019,40(10):985-991.

[6]黄洋峰,蒋薇,乐磊.早期限制性液体复苏治疗创伤性休克的临床效果分析[J].实用医院临床杂志,2017,14(4):114-116.

（徐敏　姚芳芳）

案例二十八 ▶ 骨科术后尿潴留原因分析及护理

> 查房科室:骨二关节外科
> 查房目的:讨论骨科术后尿潴留原因及护理措施
> 查房形式:三级查房

一、一般资料

姓名	性别	年龄	入院时间	护理级别	诊断
江某某	女	20岁	2019-11-25 10:12	二级护理	左髌骨半脱位

二、病情简介

　　患者因左膝部疼痛伴活动受限2天,X线检查发现左膝内侧关节间隙变窄。门诊拟"左髌骨半脱位"收住入院。患者诉左膝部呈间歇性酸胀痛,NRS评分2分。查体:左膝压痛、轻度肿胀、活动障碍,左下肢肢端血运、感觉、活动好,足背动脉搏动存在,未使用止痛药,二便无殊。

患者无既往病史、无过敏史、用药史。

主要治疗经过:

日期	时间	主要病情记录	用药名称
2019-11-27	09:00	完善各项辅助检查,未用药,落实术前健康教育	
	08:50—10:10	全麻下行左膝关节镜下探查清理＋滑膜切除＋外侧支持韧带松解＋外侧支持韧带修复＋髌骨骨折切开复位内固定术。术中输液量1050ml,出血量约5ml	麻醉用药:咪达唑仑3mg＋丙泊酚150mg(10ml/h,iv-vp),舒芬太尼30μg＋罗库溴铵50mg＋瑞芬太尼10mg(0.2mg/h,iv-vp),七氟烷(吸入)。术中使用5mg阿托品、新斯的明1mg
2019-11-28	12:00	回病房。患者知情同意下入组对乙酰氨基酚药物临床试验[该临床试验为随机双盲、安慰剂平行对照的Ⅱ/Ⅲ期临床试验,以吗啡PCA泵为背景用药,视觉模拟评分法(VAS)为疼痛评分工具],对乙酰氨基酚用药时机为q6h,剂量为50ml。术中10:00第一次使用对乙酰氨基酚,16:00第二次使用对乙酰氨基酚。患者术后神志清,情绪紧张较为明显。口头安慰疏导。体温36.7℃,脉搏73次/min,呼吸18次/min,血压148/75 mmHg	吗啡PCA泵40mg/100ml(无基础流量,每按压一次后5min为不应期,按压一次吗啡浓度为0.5mg/ml,量为2ml)

日　期	时　间	主要病情记录	用药名称
2019-11-28	12:00 — 15:00	有恶心不适，无呕吐。累积吗啡 PCA 泵按压 37 次，有效按压 17 次，加缝合皮肤时吗啡 2mg(iv,st)，累计输入 19mg 吗啡总量。VAS 评分 2～3.9 分，术后输液量为 850ml	吗啡 PCA 泵 2ml/h(iv-vp)；0.9%NS 100ml＋多索茶碱 0.3g(ivgtt,st)；0.9%NS 100ml＋头孢呋辛 2g(ivgtt,st)；0.9%NS 100ml＋氨甲环酸 1g(ivgtt,st)；钠钾镁钙葡萄糖注射液 500ml(ivgtt,st)
	17:00	未排尿，膀胱稍显充盈，指导排尿。17:25 输液结束	
	20:00	诉小便仍难以自解，膀胱区充盈明显，经听流水声、热敷、抬高床头、按摩腹部等方法诱导排尿无效，予留置导尿，引流尿液 600ml 后予夹闭半小时，半小时后引流尿量约 300ml	
2019-11-29	13:30	停吗啡 PCA 泵(整个试验期间累积吗啡 PCA 泵按压 38 次，有效按压 18 次，累计输入吗啡 20mg)。诉左膝部持续酸胀痛，VAS 评分 3 分	
	15:00	拔除导尿管后自行排尿一次，约 250ml，尿色清	

三、问题与讨论

主查者：讨论患者术后发生尿潴留的原因与护理。

● 疑问一　与麻醉有关？

主管护师周护士：患者手术时长约 80min，麻醉中使用的舒芬太尼类药物，具有抑制膀胱括约肌收缩的作用，患者易发生尿潴留。麻醉越深，时间越长，排尿反射障碍的时间就越长[1]。

● 疑问二　与术后疼痛有关？

护师陈护士：患者在使用吗啡 PCA 泵期间仍有疼痛，疼痛可反射性诱发膀胱颈部肌肉、尿道括约肌痉挛，导致排尿困难，引发尿潴留[3]。疼痛也是引起尿潴留的原因。

● 疑问三　与心理因素及排便习惯有关？

护师王护士：术前宣教患者在床上平卧练习排尿至少两次，实际患者没有提前练习。加上患者年纪轻，术后情绪紧张，心理因素会直接影响患者术后排尿，负性情绪会造成膀胱括约肌紧张，床上解小便不习惯。由于控制排尿的最高神经中枢是大脑皮层，在不适宜的排尿情况下，即使有尿意，大脑皮层也将抑制排尿。

● 疑问四　与术后吗啡 PCA 泵有关？

主管护师叶护士：患者因疼痛多次按压吗啡 PCA 泵。吗啡注射液说明书上记载的不良反应有恶心、呕吐、呼吸抑制、嗜睡、眩晕、便秘、排尿困难、胆绞痛等。吗啡可提高膀胱括约肌的张力，引起输尿管收缩，增加肾后性尿道阻力；可抑制外周及中枢神经系统，影响对膀胱充盈的感知及对排尿行为的神经调节；可兴奋膀胱及腹壁平滑肌,导致尿潴留[2]。研究表明,吗啡硬膜外给药 1mg 可产生良好的镇痛效果,不良反应少,这也是临床常用的剂量;硬膜外给药剂量大于 3mg,不良反应发生率增加。尿潴留与吗啡用量有关,用量越大发生尿潴留的概率越高。患者使用的剂量达到了19mg。另有研究显示,吗啡不同给药途径镇痛效果和不良反应无异。

● 疑问五　与输液量有关?

护师王护士:不同的输液量对术后排尿时间也有统计学意义。当膀胱内储存尿量达 400~500ml 时,尿液产生的压力被膀胱内壁压力感受器感知并产生尿液冲动,冲动沿神经纤维传达排尿中枢,引起排尿反射[3]。术后快速大量输液,会使患者血容量增加,血浆渗透压降低,抗利尿激素释放减少,快速产生大量尿液,而此时麻醉尚未或刚刚解除,疼痛感觉产生、括约肌痉挛,加上患者活动不便、不适应卧床排尿等因素而易发生排尿困难,甚至尿潴留。建议临床上将手术日 24h 输液量控制在 1000ml 以内[4]。患者术中术后共输液 1900ml,可能输液量过多。

● 疑问六　术后尿潴留发生的预防措施有哪些?

主管护师胡护士:患者比较特殊,入组了对乙酰氨基酚药物临床试验。我觉得做好吗啡 PCA 泵的使用宣教很重要。患者在 12:00到 15:00 之间按压 34 次,几乎每隔 5min 按压一次。经过了解,该患者术后 3h VAS 评分在 2~3.9 分,没有必要频繁按压。因为之前错误认为吗啡 PCA 泵必须每隔 5min 按压一次,才导致多次按压。经过再次宣教后,15:00 至第二天拔除吗啡 PCA 泵期间仅仅按压一次,按压次数大大减少。

护师南护士:有效落实患者卧床排尿练习,仔细为患者讲解有关术前训练排尿的优势、目的与方式,促使患者意识到术前训练的重要性,最大程度上获取患者的支持,降低训练指导的难度并按时检查患者的卧床排尿效果。患者年纪轻,在床上排尿对患者的心理有较大的压力。在患者排尿时,减少房间人员走动,帮助患者减少床上排尿的羞涩感。术后 2～4h 是排尿最佳时期,首先要让患者精神松弛,保持环境安静舒适,减少光线刺激,在诱导患者排尿的同时控制患者输液速度和输液量 30 滴/min,减少原尿量,推迟患者膀胱充盈时间,减轻尿潴留症状,减轻患者痛苦。排尿后再适当调快输液速度。

主管护师姚护士:20ml 开塞露 1～2 支经直肠给药,尽量保留 5～10min 后排便,可刺激肠壁,加快肠蠕动,有利于患者排便;同时,可刺激膀胱,收缩膀胱逼尿肌,有利于患者排尿[5]。对于术后无体位限制的患者,这个方法可以尝试。

护师周护士:我们可以尝试术后 4～6h 使用非药物镇痛方法控制疼痛,关闭止痛泵,使患者在最佳排尿时间内排尿,有效地预防尿潴留的发生[6]。

护士罗护士:通过中医按摩点、按、压三步法帮助患者排尿。具体操作方法如下。

(1)双手食指、中指指腹同时点压脐下 2～4 寸处,患者感酸、胀、麻即可,一般 1～2min。

(2)右手食指、中指及无名指 3 指并拢在点压部位进行环形按摩 2～3min。

(3)右手掌根部置于膀胱底部,左手叠放其上,缓慢均匀用力向后向下按压膀胱底部,直至尿液排尽方可松手[7]。我们科室有中医的穴位模型人和穴位图,大家可以学习下相关的穴位功能。

护士何护士:还可以通过肌肉放松训练、音乐放松体验、心理干预促进自我身心放松,缓解紧张、焦虑等情绪,促进对机体功能的正常控制。腹部热敷、温水冲洗尿道外口周围等促排尿体验也可激发患者自然排尿反应。

四、总　结

主查者：

术后尿潴留是临床常见的手术并发症。通过讨论分析，认为患者术后尿潴留的原因与麻醉用药、紧张情绪、暴露的环境、大剂量的吗啡、术前未进行适应性训练、卧位、疼痛、术后短时间内大量输液有关，术后 3h 内使用 17mg 的吗啡，超过了常规用药剂量，可能是患者发生尿潴留的主要原因。

科护士长：

术后尿潴留发生原因大概可以分为 4 个方面：①心理方面；②人为方面；③麻醉及手术方面；④药物方面。

该患者发生尿潴留的原因与药物及健康教育不到位有很大相关性。对骨科手术后尿潴留患者，通常采用导尿法治疗。但是，这一治疗方法会给患者的心理和生理带来了一定的痛苦，并增加尿路感染发生的危险。有效落实术后尿潴留的预防性护理措施，对避免尿潴留的发生很有帮助。

护理部主任：

查房的目的是提高临床护士专科理论知识，提高护士的学习氛围。术后尿潴留的确是手术后常见的并发症，今天通过讨论分析，发现临床护理上的短板，亦延伸很多围手术期预防尿潴留的有效措施，对于提升今后的护理质量非常有意义，建议作为科室的PDCA（计划、实施、检查、处理）项目实施。

◆ 参考文献

［1］张洁,李爱媛.罗哌卡因及舒芬太尼不同硬膜外分娩镇痛方

案对产后尿潴留的影响[J].中国现代医学杂志,2017,27(10):76-79.

[2]常青,王轶婷,赵昱,等.剖宫产术后尿潴留发生的相关影响因素分析[J].中国卫生标准管理,2020,11(15):22-24.

[3]邓宏伟,程静,邓立伟,等.骨科术后尿潴留的综合护理干预对策[J].中外医学研究,2018,16(4):63-65.

[4]张国强,王伟锋,相程江,等.输液量对肛门疾病术后尿潴留的影响[J].浙江医学,2019,41(13):1415-1416.

[5]林瑞珍,王晓芬,胡锦玲,等.开塞露诱导尿潴留患者排尿的疗效和护理分析[J].护理实践与研究,2019,16(24):144-145.

[6]孙博淳.护理干预对椎管内麻醉术后留置自控镇痛泵患者尿潴留的影响[J].医疗装备,2018,31(10):177-178.

[7]林翠,张岚岚,庄婷婷,等.产后尿潴留的中西医研究进展[J].现代医学与健康研究电子杂志,2020,4(23):112-115.

（徐敏　南梦露　胡友莲）

案例二十九 肩关节镜术后患肢僵硬不适原因分析及护理

查房科室:骨二关节外科

查房目的:讨论患者肩关节镜术后患肢僵硬不适的原因与护理

查房形式:三级查房

一、一般资料

姓名	性别	年龄	入院时间	护理级别	诊断
郑某某	女	53 岁	2021-04-01 15:25	二级护理	右肩袖损伤

二、病情简介

患者右肩部无明显诱因下疼痛 2 个月余。右肩关节磁共振 (MR)平扫示,右侧肩峰撞击综合征,伴右侧冈上肌肌腱损伤,右侧肱二头肌长头肌腱炎,右肩关节腔和周围滑膜囊少量积液。门诊拟"右肩袖损伤"收住入院。入院后,患者神志清,情绪平稳,右肩部无肿胀,右上肢指端血运、感觉、活动好,桡动脉搏动存在。自诉右肩关节外展上举明显受限,右肩部持续性钝痛,NRS 评分 2～5 分。

患者无既往病史、手术史,平素睡眠良好。

主要治疗经过:

日期	时间	病情记录
2021-04-03	11:15	全麻下行肩关节镜下肩袖修补＋肩峰成形＋滑膜切除术。术后,患者神志清,情绪稳定,生命体征平稳;患肢予绷带悬胛固定,右肩部切口敷料干燥;带回切口引流管一根,引流通畅,引流出少量血性液体;右上肢肢端血运、感觉好,右肩部切口持续性酸胀痛,NRS 评分 3 分,右桡动脉搏动存在
	23:00	右上肢肢端血运、感觉好,右肩部切口持续性酸胀痛,NRS 评分 3 分,右桡动脉搏动存在。术后一直未入睡。指导手指活动
2021-04-04	02:30	右上肢肢端血运、感觉好,右肩部切口持续性酸胀痛,NRS 评分 2 分,右桡动脉搏动存在,患肢持续绷带悬胛固定。术后仍未入睡
	05:00	入睡
	07:00	自诉夜间患肢摆放僵硬不适,入睡时间仅 2～3h。右肩部切口持续性酸胀痛,NRS 评分 3 分,右上肢肢端血运、感觉、活动好,桡动脉搏动存在,患肢持续绷带悬吊抬高;右肩部切口引流管通畅,21h 引流出 20ml 血性液体
	09:00	右肩部切口换药,拔除引流管,在医生的帮助下佩戴肩袖包,下地行走。患肢僵硬不适感明显缓解

三、问题与讨论

主查者：讨论患者肩关节镜术后患肢僵硬不适的原因。

疑问一　与术后疼痛有关？

主管护师叶护士：肩关节镜术后最常见的不适感来源于疼痛，但患者 NRS 评分均在 1～3 分，属于轻度疼痛，应该不影响睡眠。

主管护师周护士：会不会是患者疼痛表达与评分有误，疼痛感就是不适感，而且疼痛评分实际不止轻度，所以导致患者睡眠不佳。

护师南护士：患者具备高中文化程度，语言表达能力与理解能力强，且责任护士有效落实了疼痛评分宣教。患者 NRS 评分 3 分，结果相对准确。一般肩关节镜术后 24～48h 疼痛最为剧烈，之后疼痛逐渐减轻。

疑问二　与关节积液有关？

主管护师胡护士：关节镜手术中使用大量灌注液持续冲洗以保证术野清晰，大量的灌注液会引起关节周围积液，手术创伤也会造成组织水肿，从而导致肩关节肿胀[1]。

疑问三　与肌肉紧张有关？

护师王护士：患者在主诉中提到最主要的不适感是患肢肿胀、僵硬。患肢持续绷带悬脖固定时间久，且由于害怕术后出血、疼痛、移位等影响手术效果，肌肉处于紧张的状态，不舒适感强。

护士长徐护士：患者疼痛和肩关节肿胀，加上持续绷带悬脖固定，导致肌肉紧张，静脉及淋巴回流缓慢，加上心理紧张、害怕、知识缺乏，导致睡眠不佳，不适感强烈。

疑问四 如何缓解患者不适感?

护师南护士:肩关节是人体活动范围最广、最灵活的关节。肩关节镜术后要保持肩关节的功能位,即肩关节处于外展 40°～50°、前屈 15°～25°、内旋 25°～30°的位置,这能降低肩关节囊张力,使肩袖韧带(冈上肌肌腱)在低张力情况下愈合。但是持续绷带悬脖固定,实现功能位难度高。

主管护师周护士:外展位可降低缝合部位的张力,使其更好地愈合。应在胸与患侧肘间放置枕头,屈曲肘部,保持肩关节外展位,保持手臂始终处于前屈位。随时询问患者的舒适度,及时调整[2]。

护师周护士:在患肢上臂后方放置 5～10cm 高的枕头或毛巾,使上臂处于肩胛骨平面,避免对肩关节的牵拉。

护士长徐护士:放置软枕会使手术创面受到压迫;肩关节镜术中需要不断冲洗,患肢会有冲洗液留存,多达 1～1.5kg,使患肢肿胀,不适合压迫。上臂处于抬高的状态会有利于血液、淋巴回流,有助于肿胀消退。

主查者:肩关节镜术后患肢摆放位置很有讲究,常规给予患者患肢功能位悬吊抬高。文献指出,患肢应外展 15°～30°摆放,这有利于肩袖的恢复,避免内收[3]。可在患肢下面放置一个软枕,但不同之处在于,要把软枕其中一角拉出夹在腋下,这样可以保持患肢处于外展功能位,同时又能避免患肢内收。

疑问五 术后护理措施有哪些?

主管护师叶护士:手术回来后直接佩戴肩袖包,可以改善患肢位置的摆放问题。因为肩袖包可以保持肩关节外展 45°固定,肘关节屈曲 45°～90°,腕关节及掌指关节保持功能位。该支具左、右侧通用,肩关节前曲、后伸角度可调,肘关节屈曲角度可调,腕关节功能位伸缩可调[4]。快速康复理念认为,患者手术结束,在手术室直接佩戴肩袖包。术后 6h 协助患者在肩袖包保护下床上翻身,活动下肢,摇高床头以取半坐卧位。

护师徐护士:佩戴肩袖包在卧位时,无需摘除,只要适当放松肩部及腰部固定带,不引起紧缩感就可以了[5]。完全放松肩带、腰带,肩关节的外展位就做不到了,肘关节的早期锻炼也无法实现,仅是在胸与上臂间放置了肩袖包,这只会增加压迫感。

主管护师周护士:术后直接佩戴肩袖包会对患者肢端血运、皮肤的观察造成困难,在患者术后第 1 天佩戴更合适,手术当日建议放置一个软枕。

主管护师姚护士:患者除可佩戴肩袖包外,还可用肩关节外展支具。它是一种静态固定式肩矫形器,又叫肩外展矫形器,尤其适合肩关节手术后的体位固定,其特点是可将肩关节固定在外展、前屈、内旋功能位,肘关节屈曲功能位及腕关节功能位。在患者站立或卧床时,可使患肢处于抬高的位置,以利于消肿、消炎、止痛。并且肩关节外展支具还可以根据患者需要,通过调节螺旋杆使肩关节达到更为理想的外展角度,左右侧均可自由调节,关节功能位伸缩可调,此外还可以打开活动[6]。缺点是材质太硬,容易引起压力性损伤。

主查者:除术后直接佩戴肩袖包使患肢处于功能位外,术后肩部常规放置外展软垫,使肩部保持外展 15°～30°。肘部屈曲 75°～90°,可使肩关节肩袖韧带处于松弛状态,肩关节囊张力也相应最小,可有效减少出血,利于吻合口愈合[7]。不要让患肢上臂悬空,以避免患肩关节受力。翻身或改变体位时,不要让患肩晃动和受力,一定要用手把住。

主管护师叶护士:患者麻醉完全清醒后,指导患肢手指关节进行主动伸屈活动,用力、缓慢、尽可能张开手掌并保持 2s,用力握拳并保持 2s,反复进行[2]。可以左右摆掌、掌屈背伸来实现腕关节活动。伸曲肘关节进行活动时应保持肩关节固定。这些早期功能锻炼可以缓解患肢因持续性摆放造成的僵硬感。

四、总　结

主查者:

肩关节镜术是关节外科常见的术式,很多患者术后主诉当晚患肢摆放僵硬不适、影响睡眠。本次业务查房的重点为探讨肩关节镜术当晚如何合理摆放体位以缓解酸胀不适,保持良好睡眠,促进机体快速康复。术后在患者患肢下面放置一个软枕,软枕其中一角拉出后夹在腋下,这样可以保持患肢的外展功能位,同时又能避免患肢内收;腕关节、伸曲肘关节进行活动,实现术后早期功能锻炼。另外,需要关注术后患者的主观体验,加强沟通,有效落实宣教,积极缓解不适感,使护理质量不断提升。

科护士长:

通过查找文献、指南、专家共识,找到解决问题的方法,这样的业务查房是有意义的。根据骨科围手术期的专科护理特点,发现体位摆放、早期功能锻炼于缓解疼痛的重要性,让人耳目一新。我们后续需要思考的问题包括肩关节镜术后如何正确摆放体位,设计相应的辅助工具,创新改良术后体位等。

参考文献

[1]真启云,费文勇,张云飞,等.关节镜下肩袖修补术患者围手术期护理流程优化及效果评价[J].中华护理杂志,2016,51(6):645-649.

[2]赵小香,李会芳.17 例关节镜下肩袖撕裂修补术病人的术

后护理[J].全科护理,2013,11(1):52-53.

[3]谭玲花.肩关节镜手术治疗肩袖损伤术后的护理与功能康复[J].中外医学研究,2019,17(27):84-85.

[4]真启云,费文勇,张云飞.肩关节外展支具在关节镜下肩袖修补术后患者中的应用[J].中华护理杂志,2014,49(8):1011-1012.

[5]石莺莺,明文义,吴旭东.双排缝合桥技术治疗肩袖全层撕裂的术后康复护理[J].护士进修杂志,2015,30(17):1612-1613.

[6]桂辉琼,杨靖,李黎,等.肩关节外展支具在关节镜下肩袖修补术后患者中的应用及康复护理[J].护理实践与研究,2016,13(19):39-40.

[7]刘墨英.30例肩关节镜下双排锚钉缝合治疗肩袖损伤的护理[J].天津护理,2017,25(5):436-437.

（徐敏　胡树红　徐小郁）

案例三十 · 胸腔镜下贲门癌根治术后血氧饱和度下降原因分析

查房科室:心胸外科
查房目的:讨论患者胸腔镜下贲门癌根治术后血氧饱和度下降的原因
查房形式:三级查房

一、患者资料

姓名	性别	年龄	入院时间	护理级别	诊断
潘某某	男	68 岁	2021-06-28 15:00	二级护理	贲门癌

二、病情简介

患者因贲门癌术后 14 年,进食后呕吐 2 个月,胃镜病理低分化腺癌 1 周,门诊拟"食管恶性肿瘤"收住入院。肺通气功能正常,肺弥散功能轻度降低。胸部 CT 平扫＋增强示右肺上叶局限性轻度气肿,两肺下叶少许条索纤维灶,VP-RADS 1 类,两侧多肋骨质形态欠规整,考虑骨折后改变,双房增大,冠脉钙化。

既往史:14 年前贲门癌手术,20 年前胆囊切除术。烟酒史40 年。

入院后主要检查及病情记录:

日期	主要病情记录	药物治疗
2021-07-01	全麻下行胸腔镜下贲门癌根治＋肠粘连松解术。留置三腔喂养管,接胃肠减压管,右颈内静脉置管,左侧胸管引流出血性胸腔积液,水柱波动存在,留置导尿。术中病理(胃)低分化腺癌。血压 141/75mmHg,心率 104 次/min,心律齐,血氧饱和度 99%	
2021-07-02	急诊生化示:白蛋白 33g/L,超敏 C 反应蛋白 52.68mg/L。房颤,心率 115～131 次/min。24h 左侧胸管引流出淡血性胸腔积液 1180ml,胃肠减压管无明显液体引流出	人血白蛋白 20g(ivgtt, qd),胺碘酮 300mg/50ml(iv-vp,5ml/h)
2021-07-03	左侧胸腔积液转黄绿色,24h 总量 2100ml。房颤,心率 105～120 次/min。不排除吻合口消化液外漏可能,暂不行肠内营养治疗	胺碘酮持续使用
2021-07-05	胸闷气促明显,活动后加剧,血氧饱和度 87%～89%。床边胸片示:右胸腔积液。予右侧胸腔置入胸管,接引流袋,引流出血性胸腔积液 1000ml,上述症状好转,血氧饱和度 93%。查 C 反应蛋白:204.85mg/L	呋塞米利尿治疗

续表

日期	主要病情记录		药物治疗
2021-07-08	肠内营养支持治疗		
2021-07-09	无痛胃镜检查:食管胃吻合口瘘		生长抑素 3mg (iv-vp,4ml/h)
2021-07-13	房颤,约 100 次/min。因食管胃吻合口瘘,予胃镜下食管胃支架置入,三腔喂养管重新置入。支架置入后胸腔积液颜色呈黄绿色,浑浊		停胺碘酮,改去乙酰毛花苷注射液 0.2mg+0.9% NS 20ml(iv,qd)
2021-07-15	右侧胸腔积液 400～650ml/天,左侧胸腔积液量少(0～50ml/天);拔左侧胸管		
2021-07-18	24 小时胸液 1000～1400ml,黄色浑浊。患者痰液黏稠,量多,难以咳出。停肠内营养,改静脉营养支持		
2021-07-22	白蛋白 23.8g/L,超敏 C 反应蛋白 125.17mg/L		
	18:40	血压 125/63mmHg,血氧饱和度 93%～95%,心率 90～100 次/min,律不齐,持续鼻导管吸氧 3L/min,至内镜室行胃镜下食管支架置入	
	18:55 — 20:00	拔除三腔喂养管后胃镜下原食管支架取出,重新放置大支架。其间,患者诉右侧胸闷不适并逐渐加重,血氧饱和度持续下降,最低约 45%。立即结束治疗(支架已置入,三腔喂养管未置入),返回病房。途中加大氧流量至 10L/min 以上	

续表

日期	主要病情记录	药物治疗
2021-07-22	20:05　到达病房,患者大小便失禁,呼之能应,气急胸闷明显,面色发绀,血氧饱和度 78%,脉搏 86 次/min,心律不齐,医嘱予一级护理,面罩吸氧 8L/min,心电监护	甲波尼龙 40mg (iv,st)

三、问题与讨论

主查者:该患者胸腔镜下贲门癌根治术后两次血氧饱和度下降,原因是什么?原因是否一样?

◆ 疑问一　胸腔积液导致肺膨胀不全?

主管护师付护士:2021-07-05,患者右侧胸腔积液导致肺膨胀不全,通气功能障碍,出现胸闷气促,血氧饱和度下降。放置右胸管后引流出 1000ml 胸腔积液,患者症状缓解。2021-07-22 更换支架时,患者出现血氧饱和度下降,是否因检查过程中胸管夹闭了?患者的胸腔积液量很多,如果夹闭胸管,那么胸腔积液未能及时引流,会压迫肺组织,导致血氧饱和度下降。如果未夹闭胸管,但引流不畅,胸腔积液同样会导致血氧饱和度下降。患者第一次血氧饱和度下降时经B超证实胸腔积液,且经胸腔置管后明显好转;第二次血氧饱和度低时,也有可能胸管夹闭或引流不畅引起大量胸腔积液。

主查者:询问过当班护士和主管医生,2021-07-22 胃镜室检查期间一直没有夹闭过胸管,且患者每天胸腔引流量有不少,说明引流通畅,不存在胸管堵塞情况。所以,第二次血氧饱和度低的原因不明确。

疑问二　食管支架放置引起的第二次血氧饱和度下降？

主管护师董护士：会不会放了食管支架，压迫气管，导致气管软化、塌陷？支气管软化症是指各种原因造成的气管弹性纤维减少或气管软骨破坏导致的气管变软、塌陷，以继发性居多，常继发于慢性阻塞性肺疾病及甲状腺肿[1]。患者既往无阻塞性肺部疾病及甲状腺肿，且食管支架只为堵住漏口，不会压迫气管，故不可能是这个原因。

疑问三　胃液反流堵住气管？

主管护师方护士：该患者14年前做过贲门癌手术，这次相同部位再次手术，出现了并发症吻合口瘘。会不会胃液通过瘘口反流进气管，从而导致血氧饱和度下降？

主查者：当时主管医生描述，胃镜下没见到患者有胃液反流。如果有胃液反流，肯定会吸掉。胃液反流进气管的可能性不大。

疑问四　自发性气胸？

护师郭护士：患者既往右肺上叶局限性轻度气肿，会不会是胃镜检查时难受而用力屏气导致的自发性气胸？

主管护师李护士：自发性气胸根据严重程度会出现不同的临床症状，严重的患者会出现胸闷、呼吸困难、血氧饱和度下降等症状，这些跟该患者的情况比较相符。但自发性气胸的典型症状为起病急骤，一侧或双侧针刺样或刀割样胸痛，继之出现胸闷、呼吸困难、刺激性咳嗽[2]。该患者在胃镜检查时一直意识清楚，也从未诉胸痛不适，肺气肿导致自发性气胸的可能性不大。而且患者仅仅是轻度肺气肿，如果检查期间患者有用力屏气，也并不一定会引发自发性气胸。

🌢 疑问五　血管迷走性晕厥？

护士马护士:患者回病房时脉搏 86 次/min,会不会做胃镜刺激了迷走神经,出现血管迷走性晕厥?

主查者:当时只使用了血氧仪,病史记录中未明确记录血压,所以未能了解当时患者的血压情况,这一点在我们今后的护理工作中需要注意。

主管护师邵护士:血管迷走性晕厥定义为迷走神经过度激活,导致心动过缓和低血压而发生的晕厥,患者出现短暂意识丧失,一般可自行恢复[3],并不会出现血氧饱和度下降的情况。所以血管迷走性晕厥的可能性不大,甚至可以排除。

🌢 疑问六　肺栓塞？

副主任护师宓护士:患者住院期间部分检查的结果如下。

日期	检查项目	结果
2021-06-26	凝血功能指标	凝血酶原时间 13.7s,国际标准化比值 1.2,D-二聚体 107ng/ml
2021-07-02	凝血功能指标	凝血酶原时间 15.1s,国际标准化比值 1.32,D-二聚体 973ng/ml
	胸片	右侧少量胸腔积液可能;建议必要时进一步检查
2021-07-05	胸片	新见两肺散在感染性病变考虑;右侧胸腔少量气胸可能;两侧胸腔积液,较前增多;建议 CT 进一步检查
2021-07-11	胸片	两肺散在感染性病变考虑,与前大致相仿;右侧胸腔液气胸,较前增多,伴右肺膨胀不全;左侧胸腔积液大致相仿

续表

日期	检查项目	结果
2021-07-15	胸片	两肺散在感染性病变,较前吸收;右侧胸腔液气胸,较前稍吸收;左侧胸腔积液,较前减少;建议结合临床,必要时 CT 复查

　　肺栓塞直接相关的指标是凝血功能,但该患者只查了术前和术后第一天,后面没有再查,这就不好排除了。患者 2021-07-02 开始皮下注射达肝素钠,直到 2021-07-08 停止注射,这期间没有检查凝血指标。抗凝药物的提早使用,降低了发生肺栓塞的可能性。但是患者有房颤,易产生血栓,所以肺栓塞导致的血氧饱和度下降暂时还不能完全排除。

疑问七　感染和心力衰竭?

　　主管护师董护士:患者有肺部感染、心功能不全,会不会感染加重或者突然出现心力衰竭?

　　主管护师李护士:肺部感染确实会导致血氧饱和度下降,但是从 C 反应蛋白和胸片结果分析,患者肺部炎症在慢慢好转,导致血氧饱和度突然下降的可能性低。故可排除此原因。

　　主查者:急性心力衰竭有哪些临床症状?

　　护师郭护士:急性心力衰竭分为急性左心衰竭和急性右心衰竭或全心衰竭。急性左心衰竭的表现是突发严重的呼吸困难,强迫坐位,大汗、面色灰白、口唇发绀、烦躁,同时不断咳嗽,咳粉红色泡沫痰。急性右心衰竭的表现是对称性、下垂部位的凹陷性水肿、腹胀、恶心等消化道症状伴呼吸困难。该患者的症状是右侧胸闷,血氧饱和度下降,没有强迫坐位和咳嗽这些症状。另外,患者没有出现水肿及消化道症状,且患者当日输液量及速度均无不妥。故心力衰竭的可能性可以排除。

疑问八　检查途中氧气量不足？

护士谢护士：患者有肺气肿、肺部炎症，检查途中用 4L 小氧气瓶，会不会氧气量不够导致缺氧？

护士长黄护士：小氧气瓶外出检查时压力 9MPa，返回病房时 7MPa，去检查的路上流量 3L/min，回来时 8～10L/min。胃镜室在 5 楼，病房在 9 楼，且患者治疗来回乘坐的都是专用电梯，故途中时间最多不会超过 10min。经计算，患者途中吸氧流量与医生所说相符。另外，患者在检查期间使用的是壁式管道氧气，使用流量 10L/min。所以氧气量不够这个可能性不大。

疑问八　气胸？

主查者：经过上述讨论，肺栓塞原因没有排除，补充患者 2021-07-18 病情资料。

时间	病情变化
20:20	医生发现患者右侧胸腔较左侧稍饱满，立即使用注射器经胸管抽气体 240ml，胸管改接低负压吸引。患者仍胸闷气促，血氧饱和度 85%
21:49	血氧饱和度 92%，胸闷气促较前明显好转。床边胸片示，两肺散在感染考虑，较前略吸收；右侧胸腔液气胸，较前稍增多，右肺被压缩 20%～25%；左侧胸腔积液，较前稍吸收。血气分析示，$PaCO_2$ 52.3mmHg，PaO_2 49mmHg，碳酸氢根 28.1mmol/L，血氧饱和度 81.9%
23:00	血氧饱和度 97%，停面罩吸氧，改鼻导管吸氧 3L/min，胸瓶内无气泡

副主任护师宓护士：患者在面罩吸氧、胸腔抽气后症状明显缓解。患者拍胸片和抽血气是在什么时候进行的？

主查者：是在医生抽完气体，胸瓶接上低负压吸引以后，拍胸片和抽动脉血时指氧仪显示血氧饱和度在80％左右。

主管护师付护士：根据后续病情进展及处理，患者经胸腔闭式引流管持续低负压吸引后，血氧饱和度明显上升，而且也未出现咳嗽、咳痰、胸痛、咯血、呼吸困难等肺栓塞临床表现。患者应该是出现了气胸。

⬤ 疑问九　哪种类型的气胸？

主管护师董护士：胃镜操作时，患者一般取左侧卧位。胃镜操作期间，患者一直会有呕吐感，胃镜取出后恶心、呕吐情况就消失，检查后一般禁食2h。做胃镜过程中，还要不断注入二氧化碳气体，使管腔充分扩张，便于操作。胃镜完成后，医生还会持续进行吸引，防止胀气。

主查者：使用二氧化碳作为胃镜注入气体安全、有效，对患者生理功能无明显影响[4]。但是这位患者有什么特殊性大家发现了吗？

护师赵护士：做胃镜过程中，需要不断注入二氧化碳气体。对于该患者来说，虽然有进行持续吸引，但原有支架取出后，压迫瘘口的阻挡消失，气体易通过瘘口进入右侧胸腔，且患者食管胃吻合口瘘口大，胃镜操作持续1h左右，气体不断从瘘口进入胸腔，很有可能引起气胸。但我有个疑问，患者留置胸管，气体应该从胸管排出来，不会导致张力性气胸？

主管护师李护士：患者右侧胸管管腔较细，引流速度慢，且因胸腔积液放置的右侧胸管置入位置相对较低，排气效果差，所以才形成了张力性气胸。另外，治疗过程中医生均在患者左侧，不易观察到右侧的胸管有无气泡溢出,气泡量多少。

　　主查者:患者出现胸闷的时间是在原有支架取出,大支架放置期间。还有一点大家可能忽略了,患者检查的时候和返回的路上,一直是鼻导管吸氧,虽然氧流量高,但仍以患者张口呼吸为主,吸氧效果比较差,改用面罩吸氧后症状开始缓解,所以缺氧也是导致血氧饱和度下降的原因之一。

四、总　结

　　主查者:

　　患者为贲门癌术后出现食管胃吻合口瘘且瘘口较大,胃镜下行食管支架置入术。在原有支架取出后,气体经瘘口进入胸腔形成气胸。同时,患者张口呼吸导致鼻导管输送的氧气未能很好地吸入,从而缺氧,出现血氧饱和度降低。我们需要考虑到胃镜治疗的特殊性和患者疾病的特殊性可能导致的后果。文献也有相似病例的记载:手术操作导致食管破裂后未及时被发现,内镜进入胃腔后持续注气,气体经食管破口到达纵隔,形成纵隔气肿,因纵隔气体压力过高,胀破脏层胸膜和纵隔胸膜,进入胸腔形成气胸[5]。经过本次讨论学习,大家也回顾了导致血氧饱和度降低的诸多因素,通过抽丝剥茧分析病情,得出该患者血氧饱和度低的主要原因是张力性气胸和缺氧。同时通过本次讨论学习,也给我们敲响警钟,以后碰到食管胃吻合口瘘患者,要警惕气胸的发生。

　　科护士长:

　　这种病例临床上确实少见,我们刚碰到时会措手不及,在原因还未明确时,只能对症治疗,立即氧疗、保暖、监测各项生命体征、导管护理等。患者在内镜检查过程中发作,发病急且危重,当班护士接手如此棘手的患者,需要沉着冷静,分工合作,积极配合医生做好抢救工作,氧疗、保持呼吸道通畅,心电监护监测生命体征,迅速开通静脉通路。同时积极寻找病因。抢救结束后要学会总结，积累经验，及早采取预防措施。

◆ 参考文献

[1]沈金贤,方燕青,张阳.慢性阻塞性肺疾病并支气管软化症1例[J].临床肺科杂志,2016,21(2):385-386.

[2]赖清辉.慢阻肺突发胸痛,注意自发性气胸[J].医师在线,2021,11(1):33-34.

[3]王晓莹,何文博,鲁志兵.血管迷走性晕厥的研究进展[J].中国心血管病研究,2018,16(4):292-295.

[4]戴伟杰,孙素华,刘华,等.二氧化碳作胃镜灌注气体对胃全层切除术患者生理功能的影响[J].山东医药,2015(20):50-51.

[5]刘震,王猛.内镜逆行胰胆管造影术并发两侧气胸及纵隔气肿1例[J].实用医药杂志,2016,33(2):189.

（俞柳清　黄淑群）

案例三十一 · 上消化道出血后高钠血症原因分析

查房科室:胃肠外科
查房目的:讨论患者上消化道出血后高钠血症的原因
查房形式:三级查房

一、患者资料

姓名	性别	年龄	入院时间	护理级别	诊断
沈某某	男	64岁	2021-07-11 19:00	一级护理	上消化道出血

二、病情简介

患者因黑便1天,呕血20h,拟"上消化道出血"收住入院。入院时意识清醒,脉搏88次/min,呼吸18次/min,血压78/45mmHg,体温36.5℃,自主体位,贫血、肝病病容,体重50.0kg,身高1.6m,BMI 19.53kg/m²。查体腹膨隆,蠕动波未见,腹壁紧张度柔软,压痛无,反跳痛无,包块未及。

入院辅助检查,门静脉 CT 成像示:肝硬化、肝损伤、脾大、腹水;门静脉高压,胃-食管黏膜下静脉曲张,未见胃肾分流。附见:两侧胸腔积液。血常规示:白细胞计数 $3.6×10^9/L$,血红蛋白 38g/L,血小板计数 $50×10^9/L$。急诊生化全套示:钠 146.8mmol/L,钾 4.9mmol/L,氯 123.04mmol/L,白蛋白 22.3g/L,总胆红素 26.1μmol/L,直接胆红素 16.0μmol/L,间接胆红素 10.1μmol/L,肌酐 66.2μmol/L,超敏 C 反应蛋白 3.12mg/L。

入院后主要治疗经过:

日期	时间	主要病情记录	主要治疗用药
2021-07-13	15:45	生命体征平稳,稍有气促,面罩吸氧,解少许黑便;右侧胸腔置管引流中,引流出黄色胸腔积液。辅助检查结果示:钠 140mmol/L,钾 4.2mmol/L,白细胞计数 $5.3×10^9/L$,血红蛋白 78g/L,总胆红素 59.5μmol/L,白蛋白 27.5g/L	医嘱予艾司奥美拉唑抑酸护胃,生长抑素、特利加压素降低门脉压力,复方甘草酸苷护肝,门冬氨酸鸟氨酸降血氨,丁二磺酸腺苷蛋氨酸退黄、止血,多索茶碱解痉平喘,盐酸氨溴索化痰,注射用亚胺培南西司他丁钠抗感染
	16:00	畏寒发抖,体温 38.8℃	异丙嗪 25mg(im,st),雾化吸入(q8h)
	16:50	畏寒发抖止,体温 38.1℃	
2021-07-14	11:40	输血前凝血酶原时间 18.2s,凝血酶原标准化比值 1.60,活化部分凝血活酶时间 38.1s	输新鲜冰冻血浆 150ml＋普通冰冻血浆 330ml,无输血不良反应

续表

日期	时间	主要病情记录	主要治疗用药
2021-07-17	09:35		改流质饮食,乳果糖30ml(po,tid),呋塞米20mg(iv,qd)
2021-07-22	08:50		停呋塞米,予托拉塞米20mg(iv,bid),托伐普坦片15mg(po,qd)
	11:09	辅助检查结果示:钠155.8mmol/L,钾4.23mmol/L,氯117.7mmol/L,肌酐136.5μmol/L	
2021-07-24	11:00	进食量少(一餐进食半碗粥或更少),一天饮水300ml左右。神志清,可言语沟通,双肺呼吸音粗,散在干湿啰音,腹部膨隆,腹腔引流管通畅(见黄绿色引流液)。辅助检查结果示:钠171.9mmol/L,钾5.3mmol/L,氯121.4mmol/L,肌酐225.7μmol/L	肾内科会诊:予继续抗感染治疗,停用复方甘草酸苷,停用托伐普坦片,予非布司他降尿酸,改托拉塞米20mg(iv,qd),口服温开水100ml(q1h),减少含钠输液。告病危
	17:20	辅助检查结果示:钠158.9mmol/L,钾4.79mmol/L,氯116.20mmol/L	

续表

日期	时间	主要病情记录	主要治疗用药
2021-07-25	11:30	嗜睡,可言语沟通,自觉体力较前变差,胃纳差,进食容易呛咳,误吸风险大。改禁食,留置鼻胃管,肠内营养治疗。辅助检查结果示:钠 156.5mmol/L,钾 5.9mmol/L,氯 107.1mmol/L,肌酐258.1μmol/L	

三、问题与讨论

<u>主查者</u>:讨论该患者高钠血症的原因。

💧 疑问一　水摄入不足?

护师高护士:会不会是水摄入不足引起的高钠血症?该患者进食量较少,一天饮水才 300ml 左右。

主查者:水摄入不足引起血容量缩减,使血浆渗透压升高,细胞内水流至细胞外,引起细胞脱水,属于单纯的失水引起的高钠血症。病史描述中该患者神志有点淡漠,一直睡着,呼叫能正确应答,没有明显主诉口渴,饮水量较少,一天饮水 300ml 左右,且进食量少,一餐进食半碗粥或更少。一般成人每天生理需水量为 2000～2500ml。结合病史,该患者近几日每天输液量 1000ml 左右,故水摄入不足,很有可能引起高钠血症。

💧 疑问二　高热?

护师陈护士:患者高热会导致出汗(汗液属于低渗液体),使低渗液体经皮肤丢失过多,失水大于失钠,引起低容量性高钠血症。

主查者:高热是引起高钠血症的原因之一[1]。询问过患者,患者回复高热时出汗不多。另外,患者发热时间与高钠血症出现的时间不吻合,发热是 2021-07-14 16:00,经处理后体温恢复正常;血钠升高是一周后(2021-07-22)。这个原因基本可以排除。

◆ 疑问三　腹泻?

主管护师金护士:该患者有没有出现过腹泻情况? 胃肠道渗透性水样腹泻也可造成高钠血症,因此类腹泻为水样排泄物,失水多于失钠,严重水样腹泻也可引起高钠血症。

管床护士孙护士:患者从入院至今均未发生腹泻情况,故这个原因可以排除。

◆ 疑问四　利尿过度?

主管护师王护士:该患者这几天尿量是多少? 肝硬化腹水患者尿量偏少,体液过多,往往会引起低钠血症[2],因此需使用较多的利尿药。该患者 2021-07-17 使用呋塞米 20mg(iv,qd)。2021-07-22 停呋塞米,改托拉塞米 20mg(iv,bid)、托伐普坦片 15mg(po,qd)、螺内酯 40mg(po,tid)。会不会是利尿过度引起的高钠血症?

主查者:查看患者尿量后发现,2021-07-21 24h 尿量 5100ml,2021-07-22 3750ml。患者血钠从 2021-07-22 开始偏高(155.8mmol/L),2021-07-24 到达峰值为 171.9mmol/L。从两者的时间点及因果关系上判断,患者利尿过度导致尿量偏多,引起水分丢失过多,可能是引起该患者高钠血症的重要原因之一。

◆ 疑问五　特殊用药?

主管护师李护士:刚刚提到了一种药物托伐普坦片,该药物适用于纠正低钠血症,使用期间会引起血钠水平增高。患者高钠血症会不会与该药物有关？

主查者：托伐普坦片用于治疗临床上明显的高容量性和正常容量性低钠血症（血钠浓度＜125mmol/L，或低钠血症不明显但有症状并且限液治疗效果不佳），包括伴有心力衰竭、肝硬化及抗利尿激素分泌异常综合征患者[3]。2014年中国成人心力衰竭与诊断治疗指南推荐托伐普坦片用于充血性心力衰竭、常规利尿剂治疗效果不佳、有低钠血症或有肾功能损害倾向的患者，可显著改善充血相关症状。该患者2021-07-22停呋塞米，改托拉塞米20mg（iv，bid）、托伐普坦片15mg（po，qd）利尿。托拉塞米和托伐普坦片利尿作用更高效和长效，不良反应小于呋塞米，可用于呋塞米治疗无效的患者。且该患者有充血性心衰的症状（气促、乏力、腹水及全身水肿），托伐普坦片可改善充血相关症状。但托伐普坦片增加水排泄，不增加钠排泄，15～60mg托伐普坦片（口服给药）能够拮抗抗利尿激素——精氨酸血管升压素（AVP）的作用，提高自由水的清除和尿液排泄，降低尿液的渗透压，最终促使血清钠浓度提高。使用期间，患者会出现脱水、高钠血症等不良反应。所以该药物的使用也可能是引起患者高钠血症的原因之一。

● 疑问六　其他原因？

护师李护士：刚刚我们讨论的都是失水过多引起的高钠血症，钠的摄入过多也是引起高钠血症的重要原因，该患者有没有摄入过多的钠，包括食物摄入和输注高钠液体？

主查者：该患者胃纳差，进食量偏少，且以半流质粥为主，未进食含钠高的食物。钠离子输入过多主要是指患者输入的高渗性氯化钠或碳酸氢钠过量，导致血液中的钠离子浓度异常增高，发展为高钠血症。患者输入的含钠液体主要是0.9％氯化钠注射液，为等渗溶液。查看病史，患者每天输注的0.9％氯化钠注射液为400～

500ml。500ml 0.9％氯化钠注射液含氯化钠 4.5g。一般成人对氯化钠的日需量是 4.5～9g,故不考虑摄入过多钠盐这个原因。

主管护师孙护士:肾排钠减少也是引起高钠血症的原因,高钠血症的发生发展和急性肾功能障碍有相互促进作用[4]。该患者肌酐进行性升高,从 2021-07-22 136.5μmol/L 到 2021-07-25 258.1μmol/L,超过正常值且持续升高,说明该患者存在肾功能障碍。且入院时,患者诊断为失血性休克,当有效循环血量减少而引起肾血流量减少时,出球小动脉的收缩往往比入球小动脉的收缩更为明显,因而肾小球滤过率的下降不如肾血流量的下降明显,流入肾小管周围毛细血管的血液中血浆蛋白的浓度也就相对增高,而肾小管周毛细血管的流体静压下降,可促进近曲小管对钠的重吸收,导致肾排钠量减少。所以肾排钠减少也是引起该患者高钠血症的原因。

四、总　结

主查者:

起初,大家主要从 4 个方面讨论了患者高钠血症的原因:水摄入不足、水丢失过多、钠摄入过多及钠排出减少。经过分析讨论,该患者出现高钠血症主要是因为利尿导致液体丢失过多。老年人口渴中枢反应会相对弱一点,对口渴的感受不那么强烈,所以出现的症状不典型,容易被忽略。此外,该患者在口服托伐普坦片,该药增加水排泄,但不增加钠排泄,使用期间会出现脱水、高钠血症等不良反应。该患者失血性休克并发急性肾损伤,使肾排钠减少,也是引起高钠血症的原因。高钠血症不仅可造成神经、精神方面的异常和损害,而且可影响到其他多个器官系统,比如心肌收缩力。高钠血症还可造成外周组织对胰岛素的抵抗及对肝脏糖异生功能的损害,进而对机体的物质代谢产生作用。

通过本次查房,大家对此类患者高钠血症的原因有了相应的认识。对于该患者,可予继续抗感染治疗,停用复方甘草酸苷,予非布司他降尿酸,及时复查肾功能＋电解质。鉴于患者目前多尿期,可停用利尿剂,维持容量平衡。若持续多尿期、血压不高及高钠血症,可考虑应用垂体后叶激素。

科护士长:

本次查房讨论目的在于指导如何护理高钠血症患者。对待高钠血症患者,应该强调早期诊断、积极治疗。其治疗原则为补充水分、降低血钠,在积极进行病因治疗的同时,及时、正确地处理并发症,一旦患者出现高钠血症,应及时限制含钠液体的摄入。补液量(ml)＝(血钠测得值－正常值)×体重(kg)×4,该患者需要补的量大概在5000ml,需要分两天补完。第一天2500ml＋每天生理需要量2000ml,所以第一天共4500ml(口服＋静脉补液)。静脉补液主要选用5％葡萄糖注射液和0.45％氯化钠注射液。补液不能过快,血钠浓度下降不宜太快,以＜0.5mmol/L为宜,补液时注意预防低钠血症,注意观察患者神志、瞳孔、意识变化,预防脑水肿和脑桥中央髓鞘溶解症[5]。

护理部主任:

高钠血症及与其相关的高渗状态可以损害器官功能及基本代谢过程。如果高钠血症导致的细胞外液高渗状态不能及时纠正,继续进展形成细胞内严重脱水,则可影响各组织器官细胞的代谢活动及生理功能,特别是脑细胞的正常功能会受到严重影响。因此,我们在平时工作中要特别关注患者的电解质平衡,尤其是禁食或者利尿多的患者。在患者体液丢失多的情况下,尤其要关注生命体征及电解质的变化。

◇ 参考文献

[1]任京婷.危重症患者发生高钠血症的原因浅析[C]//中华

医学会.中华医学会呼吸病学年会暨第十七次全国呼吸病学学术论文集,2016:1.

[2]中华医学会肝病学分会.肝硬化腹水及其相关并发症诊治指南[J].中华肝脏病杂志,2017,25(9):664-677.

[3]夏月平,王倩,崔炜.托伐普坦治疗心力衰竭致高钠血症的研究进展[J].中国心血管杂志,2020,25(5):496-499.

[4]崔丽燕.高钠血症患者血钠与肾损伤、病死率及血肌酐相关性的探讨[D].广州:暨南大学,2016.

[5]张栋珉,吴毅.补钠过快致脑桥中央髓鞘溶解症1例[J].四川医学,2017,38(4):483-484.

（吴桂芳　袁园）

案例三十二 — 超级肥胖患者不同术式的护理要点探讨

查房科室:胃肠外科
查房目的:讨论超级肥胖患者手术方式与护理要点
查房形式:三级查房

一、患者资料

姓名	性别	年龄	入院时间	护理级别	诊断
安某某	女	30 岁	2021-08-17 16：00	二级护理	代谢综合征

二、病情简介

患者体重进行性增加 10 年,平素食量较大,运动偏少,曾以控制饮食等方式减重,但体重无明显变化,现体重维持在 150kg 左右,身高 1.65m,BMI 为 55.10kg/m²,门诊拟"代谢综合征"收住入院。查体:腹型肥胖,颈粗,腹部饱满、散在脂纹、黑棘皮。入院后生命体征：体温 36.5℃，脉搏 100 次/min，呼吸 16 次/min，血压 150/100mmHg。测五围：腰围 147cm，臀围 160cm，大腿围 80cm，胸围 146cm，上臂围 35cm。人体成分分析仪测试 40 分，体脂百分比 55.2%，腰臀比 1.0，内脏脂肪面积 271.5cm^2，细胞外水分比率 0.383。患者术前抑郁自评量表测试 60 分，中风险；焦虑自评量表测试 54 分，有轻度焦虑可能。

既往史：7 年前曾行剖宫产手术；无过敏史，无流行病学史。

入院后主要病情记录：

日期	时间	主要病情记录	用药情况
2021-08-17	16:00	入院后医嘱予抑酸、利尿治疗；血氧饱和度 90%～92%；口服葡萄糖耐量试验结果：2 型糖尿病（T2DM）	盐酸阿扎司琼 10ml（ivgtt，qd）；盐酸氨溴索 30mg（iv，q8h）；呋塞米片 20mg（po，qd）；螺内酯片 20mg（po，qd）
2021-08-19	08:00	全麻下行袖状胃切除＋部分小肠旷置术（300cm），手术顺利，术中出血少	五水头孢唑林钠 2g＋0.9% 生理盐水 100ml（ivgtt，bid）；盐酸阿扎司琼 10ml（iv，qd）；雷贝拉唑钠 20mg（ivgtt，bid）；铜铬酸氨丁三醇 30mg＋0.9% NS 10ml（iv，bid）
	19:00	血压 153/105mmHg，心率 100 次/min。诉切口疼痛，NRS 评分 6 分	医嘱予硝苯地平片 10mg（舌下含服）；地佐辛注射液 10mg＋0.9% NS 100ml（ivgtt，st）
	20:00	血压 136/94mmHg，心率 90 次/min。疼痛较前缓解，NRS 评分 2 分	

续表

日期	时间	主要病情记录	用药名称
2021-08-20	08：00	医嘱予停心电监护、吸氧，拔除腹腔引流管、尿管	那屈肝素钙注射液 4100U（ih，qd）
2021-08-21	09：35	医嘱予出院	出院带药有雷贝拉唑钠胶囊及枸橼酸钾颗粒

三、问题与讨论

<u>主查者</u>：讨论超级肥胖患者手术方式与护理要点？

疑问一　减重手术适应证？

护师王护士：该患者 BMI 为 55.10kg/m²，超过手术适应证要求的 BMI 数值，可以手术。体质指数（BMI）是国际上常用的衡量人体胖瘦程度以及是否健康的一个标准。

主查者：减重手术一定要结合患者的身体状况，不能通过单一BMI 值判断肥胖患者是否适合手术。那么，请大家思考该患者适合做减重手术吗？手术适应证有哪些？

护士陈护士：根据中国肥胖及 2 型糖尿病外科治疗指南，手术适应证分为单纯肥胖患者手术适应证和 2 型糖尿病患者手术适应证。

（1）单纯肥胖患者手术适应证：①BMI≥37.5kg/m²，建议积极手术；32.5kg/m²≤BMI＜37.5kg/m²，推荐手术；27.5kg/m²≤BMI＜32.5kg/m²，经改变生活方式和内科治疗难以控制，且至少符合 2 项代谢综合征组分，或存在合并症，综合评估后可考虑手术。②男性腰围≥90cm、女性腰围≥85cm，参考影像学检查提示中心型肥胖,经多学科团队(MDT)广泛征询意见后可酌情提高手术推荐等级。③建议手术年龄为16～65岁。

(2)2型糖尿病患者手术适应证:①T2DM患者仍存有一定的胰岛素分泌功能。②BMI≥32.5kg/m²,建议积极手术;27.5kg/m² ≤BMI<32.5kg/m²,推荐手术;25kg/m²≤BMI<27.5kg/m²,经改变生活方式和药物治疗难以控制血糖,且至少符合2项代谢综合征组分,或存在合并症,慎重开展手术。③对于25kg/m²≤BMI< 27.5kg/m²的患者,男性腰围≥90cm、女性腰围≥85cm及参考影像学检查提示中心型肥胖,经MDT广泛征询意见后可酌情提高手术推荐等级。④建议手术年龄为16～65岁。对于年龄<16岁的患者,须经营养科及发育儿科等MDT讨论,综合评估可行性及风险,充分告知及知情同意后谨慎开展,不建议广泛推广;对于年龄>65岁患者,应积极考虑其健康状况、合并疾病及治疗情况,行MDT讨论,充分评估心肺功能及手术耐受能力,知情同意后谨慎实施手术[1]。

该患者被诊断为2型糖尿病,BMI≥32.5kg/m²,根据指南,可以行减重手术。

🔵 疑问二　根据该患者病情,如何选择术式?

护师严护士:目前减重代谢外科被广泛接受的术式包括:腹腔镜袖状胃切除术(laparoscopic sleeve gastrectomy,LSG),腹腔镜Roux-en-Y胃旁路术(laparoscopic Roux-en-Y gastric bypass, LRYGB),胆胰转流-十二指肠转位术(biliopancreatic diversion with duodenal switch,BPD/DS)。

LSG是以缩小胃容积为主的手术方式,切除胃底和胃大弯,保持原胃肠道解剖结构,可改变部分胃肠激素水平,对肥胖患者的糖代谢及其他代谢指标改善程度较好。绝大多数合并代谢综合征的单纯肥胖患者可以选择行 LSG。

LRYGB 是同时限制摄入与减少吸收的手术方式,除减重效果显著外,可改善糖代谢及其他代谢指标。LRYGB 对高血糖缓解率较高,可能与其改变胃肠道激素分泌和十二指肠旷置对胰岛细胞功能的影响有关。对于合并中重度反流性食管炎或代谢综合征的严重肥胖患者,或超级肥胖患者,可考虑优先选择 LRYGB。由于 LRYGB 旷置的大胃囊与食管不相连,所以胃镜检查较难实施。该患者胃镜检查发现有慢性萎缩性胃炎伴胆汁反流、胃溃疡,幽门螺杆菌阳性,有癌变可能,对术后实施胃镜检查有很大影响,所以不建议 LRYGB。

BPD/DS 是以减少营养物质吸收为主的术式,在减重和代谢指标控制方面优于其他术式,BPD/DS 主要用于在能保证术后维生素和营养素补充前提下的超级肥胖患者(BMI>50)、肥胖合并严重代谢综合征患者或病史较长的 T2DM 患者。该患者为超级肥胖,而且有糖尿病病史,可以行 BPD/DS。

主管护师管护士:BPD/DS 操作相对复杂,且随着共同肠道长度缩短,发生营养缺乏的风险增加,并发症发生率及病死率均高于其他术式。该患者糖尿病病史仅 1 年,而且袖状胃切除术操作简单、并发症相对较少,综合考虑建议选择 LSG。

主查者:该患者是超级肥胖,内脏脂肪面积高达 271.5cm²,合并糖尿病的患者,术后发生减重不足、复胖、糖尿病缓解效果不佳的风险较高。为了最大限度地减少相关并发症,减重代谢中心团队最终为其选择袖状胃切除术为基础的复合术式。目前,较为常见且被减重代谢外科界推崇应用的袖状胃切除术+术式有哪些?

🔴 疑问三　袖状胃切除术+术式选择?

主管护师孙护士:袖状胃切除术+术式包括 LSG+空肠-空肠

侧侧吻合(jejunal to jejunal bypass,JJB)、LSG＋十二指肠-空肠旁路术(duodenal to jejunal bypass,DJB)、胃袖状切除＋单吻合口十二指肠-回肠旁路术(single-anastomosis duodenoileal bypass with sleeve gastrectomy,SADI-S)、基于袖状胃的保留幽门单吻合口十二指肠转位术(stomach intestinal pylorus sparing,SIPS)。该患者虽有糖尿病病史1年,但血糖控制佳,住院期间血糖监测指标不高。经过多学科团队讨论和征求患者的意愿,选择了袖状胃切除＋部分小肠旷置术。此术式在袖状胃切除术的基础上旷置一段长200～300cm的空肠,理论上兼顾了限制摄入及造成吸收不良的两个基本原理,相比LRYGB操作难度明显下降,且避免了旷置大胃囊带来的弊端,保留了幽门,术后发生倾倒综合征的风险明显降低[2]。

🔴 疑问四　术前护理需注意哪些?

主管护师孙护士:术前应该强化体重管理。该患者患有严重的脂肪肝,由于肝脏质地变化及体积增大,手术难度和风险相应增大。术前可以尝试先进行饮食减肥,以减少腹部脂肪及肝脏体积,改善术野,增加手术成功率。通常推荐术前2～4周低热量饮食或极低热量饮食。文献报道,可以减少16％～20％的肝脏体积并降低手术难度[3]。在既往非随机研究的系统性回顾中,术前体重减轻与术后并发症的减少相关[4]。通过严格且全面的生活方式干预,使患者在减轻体重(通常为大于5％)的同时,提高术后生活方式干预的依从性。通过规律、综合的运动干预增加机体耗能来减轻体重。患者平时食量较大,运动偏少,我们可以在咨询内分泌医生、心理咨询师、康复科医生等在内的多学科团队,为患者提供饮食控制、运动锻炼、行为调适等多项内容综合干预。

主管护师吴护士:经过与患者的沟通和问卷调查发现,患者因为肥胖导致心理状态不稳定,有轻度焦虑症状,抑郁自评也有中风险。术前我们应该注意倾听患者主诉。用通俗和简明的语言向患者介绍手术意义。对于无家属陪伴的患者,应及时评估患者需求,鼓励自主表达,让患者相信我们。给予同伴教育,邀请前期手术成功的肥胖病友现身说法,增强手术信心。指导放松技术,如深呼吸、情绪释放疗法等。

主管护师管护士:该患者心肺功能检查正常,但入院时夜间监测血氧饱和度 90%~92%,因为肥胖导致患者有呼吸功能不全的护理问题。术前我们可以指导患者使用呼吸功能训练器,进行呼吸功能锻炼,如缩唇呼吸锻炼、腹式呼吸学习、吹气球、爬楼梯等运动,必要时可以遵医嘱行雾化吸入,以提升肺活量。

护士蔡护士:患者有发生深静脉血栓的风险,术前我们应该重视早期预防。可以进行适当运动锻炼,包括膝关节伸屈运动、下肢抬举运动、双下肢踝泵运动(伸屈运动、旋转运动、被动挤压小腿肌群),以促进下肢血液循环和淋巴回流、深呼吸等;采取一定物理措施,利用间歇性充气加压装置(如气压泵、静脉泵)预防下肢静脉血栓形成的发生。

● 疑问五　术后如何护理?

护士陈护士:由于超级肥胖患者术后易发生呼吸和循环障碍,因此需要有呼吸机管理能力的重症监护病房提供技术支撑,建议带气管插管入重症监护室。对术前心脏功能评估有心梗等高危因素的患者,术后应至少监测 24h;气管插管拔除前,须经重症监护专科医生评估:患者完全清醒,呼之能应;可自主咳嗽,肌张力已完全恢复。已恢复自主呼吸,潮气量和分钟通气量恢复正常。拔管前再次测定血气是否正常[5]。该患者心脏功能正常,复苏后能完全清醒,所以未进入重症监护室,安全返回病房。

主管护师沈护士:患者术前有胃溃疡、胃反流史,术后应行抑酸治疗,预防性抗生素应用,并重视镇痛,以及抑制恶心、呕吐[4]。督促患者尽早下床活动,预防深静脉血栓的发生。行雾化吸入,督促翻身拍背,促进患者排痰,预防肺部感染的发生。关注患者腹腔引流管内引流液的量、色、性质,预防减重手术后并发症的发生。

○ 疑问六　术后如何减脂减重?

护师吴护士:首要是饮食管理。术后饮食管理分为饮食过渡期和膳食恢复后的普食管理两个阶段。患者的进食行为直接影响热量控制的成败。因前段小肠旷置和后段小肠提前接触食团,使胃肠激素分泌发生改变,患者的不良饮食行为在短期内得到一定程度的改善。但术后1～3年,这些不良饮食行为会再次出现,导致减重远期效果受到影响。因此,在控制热量的同时,必须纠正患者的不良饮食行为,尤其在术后远期。

护士陈护士:运动管理也是必要的。饮食控制是核心,但增加运动耗能在术后早期和远期的减重作用也不容忽视。综合各方研究结果,相关指南一致推荐每周至少坚持150min的中等强度运动。此外,还需要患者增加日常生活活动,减少静坐时间。这也是个案管理师定期随访,对后续居家健康管理的研究重点。

主管护师袁护士:认知干预和药疗管理。该患者有焦虑、抑郁、低自尊等不良心理状态,术后因较难适应新的饮食模式、频繁的胃肠不适和皮肤松弛等体相改变,也易产生负面情绪和不良的自我认知。为此,术后居家健康管理的认知干预也不容忽视。增加术后返家后对患者的心理疏导,增加日常交流,及时关注因饮食模式出现的各种问题,及时解决,增加患者对术后减重的信心。

主查者:减重手术是一项特殊的手术,它的重点不仅仅在手术,更重要的是术后的长期管理,所以术后个案管理师对患者的长期随访管理也至关重要。

🔴 疑问七 其他补充？

主管护师沈护士：患者围手术期间每天饮水是很重要的一件事。指南推荐每日摄入水分不少于 2000ml[1]。根据患者的术后饮水情况及出现的问题，专门制订该患者的饮水计划。该患者手术当天禁食；术后第 1 天目标饮水 500ml，参照 6：3：1 饮水定量计划，可以让患者早上饮水 300ml，下午饮水 150ml，晚上饮水 50ml；术后第 2 天饮水目标 1000ml；术后第 3 天 1500ml；术后第 4 天开始 2000ml 以上。具体根据患者当时有无恶心呕吐、腹胀等不适，及时进行减量。

四、总 结

主查者：

无论术前情况如何，接受减重手术的患者均应接受终身随访。随访的内容主要包括营养指导，预防并治疗营养不良，以及对于血糖、血脂和血压进行积极管理。对于这位超级肥胖患者，术后尤其应该关注营养状况、并发症、减重效果、饮食结构和生活习惯调整、代谢紊乱改善情况等。随访时间建议按照指南进行，一般选择术后 1 个月、3 个月、6 个月、12 个月，之后每年随访 1 次。

科护士长：

我们科室现在有专业的减重个案管理师，会对每一位减重的患者进行跟踪管理，贯穿整个围手术期，包括出院后的连续性护理。对于减重手术患者出院后的延续性护理要求会比其他手术患者更高，如运动管理、饮食管理等，所以我们成立了减重个案管理团队。减重代谢外科中心每月都会和营养科、内分泌科、麻醉科进行多学科联合会诊，健康宣讲。每季度三个学科联合义诊，为每一位咨询的患者制定个案化、人性化的治疗方案。

护理部主任：

肥胖人群数量每年递增。病理性肥胖会严重影响生活质量。减重手术成为公认的治疗肥胖的有效方法。我院减重手术开展4年有余，完成近百例手术，但是缺少成熟的专科建设模式。我们需要总结自身经验，结合地域特色，设立专科核心团队。外科医生、个案管理师及专科护士组建减重外科团队，寻求合适的发展路径，制定岗位职责和规范化的个案管理模式，加强患者随访工作。随访是验证减重效果的主要途径，需要完善随访临床路径。

参考文献

[1]中华医学会外科学分会甲状腺及代谢外科学组,中国医师协会外科医师分会肥胖和糖尿病外科医师委员会.中国肥胖及2型糖尿病外科治疗指南(2019版)[J].中国实用外科杂志,2019,39(4):301-306.

[2]曹李.袖状胃加,我们该如何合理选择?[J].腹腔镜外科杂志,2020,25(3):167-170.

[3]van Nieuwenhove Y,Dambrauskas Z,Campillo-Soto A,et al. Preoperative very low-calorie diet and operative outcome after laparoscopic gastric bypass:a randomized multicenter study [J]. Arch Surg,2011,146(11):1300-1305.

[4]Cassie S,Menezes C,Birch DW,et al. Effect of preoperative weight loss in bariatric surgical patients:a systematic review [J]. Surg Obes Relat Dis,2011,7(6):760-767.

[5]陈庆廉.过度肥胖患者的麻醉[M]//庄心良.现代麻醉学.第3版.北京:人民卫生出版社,2003:923.

（李苇苇　袁园）

案例三十三 · 胸腔镜下肺叶切除术后出血原因分析

> 查房科室:心胸外科
> 查房目的:讨论患者胸腔镜下肺叶切除术后出血的原因
> 查房形式:三级查房

一、患者资料

姓名	性别	年龄	入院时间	护理级别	诊断
仇某某	男	76岁	2021-06-10 16:00	二级护理	右肺上叶恶性肿瘤; 阻塞性肺炎

二、病情简介

患者发现右肺上叶占位1个月。门诊胸部CT平扫＋增强示:右肺上叶前段占位,肺癌考虑;伴周围阻塞性肺炎,病毒性肺炎(VP-RADS2类);两肺多发结节,转移可能;纵隔及右肺门淋巴结肿大;右侧胸膜增厚伴钙化。肺功能检查:轻度混合性肺功能障碍、残气正常及残总比增高、肺弥散功能正常。凝血全套检查结果：凝血酶原时间 12.1s，国际标准化比值 1.05，D-二聚体 284.0ng/ml。入院时患者无胸闷气促，无咳嗽咳痰。

既往史：阻塞性肺炎、下肢静脉曲张（未手术）病史；曾行内镜下直肠肿物切除术。

2021-06-15 患者全麻行胸腔镜下右肺上叶切除＋右肺中叶部分切除＋右肺下叶部分切除＋淋巴结清扫＋胸膜粘连松解术，于 19:35 返回病房。术后诊断：（右上肺叶结节）角化型鳞状细胞癌。

主要治疗经过：

日期	时间	生命体征	引流液情况	辅助检查	主要处理
2021-06-15	19:35	心率 83 次/min，血压 130/90mmHg	右侧一根胸管接单瓶，引流液 20ml，鲜红色		向医生汇报，密切观察
	20:30	心率 85 次/min，血压 53/29mmHg，口唇、面色苍白	胸腔引流液 450ml，鲜红色		医嘱予羟乙基淀粉 500ml（ivgtt，st）
	20:35	血压 63/37mmHg			开通另一条静脉通路，输液滴速约 120 滴/min
	21:36	血压 81/50mmHg	胸腔引流液 50ml，鲜红色		止血药物：氨甲环酸＋酚磺乙胺、蛇毒血凝酶

续表

日期	时间	生命体征	引流液情况	辅助检查	主要处理
2021-06-15	21:50	血压 104/50mmHg		血常规示:红细胞计数2.79×10^{12}/L,血红蛋白 84g/L,血小板计数 94×10^9/L,凝血酶原时间 14.4s,国际标准化比值 1.26,D-二聚体535.0ng/ml	
	23:00	心率 98 次/min,血压 82/48mmHg	胸腔引流液100ml,鲜红色;尿量130ml,色清		
2021-06-16	00:30	心率 100 次/min,血压 89/55mmHg		白细胞计数6.9×10^9/L,红细胞计数 2.25×10^{12}/L,血红蛋白 67g/L,血小板计数 82×10^9/L。床边胸片示:右肺术后,右侧胸腔大片密度增高影	
	01:25	心率 114 次/min,血压 100/60mmHg			输去白细胞悬浮红细胞2U (ivgtt,st)。胸管改接低负压吸引

续表

日期	时间	生命体征	引流液情况	辅助检查	主要处理
2021-06-16	02:25	血压 96/43mmHg	胸腔引流液 200ml,鲜红色		复方氯化钠 500ml(ivgtt, st)
	03:13	心率 129 次/min,血压 92/53mmHg,体温 38.1℃	胸腔引流液 170ml,鲜红色	急诊血常规示:红细胞计数 2.68×10^{12}/L,血红蛋白 83g/L,血小板计数 97×10^9/L	输去白细胞悬浮红细胞 3U（ivgtt, st)
	06:30	心率 136 次/min,血压 81/59mmHg,体温 38℃	胸腔引流液 70ml,鲜红色；尿量 300ml,色清		输新鲜冰冻血浆 330ml（ivgtt,st)
	08:30	心率 92 次/min,血压 98/62mmHg,体温 37.3℃		床边胸片示:右肺见大片密度增高影,右肺尖可见少量积气,右肺门影显示不清,右膈面及肋膈角显示不清,右侧胸壁皮下积气。血常规示:白细胞计数 9.8×10^9/L,红细胞计数 2.99×10^{12}/L,血红蛋白 92g/L,血小板计数 86×10^9/L	改米汤饮食,人血白蛋白 20g（ivgtt, qd）,呋塞米 10mg（iv,st)

续表

日期	时间	生命体征	引流液情况	辅助检查	主要处理
2021-06-16	17:30	心率 88 次/min,血压 110/58mmHg,体温 37℃	胸腔引流液 300ml,暗红色;尿量 1300ml,色清	胸部 CT 示:平扫右肺上叶切除术后改变,术区可见致密影;右残肺膨胀不全,右侧液气胸,右侧胸壁积气;左侧胸腔少量积液,左肺下叶膨胀不全	
	19:00	心率 86 次/min,血压 112/58mmHg,体温 37.1℃			急诊行胸腔镜辅助胸腔探查止血术

三、问题与讨论

主查者:讨论患者胸腔镜下肺叶切除术后出血的原因。

疑问一　术后渗血?

主管护师邵护士:部分胸腔粘连严重的患者或淋巴结清扫多的患者会出现术后渗血情况,手术回来改变体位(如从卧位到坐位等)的时候会引出鲜红的胸腔积液 200～300ml,但患者血压不会明显下降。并且,引流液颜色会逐渐过渡到暗红色、淡红色,而不是持续的鲜红色,量也会持续减少。因此,渗血有可能引起出血,但不是主要原因。

疑问二　手术引起出血?

护师陈护士:如手术过程中损伤了血管,或者止血、缝合不彻底,血管结扎处缝线脱落等,会导致术后活动性出血。

《黄家驷外科学》里提到有下列任何征象之一即提示胸腔内存在活动性出血。①临床症状经治疗后未见明显好转甚至加重,血红蛋白量、红细胞计数和血细胞比容进行性降低;②输血后血压不回升或升高后又迅速下降;③胸腔引流血量每小时＞200ml,连续3h以上者;④胸腔流出的血液很快凝固[1]。

根据患者的病情介绍,术后胸腔引流液一直都是鲜红色且量较大,血红蛋白和红细胞计数进行性下降,血压也持续偏低,故我认为是手术原因引起的出血。

◉ 疑问三　患者术后出血量?

副主任护师王护士:2021-06-16 00:30 患者床边胸片示,右肺术后,右侧胸腔大片密度增高影。08:30 患者再次床边胸片示,右肺见大片密度增高影,右肺尖可见少量积气,右肺门影显示不清,右膈面及肋膈角显示不清,右侧胸壁皮下积气。可以判断患者有胸腔积液,除了胸管引流出血性胸腔积液外,胸腔内已有血块形成。所以患者术后回到病房 1h 内的出血量应该不止胸瓶内见到的 450ml(鲜红色),在胸腔内应该还有血液残留。

主管护师洪护士:根据生命体征记录,结合休克不同时期的临床表现要点,患者当时收缩压小于 90mmHg,脉压小,再结合患者神志、外周循环等表现,他的出血量应该为 20%～40%[2]。根据成人血量占体重 6%～8%计算,就能计算出出血量的大概数值。不知道该患者体重是多少?

主查者:该患者术前体重是 67kg。

主管护师洪护士:体重 67kg,计算得出全身总血量 4020～5360ml。根据出血量 20%～40%计算,数值在 804～2144ml,所以患者出血量不止胸腔引流出的 450ml。

护师朱护士：其实我们还可以通过计算休克指数，来估算患者的出血量情况。休克指数＝脉搏率/收缩压，正常情况下休克指数为 0.5[3]。根据该患者的生命体征情况，评估该患者休克指数＞1。说明出血量多，已导致患者出现休克征象。出现这种紧急情况时，我们可以通过计算休克指数判断是否属于出血，同时观察患者的红细胞计数、血红蛋白情况，多方面结合观察，以更全面地掌握患者病情。

○ 疑问四　患者出血较多时，为何胸管接低负压吸引？

护士胡护士：单胸瓶就是靠重力和胸腔的压力引流，低负压吸引额外增加了吸引压力，可以使胸腔内的气体或液体更易排出体外。患者右肺术后，右侧胸腔大片密度增高影（图 33-1），提示大量血凝块。如果不及时吸出，肺会被压缩，同时血凝块的存在更易导致肺部感染，后果非常严重。所以患者出血较多时，医生将其胸管改接低负压吸引，就是为把血凝块引流出来。

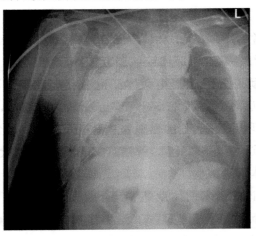

图 33-1　右侧胸腔大片密度增高影

💧 疑问五 为何胸腔引流液颜色越来越淡？

护士段护士：因积血在胸腔内凝固，引流出来的都是血清，所以引流出的胸腔积液颜色会变淡。患者 2021-06-16 08：30 床边胸片示，右肺术后短期改变；右肺大片密度增高影；右侧液气胸，左侧胸腔少量积液；右侧胸壁皮下积气。血压从 130/79mmHg 降到 53/29mmHg，出血量只有 450ml。在胸管引流通畅的情况下，在 2021-06-15 20：30 引流出 450ml 胸腔积液后，到 21：36 只引流出 50ml 胸腔积液，到 23：00 引流出 100ml 胸腔积液。这表明出血在胸腔内已凝固，导致出血量与引流液量不符。

💧 疑问六 术中血管损伤的原因？

护士长黄护士：据相关文献[4-5]，胸外科术后出血的主要原因是术中血管损伤。术中血管损伤的原因包括：患者本身血管变异或者被肿瘤等侵犯，使用的一些腔镜能量器械、切割缝合器机械故障，血管夹脱落或结扎线脱落等。不管是何原因，临床护士对患者出血情况的评估及判断是所有急救措施的第一步，只有早发现、早处理，才能为患者的生命保驾护航。

四、总 结

主查者：

胸外科手术往往创面大，当遇到年龄大或者基础条件差的患者，术后加强病房巡视尤为重要，另外术后还应特别注意患者以下几个方面。

1. 观察引流液的量、颜色及性状，尿量等情况。

2. 注意患者生命体征变化，如心率、心律、血压、血氧饱和度、面色、听诊呼吸音等。

3.关注辅助检查结果,如血常规、胸片报告、凝血功能等。

4.遇到情况特殊时要注意休克指数的变化。因休克指数可以反映患者是否存在休克及严重程度。在临床工作中,休克指数可用于评估患者血流动力学状态及失血程度[6]。当患者可能存在失血性休克时,大量补液及必要的输血可以有效增加循环血量,恢复微循环及组织灌注。除了评估病情并进行预后,休克指数作为休克的独立评价指标,也可以指导补液、输血等治疗措施。

通过本次查房,大家对此类患者术后出血的观察有了新的认识,便于提高对胸外科患者术后病情的观察水平,做到早发现、早治疗。

科护士长:

查房过程中大家积极发言,讨论氛围很好,但很多是经验分享,缺乏数据支持。比如,对于加快输液、大量补液,没有对速度、量进行具体描述。又比如,患者血压下降,虽然与胸腔积液增多有关,但我们也要考虑是不是有其他原因。所以应该关注患者的整体情况,包括血氧饱和度的监测,这对我们后续案例讨论会有帮助。

本次业务查房的重点是掌握肺部手术患者的术后观察。案例中患者凝血功能正常,胸腔内的出血未及时引流而凝结成血凝块,导致胸腔引流液量不多,误以为出血总量不多。所以术后观察时不仅要看引流液的量、色及性状,还要观察引流液是否有血凝块,需增加挤压胸管次数,及时将液体引流出,防止血凝块的产生。另外,在判断是否有术后出血时,我们要结合患者神志、生命体征、尿量,以及胸片、血常规、凝血功能等检查结果来综合考量。

查房的最终目的是让临床护士能全面观察患者病情变化,正确进行分析,及时落实针对性措施,以保证患者安全,提高危重患者抢救成功率。通过此次查房,大家了解了出血和渗血治疗和护理的区别,学会将病历资料汇总后进行整体评估。希望在今后的工作中各位能多观察,多分析,多问为什么,这样才能不断提升我们的专业能力,为患者提供优质护理服务。

参考文献

[1]吴孟超,吴在德.黄家驷外科学[M].7版.北京:人民卫生出版社,2021.

[2]李乐之,路潜.外科学护理学[M].6版.北京:人民卫生出版社,2017.

[3]李末寒,刘一韡,陆士奇.休克指数在急诊医学研究中的最新进展[J].中国急救医学,2018,38(3):240-245.

[4]张振龙,潘小杰,欧德彬.胸腔镜肺叶切除术中血管损伤出血的原因及处理[J].中国微创外科杂志,2019,19(2):111-114.

[5]周逸鸣,姜格宁,朱余明,等.单中心连续2000例全胸腔镜肺叶切除中转开胸分析.中华胸心血管外科杂志,2013,29(8):477-479.

[6]杨俊,陈建.休克指数与血浆乳酸浓度的相关性及其在急诊患者病情评估中的价值[J].检验医学与临床,2016,13(17):2498-2500.

（邵琴燕　黄淑群）

案例三十四 术后留置导尿但未引流出尿液的原因分析

查房科室:心胸外科

查房目的:讨论患者术后留置导尿,但未引出尿液的原因

查房形式:三级查房

一、患者资料

姓名	性别	年龄	入院时间	护理级别	诊断
周某某	女	62岁	2021-03-16 15:00	二级护理	纵隔占位、胸腺瘤

二、病情简介

患者检查发现纵隔结节9年。2021-03-09 胸部 MR 平扫+增强示,前上纵隔结节,胸腺瘤首先考虑。为求手术治疗,2021-03-16门诊以"纵隔占位"收住入院。入院时无胸闷气促不适。

既往史:否认药物、食物过敏史。曾行咽喉部息肉切除术,有

蛛网膜囊肿史。

主要治疗经过:

日期	时间	主要病情记录	主要治疗
2021-03-17	18:20	全麻下行胸腔镜下胸腺全部切除术,留置右颈内静脉导管一根,右侧一根胸管接单瓶,水柱波动存在,PCA泵 2ml/h,留置导尿管一根。术后诊断:良性囊性病变	医嘱予一级护理、禁食、吸氧 3L/min、心电监护、抗感染、化痰、补液、止痛等治疗
2021-03-18	09:35	进食流质	雾化吸入(bid),促进咳嗽咳痰;达肝素 0.4ml 抗凝治疗(ih,qd)
	20:00	自诉尿急,16:30 放出尿液 500ml 后,到现在无尿液引流出	按压腹部腹软,挤压导尿管后导尿管呈干瘪状。患者热毛巾敷腹部,更换体位等措施后仍无尿液流出。医嘱予拔除导尿管,协助患者如厕解尿
	20:10	诉如厕时尿仍解不出,自感尿急、难忍	重新留置导尿,未见尿液流出,医嘱予做膀胱 B 超
	20:30	B 超示膀胱残余尿阴性。仍诉尿急,未见留置导尿管中尿液流出	持续热毛巾敷下腹部,急查尿常规

续表

日期	时间	主要病情记录	主要治疗
2021-03-18	23:00	诉尿急感消失,引流袋中见尿量 300ml,尿色清	口服艾司唑仑 1mg 后入睡。尿常规示,白细胞 2.0/μl,红细胞 12.0/μl,细菌计数 0/μl,镜检红细胞 0～2/Hp,镜检白细胞阴性

三、问题与讨论

<u>主查者</u>:讨论患者尿急,留置导尿但未引流出尿液的原因。

○ 疑问一 与尿路感染有关?

<u>主管护师刘护士</u>:尿路感染分为上尿路感染和下尿路感染。上尿路感染主要是指肾盂肾炎,表现为发热、腰痛及膀胱刺激征;下尿路感染也就是膀胱炎,主要表现为尿频、尿急、尿痛、排尿不适等膀胱刺激征[1]。患者没有腰痛,体温正常,可排除肾盂肾炎,遂考虑是膀胱炎引起的。膀胱炎患者每次尿量不多,甚至只有几滴,排尿时会感尿频、尿急。

<u>主管护师朱护士</u>:膀胱炎患者尿液混浊,有时还会出现血尿,常在终末期明显,排尿终末可有下腹部疼痛,耻骨上膀胱区有轻度压痛。患者并未诉疼痛,只有尿急现象,尿常规检查也未见明显异常,且留置导尿引起的尿路感染一般 3 天后才有可能发生[2]。术前给患者插导尿管时,操作过程中严格执行无菌操作原则,过程顺利。责任护士 2 次/天会阴护理。患者 2021-03-18 23:00 引流袋中见尿量 300ml,尿色清,未出现感染现象。

<u>主查者</u>:患者术后当晚即有尿急感,症状缓解的速度过快,不

符合感染病程。

● 疑问二　与尿路结石有关？

护师陈护士：尿路结石患者有尿急、排尿困难的现象。

主管护师俞护士：患者日常生活中并无尿急、排尿困难的现象。尿路结石患者会出现排尿痛、脓尿及血尿的情况[3]，患者自诉无此类症状，所以排除尿路结石。

● 疑问三　膀胱结石引起？

主管护师邵护士：膀胱结石同尿路结石无本质性差别[4]，主要是所属位置不同，在人体排泄过程中结石落入膀胱中则为膀胱结石，落入尿道则为尿道结石。两者的临床症状都是排尿刺激相关的尿路刺激症状及血尿。该患者并无血尿类症状。患者术前泌尿常规 B 超示，双肾及输尿管上段未见明显异常（双肾大小形态正常，包膜轮廓清晰，皮髓质分界清，集合系统未见明显分离）。

● 疑问四　其他原因？

护师马护士：可能是膀胱过度活动症引起的。膀胱过度活动症是一种以尿急症状为特征的综合征，常伴有尿频和夜尿症状，可伴或不伴有急迫性尿失禁[5]。我觉得膀胱过度活动症比较符合。

主管护师俞护士：患者自然分娩后曾经有一段时间一直有尿急、尿频和夜尿症状，曾于上级医院就诊并确诊为膀胱过度活动症，口服药物控制，效果显著，症状好转后自行停药已数十年，其间排尿情况均正常。故本次出现尿急症状时，患者自己也未想到是原有疾病复发。另外，该患者无泌尿系统感染或其他确切病变。虽然患者没有出现尿频和夜尿增多的情况，但结合患者既往病史、临床表现、膀胱残余尿量的辅助检查，以及排除其他原因，认为膀胱过度活动症引起尿急的可能性最大。可能留置的导尿管刺激逼尿肌,使其持续自发性收缩,同时留置导尿后膀胱感觉过敏,使得患者在没尿或很少尿液在膀胱时即出现尿急症状[4]。

四、总　结

主查者:

尿路感染、膀胱结石或者尿路结石、膀胱炎等均会引起排尿不畅。经过分析讨论,根据患者的实际情况,判断患者是膀胱过度活动症引起的尿急症状。文献资料显示,膀胱过度活动症是女性常见的下尿路功能障碍综合征,约占盆底诊治中心女性就诊人数的1/3。引起膀胱过度活动症的原因如下[6]。

(1)膀胱感觉功能异常:膀胱在较小的容量下出现强烈的排尿欲望。

(2)神经中枢和神经传递异常:排尿中枢对排尿反射的抑制信号减弱,导致逼尿肌反射亢进,出现尿急症状。

(3)尿道及盆底肌功能异常:膀胱邻近组织器官的疾病直接刺激膀胱。

(4)逼尿肌不稳定:这使整个膀胱发生不随意的收缩。

(5)其他原因:焦虑、紧张、激素代谢失调等。

导致该患者膀胱过度活动症的主要原因是膀胱感觉功能异常,没尿或少量尿液时即出现强烈的排尿欲望。另外,紧张情绪是诱因。因此,需要密切观察患者的临床症状,早预防,早发现,早治疗。

科护士长:

临床上,膀胱过度活动症较少遇见。起初既往病史询问时患者未提及,对疾病本身也并不是很重视。这对我们的工作提出了新的要求,围手术期间的护理对策如下[7-8]。

（1）膀胱训练：逐渐增加排尿间隔时间。如果每小时去 1 次厕所，那就试着延长 15min 再去，如果以上新的排尿间隔能维持 1～2 周，再增加 15min 间隔时间，直到满意为止。目标是每 2～4 小时去 1 次厕所。

（2）遵医嘱长期服药：服药期间嘱患者切勿擅自减药、停药。

（3）简单控制尿急的方法：尿急时尽量坐下或安静地站着，继续保持平静；采用放松疗法，缓慢深呼吸，练习放松膀胱。

（4）心理护理：讲解疾病相关知识，使患者了解疾病发展。

（5）记录排尿日记：既可以发现患者是真正地需要排尿还是害怕尿失禁而频繁排尿，也可用于医护人员观察治疗效果。

患者主诉尿急，需要行护理体检，可进行膀胱叩诊，判断有无异常叩诊音，有无其他伴随症状（如尿痛、尿不尽），出现尿量减少前患者的入量是否充足。讨论内容可以进一步深化。

护理部主任：

本次查房的重点是术后留置导尿后患者出现尿急的原因，经过一番讨论后认为是膀胱过度活动症。为什么一开始都没想到，主要还是对患者既往史未仔细询问。当时未进行护理体检，故在本次讨论时未能提供翔实的体征情况，给讨论增加了一定难度。仔细询问患者既往史和护理体检是护理工作中极为重要的一部分。严谨、细心的工作态度体现在我们对患者病情进行连续性、动态观察，尤其是异常症状的评估与记录。

◆ 参考文献

［1］尿路感染诊断与治疗中国专家共识编写组. 尿路感染诊断与治疗中国专家共识（2015 版）——复杂性尿路感染［J］. 中华泌尿外科杂志，2015，36（4）：241-244.

［2］高海燕. 留置导尿 3 天及以上的护理措施对导尿管相关尿

路感染的影响分析[J].实用临床护理学电子杂志,2018,3(1):154,160.

[3]张栋梅.普通 X 线、CT 平扫、超声检查诊断急性肾绞痛患者尿路结石的对比分析[J].中国 CT 和 MRI 杂志,2020,18(7):88-90.

[4]张登峰.女性尿路结石患者 198 例年龄分布和结石成分分析[J].中国基层医药,2017,24(22):3417-3420.

[5]史本康.膀胱过度活动症的诊断及治疗进展[J].山东大学学报(医学版),2018,56(3):1-5,11.

[6]高轶,廖利民.神经源性膀胱过度活动症的研究进展[J].中国康复理论与实践,2015,(2):180-183.

[7]刘冉冉,丁凯雯,薄纯露,等.护理干预对女性膀胱过度活动症患者效果的系统评价[J].中国实用护理杂志,2018,34(12):917-920.

[8]徐土珍,孙秋华,黄啸,等.98 例女性膀胱过度活动症患者实施行为疗法的护理[J].中华护理杂志,2015,50(6):688-691.

（李娜　黄淑群）

案例三十五 食管癌术后白细胞减少原因分析

查房科室:胸外科
查房目的:讨论食管癌术后患者白细胞减少的原因
查房形式:三级查房

一、一般资料

姓名	性别	年龄	入院时间	护理级别	诊断
富某	男	58 岁	2020-06-15	二级护理	食管癌

二、病情简介

患者出现进食梗阻感 2 月余。胃镜检查结果示,食管占位,食管黏膜病变,慢性浅表性胃窦炎伴糜烂;病理提示鳞癌;胸部 CT 提示,食管中下段管壁增厚,考虑肿瘤性。曾行新辅助放疗,现门诊拟"食管癌"收住入院。

既往史:体健,无手术史,无过敏史,无流行病学史;每天吸烟

20 支,烟龄 30 年,每天喝 1 两白酒,喝酒 10 年。

术前辅助检查:血常规示,白细胞计数 $6.2×10^9$/L,红细胞计数 $3.83×10^{12}$/L,血红蛋白 134g/L,血小板计数 $217×10^9$/L;大生化示,白蛋白 39.9 g/L;胸部 CT 高分辨率扫描示,两肺散在慢性炎症伴肺气肿,两上肺胸膜下多发肺大疱,VP-RADS 1 类。两侧胸膜局部增厚,食管中下段壁明显增厚,符合食管癌表现。

主要治疗经过:

时间	主要病情记录	用药名称
2020-06-16	全麻下左侧剖胸,行左肺大疱切除+食管癌根治+胃食管弓下吻合术。术后诊断:食管癌。术后予置入三腔喂养管一根、左侧胸管一根、纵隔引流管一根,均接胸瓶,水柱波动存在,无气泡逸出	手术后予头孢美唑钠 1.0g(ivgtt,bid),氟比洛芬酯 20mg(ivgtt,bid),泮托拉唑 40mg(ivgtt,qd),抗感染、止痛、护胃、补液等对症治疗
2020-06-17	血常规示白细胞计数 $7.8×10^9$/L,大生化示白蛋白 28.2g/L	予改用哌拉西林他唑巴坦钠 4.5g(ivgtt,q8h),人血白蛋白 20g(ivgtt,qd)营养支持,依诺肝素钠注射液 0.4ml(ih,qd)预防血栓,肠内营养乳剂鼻饲
2020-06-20	夜间入睡困难	医嘱予氟哌啶醇 10mg[im,每晚 1 次(qn)],用药后未明显改善,请神经内科会诊后改为劳拉西泮 0.25mg 鼻饲,症状仍未改善
2020-06-22	停胃肠减压,进少量流质	

续表

时间	主要病情记录	用药名称
2020-06-25	食管造影(碘剂)食管癌术后改变,吻合口外漏考虑;血常规示白细胞计数 12.7×10⁹/L,大生化示白蛋白 30.6g/L	禁食,胃肠减压,肠内营养乳剂鼻饲,继续予哌拉西林他唑巴坦钠静滴抗感染治疗
2020-06-27	血常规示白细胞计数 6.3×10⁹/L,大生化示白蛋白 29.9g/L	
2020-06-30	发抖,胸闷气急,发热,体温 38.2℃,腹泻,解黄色水样稀便 3 次。血常规示白细胞计数 1.0×10⁹/L(危急值报告),大生化示白蛋白 28.5g/L	重组人粒细胞刺激因子皮下注射,单间病房,保护性隔离措施
2020-07-01 至 07-05	血常规示白细胞计数 0.8×10⁹/L,其间持续发热,最高达 39℃,大便培养结果示革兰氏阳性菌过多生长,痰培养及药敏结果示鲍曼不动杆菌(+++)、嗜麦芽窄食单胞菌(黄单胞菌)(++++)	继续重组人粒细胞刺激因子皮下注射升白细胞,白蛋白静滴,肠内营养乳剂鼻饲营养支持,改用头孢哌酮钠舒巴坦钠 1.0g(ivgtt,q12h)抗感染治疗
2020-07-05 至 07-10	血压变化范围(84~89)/(41~50)mmHg,脉搏 95~115 次/min,动脉血氧饱和度(SaO₂)97%~98%	多巴胺 200mg/50ml(5ml/h,iv-vp),间羟胺 20mg/50ml(3ml/h,iv-vp)升压治疗
2020-07-11	血常规示白细胞计数 3.9×10⁹/L	
2020-07-13	血常规示白细胞 12.9×10⁹/L,细菌涂片检查革兰氏阴性杆菌感染,痰培养白色假丝酵母菌阳性	

三、问题与讨论

主查者:讨论患者术后白细胞计数从 $6.3×10^9/L$ 持续下降至 $1.0×10^9/L$ 的原因。

◗ 疑问一 与放化疗有关?

护师陈护士:为了有效地提高食管癌术后的临床疗效及其生存率,目前临床上根据肿瘤的大小、浸润程度,常采取手术治疗、化疗及放化疗同步治疗的组合治疗方案。很多食管癌患者手术前均接受过放化疗,而骨髓抑制是放化疗最常见的不良反应。

护师李护士:放疗过程中造血系统是电离辐射的主要靶向器官之一。放射治疗容易导致造血系统损害,而骨髓造血系统中各类造血细胞减少的概率取决于细胞生命半衰期的长短。白细胞、血小板、红细胞的半衰期依次为 6h、5～7 天和 120 天,由此可见白细胞最容易受到影响而减少[1]。

主查者:放化疗所致的白细胞减少现象一般存在于放化疗作用期间。患者入院时白细胞计数正常,白细胞减少现象发生在术后 10 多天,因此放化疗导致白细胞减少的可能性不大。

◗ 疑问二 与电离辐射有关?

护师叶护士:X 线片和 CT 属于电离辐射,通过 X 射线来成像,这种辐射超过一定剂量,对人体是有害的。但国家对各种检查中的辐射剂量有严格的管理标准,由专业放射科医师按规程操作,将放射强度和接触距离控制在标准范围内,注意对非检查部位和敏感器官进行屏蔽防护,便不容易伤及受检者身体。MRI 则属于电磁辐射,成像原理与电磁场有关,目前对人体的直接损伤尚没有明显证据。该患者在治疗过程中属于正常检查程序,应该不会对人体造成很大的伤害。

疑问三　与药物有关?

主管护师董护士:可能是哌拉西林他唑巴坦钠引起白细胞减少。查看抗生素哌拉西林他唑巴坦钠使用说明书,发现不良反应中有血液和淋巴系统异常,会出现白细胞减少,中性粒细胞减少,血小板减少现象;查询文献,也有哌拉西林他唑巴坦钠导致白细胞下降的病例报道[2-4]。患者使用哌拉西林他唑巴坦钠持续时间长,总量达 337.5g。白细胞减少的发生率与哌拉西林他唑巴坦钠用药累积量成正比,用药时间越长,药物累积剂量越高,其发生率越大。尤其当疗程超过 10 天,累积量超过 150g 时,哌拉西林他唑巴坦钠是引起粒细胞缺乏症状的高危因素[5]。该患者使用哌拉西林他唑巴坦钠总量达 337.5g,用药已超过 10 天,所以白细胞减少的发生率非常高。

护师方护士:有氟哌啶醇引起类似白细胞减少的报道[6],患者白细胞减少也可能是镇静安眠药物引起的。

主查者:2019—2020 年,本院药学部接到过 4 件哌拉西林药物引起粒细胞减少的不良反应事件。哌拉西林他唑巴坦钠引起白细胞减少的可能性很大。患者氟哌啶醇用药时间比较短。对于劳拉西泮没有相关文献报道,说明书也没有相关不良反应的描述。故氟哌啶醇引起白细胞减少的可能性不大。

疑问四　与感染有关?

主管护师伊护士:患者吻合口瘘导致感染,C 反应蛋白180.18mg/L,并且持续升高,痰培养及药敏结果示鲍曼不动杆菌(＋＋＋＋)、嗜麦芽窄食单胞菌(黄单胞菌)(＋＋＋＋)。2020-07-

05 至 2020-07-10 患者出现低血压现象,持续发热,最高体温 39.5℃,出现感染性休克症状。在正常生理条件下,成熟白细胞进入血液后,约 50% 在血液循环中运行,构成循环池,另一半则附着于血管内皮而形成边缘池。边缘池和循环池白细胞之间保持着动态平衡。当严重感染时,白细胞黏附能力增强,白细胞上的选择素与内皮细胞上的黏附分子结合,介导白细胞在内皮细胞上滚动接触,然后通过整合素 β2 促使其紧密黏附在内皮细胞上,并介导白细胞向内皮外游出。该患者由于出现吻合口瘘,继发感染性休克,使白细胞大量黏附在血管内皮上,导致血液白细胞数急剧减少[7]。所以,患者有可能由于极其严重感染,白细胞不升反降。

疑问五 其他原因?

护师顾护士:流行性感冒可致白细胞减少;肝硬化合并脾大、脾功能亢进也会使外周血白细胞减少。

主查者:流行性感冒多有发热、咽痛等症状,多无需升白治疗,待感冒痊愈后,白细胞随之恢复正常[8]。该患者并无感冒症状。患者入院时 B 超检查未见肝脾异常现象,且入院时白细胞正常。因此可以排除这两个原因。

四、总 结

主查者:

食管癌术后患者白细胞减少的原因很多,查房目的就是希望找到患者白细胞减少的真正原因,有效采取治疗及护理措施,避免患者病情恶化,促进早日康复。通过大家的讨论,认为该患者白细胞减少的主要原因包括以下两点:①长时间大剂量使用哌拉西林他唑巴坦钠,药物在体内蓄积并直接作用于骨髓,引起白细胞减少。②因为吻合口瘘患者出现了极严重的感染,甚至出现感染性休克现象,导致白细胞不升反降。

护士长:

白细胞是一种免疫细胞,不仅能吞噬人体内异物、产生抗体,并且能抵御细菌、病毒等对人体的侵袭。因此,白细胞减少可致免疫力下降,应引起重视。特别是对于食管癌术后患者(手术前需行放化疗治疗或进食困难,存在营养不良、抵抗力弱的现象),护理要更加仔细周全。落实心理护理。食管癌术后并发吻合口瘘,创伤大、病程长,加上经济负担等因素,易使患者产生焦虑、恐惧,甚至绝望等不良情绪,应耐心疏导患者,做好健康教育,调动患者积极的心理状态。加强营养支持治疗,禁食期间做好肠内营养护理。加强患者宣教,指导患者做好口腔与皮肤的护理,用软毛或海绵牙刷以轻柔动作刷牙,多漱口,保持口腔的湿润和清洁。排便后要及时对肛周皮肤进行清洁,避免发生肛周感染。做好保护性隔离,将患者转移至单人病房,每日进行空气消毒,定期开窗通风,保持新鲜空气流通,谢绝外来人员的探视,防止出现交叉感染。密切关注患者各项指标、治疗效果及不良反应,仔细观察病情变化,学会分析思考,协助医生找到病因。

科护士长:

吻合口瘘是食管癌术后最常见、最严重的并发症之一,多发生在术后5～10天。吻合口瘘一旦发生,消化液外渗,脓液积聚,导致感染,而长期睡眠困难致患者免疫力降低,加重感染,最终使患者出现低血压、高体温等感染性休克现象。严重感染导致患者白细胞下降。长时间使用哌拉西林他唑巴坦钠导致患者出现药物不良反应,白细胞下降更加明显,而白细胞下降导致感染症状加重。对于吻合口瘘患者,感染不可避免,只是程度不同而已,所以患者日常护理中要保持胸腔闭式引流管通畅,通过引流可将瘘口周围的渗液清除,减轻渗出液对周围组织的炎性刺激,避免加重感染;合理使用抗生素控制感染,密切观察药物所致的不良反应,避免药物引起的二次伤害;保持三腔喂养管通畅,做好肠内营养护理,充分保证营养供给。

护理部主任:

食管癌术后患者白细胞下降如此明显,甚至到达危急值状态,这要引起大家重视。白细胞作为机体免疫系统中的重要组成部分,在数量减少以后会威胁患者的生命。除使用升白药物提升白细胞外,主要方法是去除诱因。根据大家讨论,患者白细胞下降主要原因为长时间使用哌拉西林他唑巴坦钠和严重感染。药物引起的不良反应在停药后会逐渐缓解,要更加重视感染的控制。对于明确的吻合口瘘引起的感染,应保持引流通畅以控制感染源;尽早开始静脉使用有效的抗菌药物,但经验性联合治疗不超过3~5天[9],一旦病原菌的药敏确定,结合患者临床情况降级到最恰当的单药治疗。该病例提示护理人员,合理使用抗菌药物及观察药物不良反应在临床工作中至关重要,要引起大家的重视。

◌ 参考文献

[1]罗莉,张明周,朱小莉,等.肺癌化疗相关性白细胞减少的危险因素分析[J].中华肺部疾病杂志,2014,7(1):28-31.

[2]孙海燕.哌拉西林他唑巴坦钠致急性骨髓抑制[J].药物不良反应杂志,2017,9(1):55-56.

[3]赵天,武迎磊.哌拉西林钠他唑巴坦钠致白细胞减少症的调查分析[J].临床合理用药,2018,11(2):88-89.

[4]李莉,陈跃宣,张凤.哌拉西林他唑巴坦钠致白细胞减少伴皮疹1例[J].现代医药卫生,2020,36(9):1439-1440.

[5]匡微,苏强,唐利国,等.1例注射用哌拉西林—他唑巴坦钠致患者白细胞减少的原因分析及其对策[J].抗感染药学,2019,16

(1):098-100.

[6]俞建良,亢明.癸酸氟哌啶醇注射液治疗精神分裂症患者引起再生障碍性贫血一例[J].中华精神科杂志,2014,47(4):241.

[7]曹步清,刘铁牛.感染性休克合并急性白细胞减少1例[J],国际检验医学杂志,2013,34(2):251.

[8]蔡春颖.白细胞减少150例病因分析[J].中国临床医生杂志,2016,44(7):72-74.

[9]郭树彬.中国急诊感染性休克临床实践指南[J],中华急诊医学杂志,2016,25(3):274-287.

（宓莹燕）

案例三十六 肺癌术后血压过低原因分析

查房科室:胸外科

查房目的:分析患者肺癌术后血压过低的原因

查房形式:三级查房

一、一般资料

姓名	性别	年龄	入院时间	护理级别	诊断
蒋某	女	80岁	2021-12-23	一级护理	左肺癌

二、病情简介

患者体检发现左肺结节5年。2021-12-16胸部CT示,两肺慢性支气管炎伴多发慢性炎症;左肺上叶前段类结节灶;左肺前段小结节。门诊拟"左肺结节"收住入院,入院时体温36.4℃,脉搏76次/min,呼吸18次/min,血压101/63mmHg。

既往史:高血压、房颤、糖尿病病史,曾行心脏射频消融术,左髋关节置换术。

辅助检查:心脏彩超检查示左房增大,二尖瓣少量反流,轻度肺动脉高压。

主要治疗经过:

日期	时间	病情变化	医嘱用药
2021-12-24	17:30	全麻下行胸腔镜下左上肺楔形切除＋纵隔淋巴结清扫术。术后留置右侧胸管两根,接胸腔闭式引流瓶;留置导尿、PCA泵;常规胸外科护理。术后诊断:左肺癌	禁食,鼻导管吸氧3L/min,心电监护,抗感染、祛痰、补液等治疗
	18:00	心率130～135次/min,心律不齐,血压138/86mmHg	胺碘酮 300mg/50ml(5ml/h,iv-vp)
	20:00	心率130～136次/min,血压111/67mmHg	调节胺碘酮用量8ml/h
	22:14	心率136次/min,心律不齐,血压99/57mmHg	停胺碘酮,改艾司洛尔0.5g/50ml(5ml/h,iv-vp)
	23:00	心率133次/min,心律不齐,血压103/67mmHg。入量:输液1450ml(术中1000ml)。出量:胸腔引流液180ml,术中出血50ml,尿量500ml	调节艾司洛尔用量8ml/h

续表

日期	时间	病情变化	医嘱用药
2021-12-25	03:00	心率142次/min,心律不齐,血压87/53mmHg	调节艾司洛尔用量10ml/h
	10:30	心率60～70次/min,心律不齐,血压87/56mmHg	停用艾司洛尔,停PCA泵,进流质饮食
	14:30	血压88/44mmHg;尿少,色偏深,7h尿量150ml;血气分析示,pH7.4,PCO$_2$ 41.6mmHg,PO$_2$ 110mmHg,碱剩余2.5mmol/L;血常规示,血红蛋白98g/L,N端-脑钠肽前体8450pg/ml	呋塞米10mg(iv,st)
	20:40	心率62次/min,血压79/55mmHg,尿量250ml,四肢冷,干燥	多巴胺120mg/50ml(3ml/h)
	23:00	心率62次/min,血压107/52mmHg,当日输液2900ml,胸腔引流液200ml,24h尿量2650ml	
2021-12-26	00:00	心率65次/min,血压117/67mmHg,尿量200ml	暂停多巴胺
	11:00	心率65次/min,血压75/45mmHg	多巴胺3ml/h
	17:00	心率76次/min,血压141/70mmHg,尿量350ml	停用多巴胺
	23:00	心率78次/min,血压99/57mmHg,输液1900ml,24h尿量1000ml,胸腔引流液220ml	

三、问题与讨论

<u>主查者</u>:讨论患者肺癌术后持续低血压的原因。

○ 疑问一　血容量不足?

<u>主管护师陈护士</u>:可以根据症状、体征、病史及实验室检查等各项指标来判断是否血容量不足。临床中主要通过观察以下指标来判断[1]。

(1)尿量。尿量是判断体液量是否充足的最常用指标。在循环血容量不稳定的情况下,由于机体的代偿和体液的重分布,肾脏血液循环首先受到影响。一般认为,在无肾脏损害的情况下,根据尿量判断血容量是否充足比较准确。正常情况,24h 尿量在1500ml 比较合适,低于 1000ml 意味着细胞外液量的减少。

(2)血压。血压降低也常作为判断血容量不足的标准之一。血压下降(收缩压小于 90mmHg,舒张压小于 60mmHg)是有效循环血容量不足的表现。尽管患者可能存在严重的水肿,但仅仅意味着组织液增多,有效血容量仍然严重不足。

(3)皮肤改变。当患者皮肤严重干燥,眼窝深陷时,如四肢末梢温暖表示循环血量充足,如四肢发凉则意味着循环功能不良。

(4)中心静脉压低。中心静脉压是反映右心房充盈压和血容量的客观指标,有助于调节补液速度和估计血容量,正常值为 5～12cmH_2O。当中心静脉压值低于 5cmH_2O 时,需进行补液试验,辅助诊断是否血容量不足。

<u>主查者</u>:案例中患者心率 130～145 次/min,血压低至 88/44mmHg,7h 尿量 150ml,首先考虑血容量不足。但是患者未进行中心静脉压测定,且入量大于出量。另外,患者胸腔引流液颜色、量均无异

常,术后胸片报告无异常,血红蛋白正常。所以不能完全判定是出血导致的低血容量休克。

疑问二　药物的关系？

护士高护士:患者发生房颤时使用胺碘酮药物,在使用期间并未发生低血压。胺碘酮作为抗心律失常药物,不良反应较其他抗心律失常药对心血管的不良反应要少,偶见一过性低血压。患者在改用艾司洛尔针剂时出现低血压。艾司洛尔是一种超短效心脏选择性肾上腺素能β受体阻断剂,被广泛用于治疗室上性快速性心律失常、急性冠脉综合征,以及围手术期高血压、心动过速、心肌缺血等[2]。根据药物说明书,该药品最重要的不良反应是低血压,12%的患者出现有症状的低血压,25%的患者出现无症状的低血压。艾司洛尔起效迅速,半衰期短,分布半衰期2min,消除半衰期约9min,在停止给药10~20min后药物全部被清除,作用消失(除急性肾衰竭或晚期肾病患者)。该患者手术回来后血压逐渐下降,使用艾司洛尔时血压已经降到99/57mmHg,在停止使用该药时血压最低至79/55mmHg,从生化结果看该患者也并未出现肾功能衰竭的现象,但不能否认艾司洛尔对患者低血压有影响。

主管护师李护士:患者术后使用的PCA泵内药物是舒芬太尼＋托烷司琼。说明书内托烷司琼无低血压不良反应。舒芬太尼虽会出现低血压的不良反应,但清除快,蓄积少。患者术后第一天PCA泵已停用,症状并未改善,故可以排除PCA泵的影响。

疑问三　酸碱平衡失调？

主管护师董护士:酸碱平衡失调的常见表现有全身乏力、倦怠;呼吸深而快或者浅而慢;可出现心律失常及低血压;电解质紊乱,如低钾血症等;代谢性碱中毒,常有血容量不足的表现及体征;

头痛、视物模糊，烦躁、谵妄、嗜睡甚至昏迷。患者血气分析结果示，pH7.4，PCO_2 41.6mmHg，PO_2 110mmHg，碱剩余 2.5mmol/L，没有发生酸中毒或碱中毒，因此可以排除此原因。

● 疑问四　手术引起？

护师叶护士：患者行的是单孔胸腔镜下左上肺结节楔形切除＋纵隔淋巴结清扫术，胸外科手术中清扫纵隔淋巴结对 TNM 分期至关重要，其解剖位置往往和血管、神经及气管毗邻。在心血管领域中，研究发现迷走神经活动性的降低与心肌缺血、心律失常、心力衰竭密切相关，根据副交感神经纤维的解剖走行分布，任何影响迷走神经、膈神经及其他神经迷走神经的因素（如损伤、刺激），可引起心律失常[3]，导致患者血压下降，故不能排除手术原因。

● 疑问五　心力衰竭？

护师贺护士：患者 N 端-脑钠肽前体（NT-proBNP）为 8450pg/ml，有房颤史，曾行心脏射频消融，所以不排除患者出现心力衰竭。N 端-脑钠肽前体被用于心力衰竭筛查、鉴别诊断，属于肽类激素中的一种，由心室细胞所分泌。心力衰竭会起到刺激作用而造成其分泌急速增加。NT-proBNP 指数越高，患者心力衰竭的程度越严重[4]。NT-proBNP＞2000pg/ml，患者十分可能存在心力衰竭[5]。患者心力衰竭会导致心室射血不足，心排血量降低，器官组织血液灌注不足，机体出现代偿性心率加快，血压下降，严重时由于血液的再分配，肾血流量明显减少，从而出现少尿现象。

● 疑问六　主要护理措施有哪些？

护师陈护士：患者应该取半坐卧位或端坐位，同时保持两腿下垂，最大程度减少回心血量，减轻心脏负担，从而改善呼吸状况，纠正低氧血症。密切监测患者的血钙及血钾等生化指标，从而最大程度地预防由电解质紊乱引起的心脏问题。应该避免感染而导致患者病情加重，严格执行无菌操作。及时给予雾化吸入，鼓励咳嗽咳痰，必要时吸痰等，最大程度地避免患者肺炎，以及降低肺不张的发生率。

主管护师董护士：患者容量管理及血流动力学管理尤其重要。用药时，输液的速度不宜过快，以免输液过快造成不良刺激；使用利尿、强心药物时，注意观察不良反应。密切监测患者血压、心率、尿量、N端-脑钠肽前体、心肌酶谱等指标，有无呼吸困难、心悸、外周水肿等临床表现，必要时监测中心静脉压，根据中心静脉压及血压进行判断。

护师顾护士：持续血压低会导致患者脑、肝、肾、胃肠道等重要脏器灌注不足，出现头晕、乏力、纳差、心悸、腹胀等一系列症状，严重时器官衰竭。故血压的维持非常重要，应按医嘱准确使用多巴胺药物剂量，微泵推注，既升压又可利尿。同时要注意患者饮食的摄入，避免出现低蛋白血症、电解质紊乱而影响术后愈合。注意患者活动时的安全，加强陪护，避免发生意外。

四、总　结

主查者：

在讨论中，我们分析认为患者肺癌手术后血压低的原因有很多。首先考虑血容量不足，患者出现的血压低、心率快、尿量少等症状均符合血容量不足表现。其次，考虑药物不良反应引起的低血压，经查看药物说明书，从药物使用时间、半衰期及不良反应推断不符。根据患者血气分析指标，酸碱平衡失调导致的低血压也被排除。最后，根据患者既往史、临床表现及N端-脑钠肽前体指标，推断患者术后出现心力衰竭，导致血压下降、尿量减少等症状。

如果能监测中心静脉压,能更快更准确地判断血压过低是否由心力衰竭引起。采取针对性治疗及护理措施,能快速有效地改善患者血容量不足的症状。另外,在患者血压持续不升的情况下,可使用多巴胺增加心排血量,纠正因低心排血量引起的低血压。小剂量多巴胺还能使肾及肠系膜血管扩张,肾血流量及肾小球滤过率增加,尿量及钠的排泄量增加[6]。我们需要注意多巴胺的剂量,不同剂量的效果不同,务必严格落实核对制度,按照医嘱执行。

科护士长:

围手术期血压的管理是护理人员一项非常重要的工作,血压波动在基础血压±20%内是合乎生理要求的范围。在此范围内,各重要器官和组织灌注良好,在代偿范围内无缺血、缺氧等表现。当血压下降超过20%时需及时进行干预,查明原因、排除诱因,及时补液升压治疗,严密监测血流动力学,尽量避免血压大幅波动和低血压的发生,确保重要器官和组织灌注良好,使患者安全度过围手术期。围手术期低血压的危险性远大于高血压,尤其是对于高血压患者而言。高血压患者由于长时间处于高血压状态,器官对相对高的血压比较耐受,可满足健康人器官灌注的血压对高血压患者而言却是相对过低的,长时间低血压会导致其各重要器官和组织灌注不良而引起器官衰竭。术后生命体征的观察具有非常重大的意义,越早发现病情变化,越能提早介入干预。

参考文献

[1]张华东,张卫星.超声监测不同部位静脉变异度评估患者有效血容量的研究[J].海南医学,2018,29(20):2844-2846.

[2]王科峰,王西辉.静脉应用艾司洛尔治疗快速室上性心律失常的疗效和安全性[J].中国老年学杂志,2012,23:5250-5251.

[3]胡帅,徐高俊,徐磊,等.肺癌术中迷走神经旁淋巴结清扫

并发恶性心律失常1例[J].中华胸心血管外科杂志,2021,37(1):38-39.

[4]陈华桂.心衰临床诊断中N末端脑型钠尿肽定量检测的应用与结果分析[J].心血管病防治知识(学术版),2020,10(6):35-37.

[5]NT-proBNP临床应用中国专家共识[J].中国心血管病研究,2011,9(6):401-408.

[6]杨慧.小剂量多巴胺联合呋塞米治疗心力衰竭效果观察[J].中国冶金工业医学杂志,2020,37(6):690-691.

（付燕）

案例三十七 颈动脉支架置入术后低血压原因分析及护理

查房科室:血管外科
查房目的:讨论患者颈动脉支架置入术后低血压原因及护理
查房形式:三级查房

一、一般资料

姓名	性别	年龄	入院时间	护理级别	诊断
王某某	男	66岁	2021-05-29	一级护理	颈动脉狭窄

二、病情简介

患者B超发现右颈动脉狭窄2个月,门诊拟"颈动脉狭窄"收住入院。查体:双侧瞳孔等大等圆,对光反射灵敏,伸舌居中,四肢活动无障碍,肌力5级,左颈部可见一约5cm手术瘢痕,双侧股动脉搏动可及,双下肢皮温可,趾端活动血运好。

既往史:20余年前因"肺结核"于当地医院治疗,2021-04-01在全麻下行左颈动脉内膜剥脱＋迷走神经分离术。无过敏史,无流行病学史。

辅助检查:颈部 CTA 示,主动脉弓-颈肩动脉硬化,管腔轻中度狭窄,以左侧颈动脉分叉处为主;左侧优势型椎动脉;左侧椎基底动脉迂曲、延长。颈部 B 超示,左侧颈动脉内膜剥脱术后改变、双侧颈动脉局部内中膜增厚、双侧颈动脉内斑块形成、右侧颈内动脉重度狭窄。

主要治疗经过:

日期	时间	主要病情记录	用药情况
2021-06-01	07:00	医嘱予测血压、脉搏(bid)。当时血压 115/78mmHg,脉搏 72 次/min	
2021-06-02	13:00	全麻下行右颈动脉支架置入＋球囊扩张＋造影术。术后神志清,对答切题;双侧瞳孔等大等圆,直径 3mm,对光反射灵敏;双侧股动脉搏动可及,双下肢皮温暖,趾端血运活动好。右侧腹股沟穿刺处敷料干燥,穿刺处钝痛存在,NRS 评分 3 分,压迫器压迫。血压 91/62mmHg,心率 80 次/min,血氧饱和度 99%	常规术后止血、护胃、消炎补液等对症治疗
	14:00	血压 91/62mmHg,心率 82 次/min	多巴胺 200mg/50ml (2ml/h,iv-vp)
	14:30	血压 91/57mmHg,心率 89 次/min	调节多巴胺用量 (4ml/h,iv-vp)
	15:00	血压 108/54mmHg,心率 92 次/min	

日期	时间	主要病情记录	用药情况
2021-06-07	17:00	多次下床去卫生间后出现血压低	调节多巴胺用量（7ml/h,iv-vp）
2021-06-11	09:05	血压范围在(101～120)/(59～69)mmHg	停多巴胺

三、疑问与讨论

主查者:患者2个月前全麻下行左颈动脉内膜剥脱＋迷走神经分离术,术后未发生低血压。讨论本次颈动脉支架置入术后患者发生低血压的原因及护理措施。

● 疑问一 手术方式的改变?

主管护师邵护士:对颈动脉狭窄的治疗,颈动脉支架置入术已逐渐替代颈动脉内膜剥脱术。颈动脉支架置入术后患者低血压发生率为33.9%[1],是术后常见的并发症。颈动脉支架置入术中、术后患者发生低血压的比例大于颈动脉内膜剥脱术。

主查者:患者本次手术为右颈动脉支架置入,出血风险较颈动脉内膜剥脱术大,有此可能性。

● 疑问二 手术相关因素?

主管护师成护士:颈动脉狭窄支架置入术引起患者低血压的可能主要包括以下几种[2-3]。

(1)支架置入过程中需覆盖颈动脉窦,从而影响颈动脉压力感受器,在应激状态下将引起迷走神经张力增加,导致心率、血压下降。

(2)患者术后需进行鞘管拔除,易导致拔鞘综合征,引起低血压。

(3)颈动脉狭窄纠正后将引起颈动脉整体血流阻力下降,导致低血压。

(4)患者围手术期禁食禁水时间长,且手术过程机体消耗较大,导致血容量不足,引发低血压。

疑问三　颈动脉窦反应?

护师王护士:颈动脉窦反应一般指在颈动脉支架植入过程中,心脏停搏时间≥3s或血压过低(收缩压≤90mmHg)。由于患者颈动脉狭窄一般位于颈动脉分叉处或颈内动脉起始段,植入支架时往往需要覆盖颈动脉窦,机械性刺激颈动脉窦部,反射性引起血压下降,需要及时纠正低血压,给予多巴胺药物治疗。

主管护师胡护士:颈动脉窦调节血压的作用是短暂的,仅持续短短数分钟,但其对于机械刺激的适应是缓慢且不完全的,因此低血压也可在术后发生,并持续一段时间,一般不会超过2周。而该患者低血压状态持续了10天,时间节点符合。

疑问四　如何预防?

主管护师胡护士:术前和术中有以下预防措施。

(1)加强术前心率、血压和呼吸监测,对于心率持续<50次/min或三度房室传导阻滞患者,支架置入术前应先放置临时起搏器。

(2)指导患者进行咳嗽训练,准备阿托品、异丙肾上腺素、多巴胺等抢救药品,建立静脉通路。

(3)缩短术中球囊扩张时间,术中持续监测生命体征及病情变化。

(4)缩短压迫器压迫时间,发生迷走神经反射时立即嘱患者咳嗽,刺激交感神经兴奋,并静脉注射阿托品 0.5～1mg。

主管护师邵护士:颈动脉支架置入术后,正确的护理干预是及时纠正患者病情、减少并发症的关键[4],主要有以下护理措施。

(1)术后严密观察患者生命体征,以及瞳孔、意识的变化。血压、脉搏、呼吸每隔 15min 观察 1 次,8 次平稳后改为每隔 30min 观察 1 次。

(2)密切观察患者有无头晕、大汗、心慌、面色苍白等低血压的表现,及时询问患者有无不适主诉。

(3)观察患者尿液颜色、性质及量。尿量可以客观反映肾脏血流灌注情况。术后,可以饮水患者应多饮水,不能饮水患者应适量补液,一般为 1500～2000ml,同时也要根据患者的心肺功能调节速度及总量。应保持病人每小时尿量在 30～50ml。

(4)及时准确地监测患者血压的变化是病情观察的重点。但患者发生休克、严重周围血管收缩等情况时,无创血压的测量结果不能准确及时地反映患者实际的血压水平,这时可以应用有创动脉血压进行监测,它可直接测量动脉压力,准确及时地反映患者血压的变化。在患者应用血管活性药物时,可以提早发现动脉血压的突发变化,以便及时调整药物剂量。

⚫ 疑问五　如何处理?

护师王护士:如果考虑患者低血压是低血容量所致的,初期可以补液扩容治疗,不需其他特殊干预。如血压改善不明显,可以使用多巴胺进行药物治疗。遵守多巴胺的使用注意事项,采取正确的护理措施可以减少并发症的发生[5]。为准确控制药物的输入速度,应使用微量注射泵进行药液的输注。一般从小剂量开始应用,起始速度为 3kg/(kg·min),根据患者病情逐渐调整剂量,将患者收缩压控制在 100～120mmHg,预防过度灌注。使用中严密观察患者生命体征、意识及瞳孔的变化。当患者出现头痛、头晕、眼睛疼痛、记忆力减退、烦躁不安时,应考虑到术后高灌注综合征的可能,必要时复查头部 CT,给予脱水治疗。

◆ 疑问六　多巴胺注射液使用注意事项?

主管护师胡护士:持续使用多巴胺,需要及时处理药物外渗现象。

(1)如有中心静脉置管,应避免在外周血管输注。外周输注多巴胺时,应使用留置针,穿刺时首选上肢粗而直、弹性好的血管,避开关节及静脉窦,避免同一部位长时间应用。

(2)输注过程中密切观察穿刺点有无颜色发红、苍白、肿胀,询问患者有无疼痛等不适。

(3)发现药液外渗应立即停止输液,更换输注部位,将针头保留,连接注射器回抽,尽可能吸出渗出的液体;拔针时采用边回抽边退针的手法,尽量抽取更多的外渗液体。

(4)外渗部位立即给予酚妥拉明稀释注射液局部浸润注射,使用酚妥拉明稀释液纱布湿敷 2h 后,给予聚维酮碘纱布持续湿敷;48h 内抬高患肢并制动,以促进局部外渗药液吸收。

(5)外渗部位如有大水疱,应在无菌操作的前提下使用灭菌注射器抽出水疱内的液体,但要注意保留疱皮以减少局部感染的机会;每日进行创面的消毒换药,直至创面干燥结痂。

四、总　结

主查者:

近年来,颈动脉支架置入术由于操作简单、患者痛苦小,但又高效、安全、微创等优点,在临床中广泛开展,成为治疗颈动脉狭窄的重要手段。但是术后患者容易出现心动过缓、低血压、脑高灌注综合征等并发症,其中严重的低血压会造成脑组织血流灌注下降,加重或诱发卒中/短暂性脑缺血发作,引起心脏血管意外等不良事件,影响患者病情恢复,导致住院时间延长和院内死亡率增加。

如果颈动脉支架术中发生低血压,则术后低血压的发生率较高;术中未发生血流动力学不稳定,术后低血压、心率下降的发生则较为少见。虽然总体上颈动脉支架术后低血压的发生率较高,但是目前缺乏较为全面、系统的血压管理方法,而且大多数管理方式还存在争议。有些方法(如咳嗽刺激)虽然在临床已经广泛使用,但缺乏对其效果验证的实验性研究。也有研究术前预防性使用阿托品来降低低血压的发生率,但是存在诱发心绞痛或心肌梗死风险[6]。

最近研究发现,年龄≥65岁、低血压病史、颈动脉球部狭窄、球囊扩张持续时间≥5s、双侧支架、球囊长度≥30mm、球囊扩张压力≥8mmHg是颈动脉支架置入术后发生低血压的独立危险因素,可针对上述危险因素采取干预措施来避免低血压的发生[4]。

患者发生低血压后除了常规使用血管活性药物多巴胺,还可以采取多巴胺与间羟胺联合使用,这样能减少颈动脉支架置入术后持续性低血压患者心律失常及其他并发症的发生,缩短升压药物使用时间[7]。近年来研究表明当血管活性药物使用效果不佳时,可尝试中医治疗术后低血压[8]。

本次业务查房讨论了颈动脉支架置入术后低血压的原因,低血压的危害,如何预防和护理,使用血管活性药物多巴胺的注意事项,提高护士在临床工作中对颈动脉支架术后并发症低血压的护理能力,及早发现低血压征象并早期干预,有效保障护理安全及患者的术后康复。

科护士长：

业务查房是提高护理质量及护理人员业务水平的重要举措。

本次业务查房的重点是颈动脉支架置入术后低血压的原因分析及处理。分析患者术后引起低血压的危险因素,有利于早期预防和识别低血压,尽早采取相应的护理措施,才能有效地控制病情的发展。严重的低血压会降低脑组织的血流灌注,引起或者加重脑缺血症状,影响患者的预后。日常护理工作中,发现问题时,应多问几个为什么。比如:患者2个月前行左颈动脉内膜剥脱术,既然颈动脉支架置入术发生低血压的比例大于颈动脉内膜剥脱术,那为何这次选择颈动脉支架置入术,两种手术的主要区别在哪里?发现问题,激发求知欲望,通过集体讨论,拓展我们的思路,互相学习,交流经验,最终提高临床护理能力。

◆ 参考文献

[1]张莹,韩斌如,朱丛丛.颈动脉支架置入术后低血压的危险因素及护理干预措施[J].护理研究,2017,31(15):1912-1914.

[2]马志芬.颈动脉支架植入病人发生持续性低血压的危险因素分析及护理[J].护理研究,2016,30(2):164-166.

[3]刘凯龙,邸春钰,刘登军.颈动脉狭窄支架术后低血压原因分析[J].中国社区医师,2018,34(8):46-48.

[4]赵杰,王宇.颈动脉支架置入术后低血压的影响因素[J].护理实践与研究,2021,18(7):978-981.

[5]熊洪亮,车武强,蒋雄京,等.颈动脉支架术对血流动力学的急性影响[J].中国循环杂志,2017,32(10):999-1004.

[6]王征,侯秀芳,焦力群.颈动脉支架术相关低血流动力学状态管理方法及护理的研究进展[J].中华现代护理杂志,2019,25(9):1181-1184.

[7]张伟英,李志亮,黄燕波,等.多巴胺与间羟胺联合使用对颈动脉支架置入术后持续性低血压的影响[J].中国医师杂志,

2019,21(3):423-425.

[8]郑涛,刘尊敬,段绍杰,等.中医治疗颈动脉支架置入术后低血压的临床经验[J].2022,36(1):51,53.

（王淑媛　邵亚芳）